Prof. Dr. med. Walter Dorsch
Carina Frey

Natürlich gesund werden

Die wichtigsten Kinderkrankheiten
erkennen und behandeln

Hausmittel, gute Medizin und
wirksame Naturheilverfahren

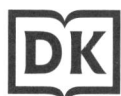

Inhaltsverzeichnis

Kinder brauchen Eltern. Wir unterstützen Sie!

Liebe Eltern,

dieses Buch soll Ihnen helfen, rasch Mittel und Wege zu finden, um Ihrem kranken Kind zu helfen und seine Gesundheit zu erhalten. So sanft wie möglich, so energisch wie nötig. Die Kinderheilkunde umfasst riesige Wissensgebiete, die auch Fachleute nicht komplett überschauen können. Wir werden uns deshalb bei unserem gemeinsamen Streifzug auf das Wesentliche beschränken, das heißt: die häufigsten Krankheitsbilder, die im Alltag mit Kindern auftreten. Wir werden Ihnen erklären, bei welchen Beschwerden Sie gelassen den natürlichen Heilungsprozess abwarten können, wann Hausmittel genügen, in welchen Fällen Sie spezifische Methoden einsetzen müssen und wann die Grenze Ihrer Möglichkeiten erreicht ist und Sie rasch einen Arzt oder die nächstgelegene Klinik aufsuchen müssen.

Der Schwerpunkt des Buches liegt auf den natürlichen Heilverfahren, und zwar solchen, die als sicher und wirksam gelten. Die Empfehlungen beruhen auf jahrzehntelanger Erfahrung und wissenschaftlichen Arbeiten. Dabei kommt es uns nicht darauf an, darzulegen, wie die verschiedenen Naturheilverfahren genau wirken. Wir

sind an der Genesung des Kindes und nicht an den Methoden interessiert. Deshalb beschreiben wir, mit welchem Verfahren Sie Ihrem Kind in welcher Situation am besten helfen können — jenseits von ideologischen Schranken. Nach unserem Verständnis sind Naturheilverfahren und klassische Medizin gleichberechtigt. Beide haben spezifische Anwendungsbereiche, beide müssen ihre Wirksamkeit nachweisen. Sinnvoll ergänzt sind sie mächtige Instrumente, um kranken Kindern zu helfen.

Dieses Buch soll Sie darin unterstützen, kompetent mit Krankheiten Ihres Kindes umzugehen. Eltern, die Ruhe und Zuversicht ausstrahlen, die wissen, was sie tun können und sich kümmern, geben ihrem Kind Sicherheit und Geborgenheit. Das ist — davon sind wir fest überzeugt — ein sehr starkes Heilmittel. Wenn Sie Ihrem kranken Kind in aller Ruhe den Oberkörper abreiben, es anschließend im Bett zudecken und sagen: »Jetzt geht es dir gleich besser«, wirkt das so gut wie ein Medikament. Kranke Kinder brauchen ihre Eltern, Eltern brauchen gute Informationen und bestmögliche Unterstützung. Wir versuchen, beides zu geben.

Walter Dorsch und Carina Frey

Der Aufbau dieses Buches

Dieses Buch ist kein umfassendes Nachschlagewerk, in dem alle Krankheiten im Kindes- und Jugendalter aufgeführt sind. Wir konzentrieren uns auf häufige Beschwerden, die sich gut mit Naturheilverfahren behandeln lassen. Die Empfehlungen beruhen auf jahrzehntelanger Erfahrung und wissenschaftlichen Arbeiten.

Damit Sie sich gut zurechtfinden, haben wir das Buch sehr schematisch aufgebaut. Es gliedert sich in einen einleitenden Leseabschnitt (Teil 1) und einen großen Nachschlageteil (Teil 2 und 3).

Teil 1 trägt den Titel »Gesund bleiben und wieder gesund werden«. Hier beschreiben wir, welchen Beitrag Naturheilverfahren in der Kinderheilkunde leisten können und woran Sie unseriöse Verfahren erkennen. Wir erklären, was bei den Vorsorgeuntersuchungen passiert, wie Impfungen wirken und warum es so wichtig ist, sie wahrzunehmen. Außerdem zeigen wir auf, wie Sie Ihrem Kind Schritt für Schritt beibringen können, selbst etwas für seine Gesundheit zu tun.

Nie zuvor in der Geschichte wurden Kinder in den ersten Lebensjahren so intensiv beobachtet und untersucht wie heute. Ärzte, Erzieher, Lehrer – alle schauen genau hin. So sollen Auffälligkeiten in der Entwicklung möglichst früh erkannt werden, um eingreifen und die Kinder bestmöglich fördern zu können. Daneben gibt es ein Überangebot an Informationen, das oft mehr verwirrt als hilft. Im Internet, in Büchern, Zeitschriften, an der Sandkiste – überall erfahren Eltern, was ihre Kinder wann wie können sollen. Dabei wird leicht vergessen, dass jedes Kind anders ist und sein eigenes Entwicklungstempo hat. Deshalb beschäftigen wir uns auch mit der Frage, was eigentlich »normal« ist und wann genauer hingeschaut werden sollte.

Teil 2 bildet den Hauptteil des Buches. Hier gehen wir ausführlich auf allgemeine Auffälligkeiten und Krankheiten im Kindes- und Jugendalter ein. Da Sie bei Ihrem Baby mit völlig anderen Fragen konfrontiert sind als bei einem Jugendlichen, haben wir dieses Kapitel in die vier Altersstufen Baby, Kleinkind, Schulkind und Teenager eingeteilt und beschreiben jeweils die typischen Krankheitsbilder. Doch viele Erkrankungen lassen sich nicht einem bestimmten Alter zuordnen – eine Erkältung trifft 4-Jährige und 14-Jährige. In solchen Fällen arbeiten wir mit Querverweisen.

Jede Krankheit wird kurz beschrieben. Wir schildern die typischen Symptome und erklären, wann Sie einen Arzt aufsuchen müssen. Sie erfahren, wie Sie Ihrem Kind mit natürlichen Verfahren helfen können und wann klassische Medizin zum Einsatz kommen muss. Wann immer möglich, geben wir Ihnen praktische Anleitungen, die Sie Schritt für Schritt umsetzen können.

Manche Erkrankungen haben typische Begleiterscheinungen. Ein Infekt kann einen Pseudokrupp-Anfall auslösen, Ohrenschmerzen können eine eitrige Mittelohrentzündung anzeigen. Wir weisen – wo nötig – auf diese **Begleiterkrankungen** hin, damit Sie erste Anzeichen erkennen und entsprechend handeln können. Selten treten **gefährliche Begleiterkrankungen** auf, die eine schnelle Reaktion erfordern. Auch auf diese Erkrankungen weisen wir hin. Wenn Sie den Verdacht haben, dass Ihr Kind betroffen ist, sollten Sie schnellstmöglich Ihren Arzt oder ein Krankenhaus aufsuchen.

Teil 3 zeigt auf, wo Sie Rat, Hilfe und spezielle Behandlungen bekommen können. Schreibaby-Ambulanzen, sozialpädiatrische Zentren, Erziehungs-beratungsstellen, Frühförderstellen — es gibt eine Vielzahl von Anlaufstellen mit spezifischen Angeboten. Wir beschreiben kurz, welche Aufgaben die verschiedenen Beratungs- und Förderstellen haben, damit Sie wissen, an welche Sie sich bei Bedarf wenden können.

Als Eltern sind Sie die Gesundheits-manager ihres Kindes. Sie müssen Ärzte auswählen, Gesundheitsinformationen bewerten, eine Hausapotheke zusammen-stellen, Beipackzettel entschlüsseln, Medikamente verabreichen, kleine Verletzungen versorgen und vieles mehr. Wie Sie dabei am besten vorgehen, erklären unsere Wissens-Kästen, die sich über das Buch verteilen.

Dieses Buch soll Ihnen praktische Hilfe-stellung geben. **Es kann aber nicht die ärztliche Untersuchung und Beratung ersetzen.** Bitte gehen Sie zum Arzt, wenn Ihnen Ihr Kind seltsam vorkommt, wenn Sie Fragen haben oder unsicher sind. Lieber einmal zu viel gefragt als hinterher zu denken: Hätte ich doch …

Unsere Expertise

Walter Dorsch ist Universitätsprofessor für Kinderheilkunde und Jugendmedizin, Kinderpneumo-loge, Allergologe und Arzt für Naturheilkunde. Er arbeitete als Oberarzt an der Kinderklinik der Universität Mainz, ließ sich in Bad Wörishofen zum Arzt für Naturheilverfahren ausbilden und versorgte in einer großen kinderärztlichen Gemeinschaftspraxis mit den Schwerpunkten Naturheil-kunde, Allergologie, Lungenheilkunde und Familientherapie zusammen mit seinen Kollegen rund 60 000 Kinder. Bedeutsam sind seine Forschungen über den Zusammenhang zwischen Allergie und Entzündung und die Entwicklung neuer pflanzlicher Arzneimittel (im Sinne der klassischen Pflanzen-heilkunde). Hierfür erhielt er Auszeichnungen von Fachgesellschaften aus der Allergologie und der Phytotherapie. Als Mitglied der zuständigen Kommission beriet er die Bundesregierung über den Einsatz pflanzlicher Arzneimittel, als Leiter des Arbeitskreises Komplementärmedizin die Deutsche Gesellschaft für Allergologie und klinische Immunologie über Sinn und Unsinn sogenannter Alternativ-methoden. Dorsch ist Autor zahlreicher Bücher und Beiträge in Fachzeitschriften und Ratgebern.

Carina Frey ist Journalistin und Autorin mit Schwerpunkt auf Wissenschafts- und Verbraucher-themen. Sie hat Soziologie studiert, an einer Journalistenschule volontiert und einige Jahre als Redakteurin bei einer Nachrichtenagentur das Ressort Familie betreut. Heute arbeitet sie frei-beruflich für verschiedene deutschsprachige Medien. Sie schreibt regelmäßig für die Zeitschriften ELTERN und ELTERN family über Medizin und Gesundheit und hat mehrere Bücher verfasst.

Seriöse Gesundheitsinformationen im Internet

Nie zuvor war es einfacher, an gute Gesundheitsinformationen zu gelangen. Doch leider werden im Internet auch übertriebene Heilsversprechen und veraltete oder unvollständige Informationen verbreitet. Diese können großen Schaden verursachen, denn was wir lesen, beeinflusst unsere Meinung und unser Handeln. Gerade beim sensiblen Thema Gesundheit ist es wichtig, vollständige, dem aktuellen Stand des Wissens entsprechende, sachlich aufbereitete Informationen zu erhalten. Bei der Suche hat sich folgende Strategien bewährt:

Schritt 1: Suchen Sie zunächst auf Seiten, die nachgewiesen verlässliche Gesundheitsinformationen bereitstellen. Dazu gehören unter anderem:
- Das Nationale Gesundheitsportal: www.gesund.bund.de
- Das Ärztliche Zentrum für Qualität in der Medizin: www.patienten-information.de
- Das Institut für Qualität und Wirtschaftlichkeit im Gesundheitswesen (IQWiG): www.gesundheitsinformation.de
- Das Deutsche Krebsforschungszentrum: www.krebsinformationsdienst.de
- Das Helmholtz-Zentrum München: www.allergieinformationsdienst.de
- Die Stiftung Gesundheitswissen: www.stiftung-gesundheitswissen.de
- Cochrane Österreich: www.medizin-transparent.at

Schritt 2: Wenn Sie dort nicht fündig werden, müssen Sie die Suchmaschinenergebnisse selbst bewerten. Je neutraler die Suchbegriffe gewählt werden, desto größer ist die Chance, seriöse Informationen zu finden. Bei der Bewertung helfen die folgenden Merkmale:
1. Betreiber: Das »Impressum« oder eine Rubrik »Über uns« geben klar an, wer hinter der Seite steht, welche Qualifikation die Autorinnen und Autoren haben und wer die Seite bezahlt.
2. Sprache: Die Informationen sollten ausgewogen und ohne Wertung dargestellt werden. Vorsicht bei ideologiegetriebenen Bezeichnungen wie »Schulmedizin« oder »natürliche Medizin«, oder wenn bei schweren Krankheiten von »Heilung« gesprochen wird.
3. Aktualität: Bei jedem Beitrag steht, wie alt er ist und wann er das nächste Mal aktualisiert wird.
4. Quellen: Die Aussagen werden mit wissenschaftlichen Quellen belegt. Dabei gilt: Große Studien mit vielen Teilnehmern und Übersichtsarbeiten, die Ergebnisse verschiedener Studien zusammenfassen, liefern zuverlässigere Ergebnisse als kleine Einzelstudien. Berichte von Betroffenen sagen nichts über die Wirksamkeit oder die Risiken einer Therapie aus.
5. Inhalt: Es werden alle wichtigen Behandlungsmöglichkeiten mit möglichem Nutzen und Schaden beschrieben. Die Autoren erklären auch, was passiert, wenn die Erkrankung unbehandelt bleibt.
6. Grenzen: Seriöse Anbieter beschreiben, was in der Forschung unsicher ist. Und sie verweisen immer wieder darauf, dass die Informationen nicht das Arztgespräch ersetzen können.
7. Werbung: Die Seite sollte keine Werbung enthalten und nicht direkt zu Shops verlinken, die beschriebene Produkte verkaufen.
Das Max-Planck-Institut für Bildungsforschung hat einen Risikoatlas entwickelt. Er ermöglicht, in vier Schritten einzuschätzen, ob eine Internetseite vertrauenswürdige Gesundheitsinformationen bereitstellt: www.risikoatlas.de – Stichwort »Themen für Verbraucher« – »Gesundheit« – »Gesundheitsinformationen prüfen«.

1 GESUND BLEIBEN UND WIEDER GESUND WERDEN

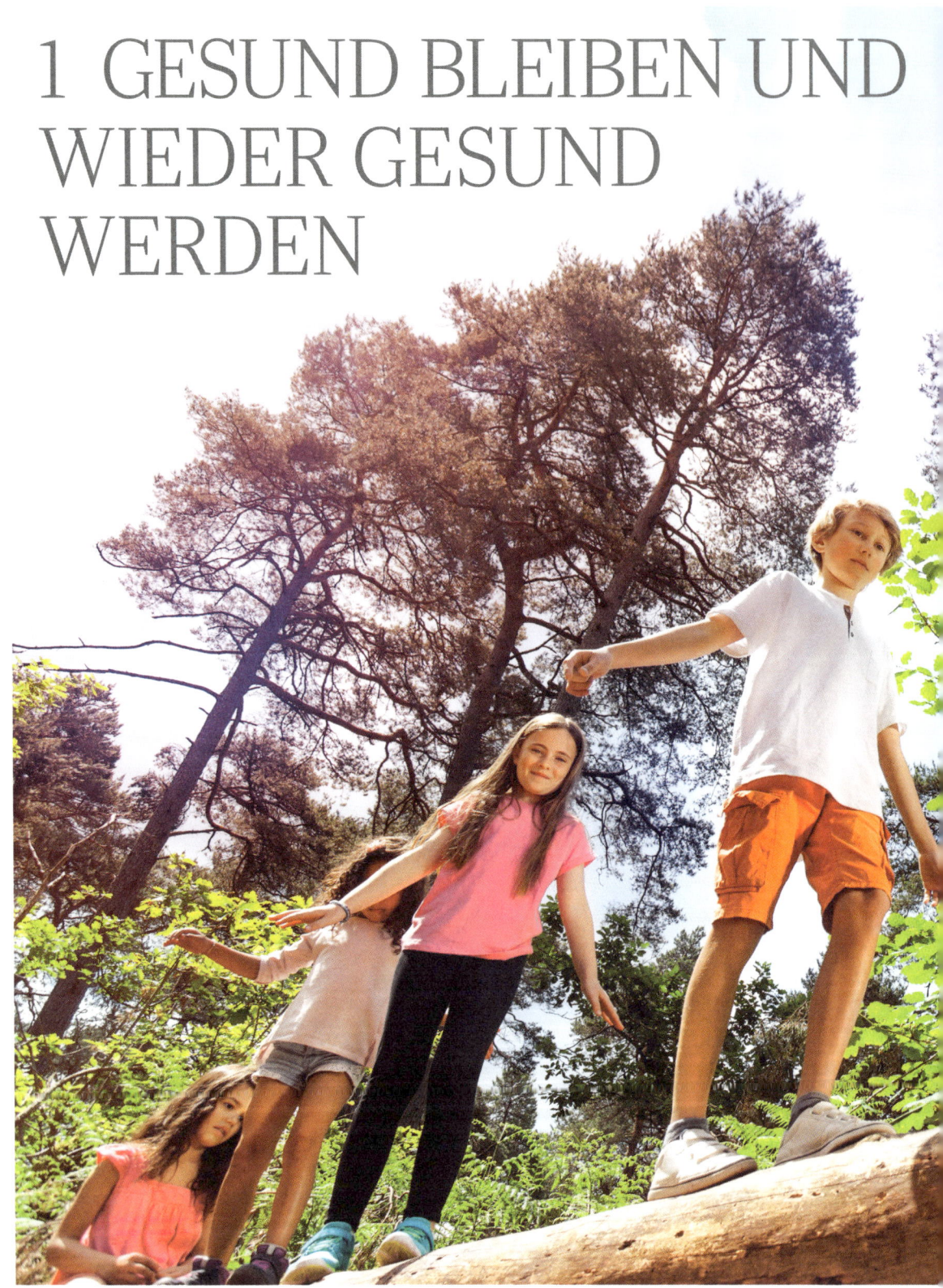

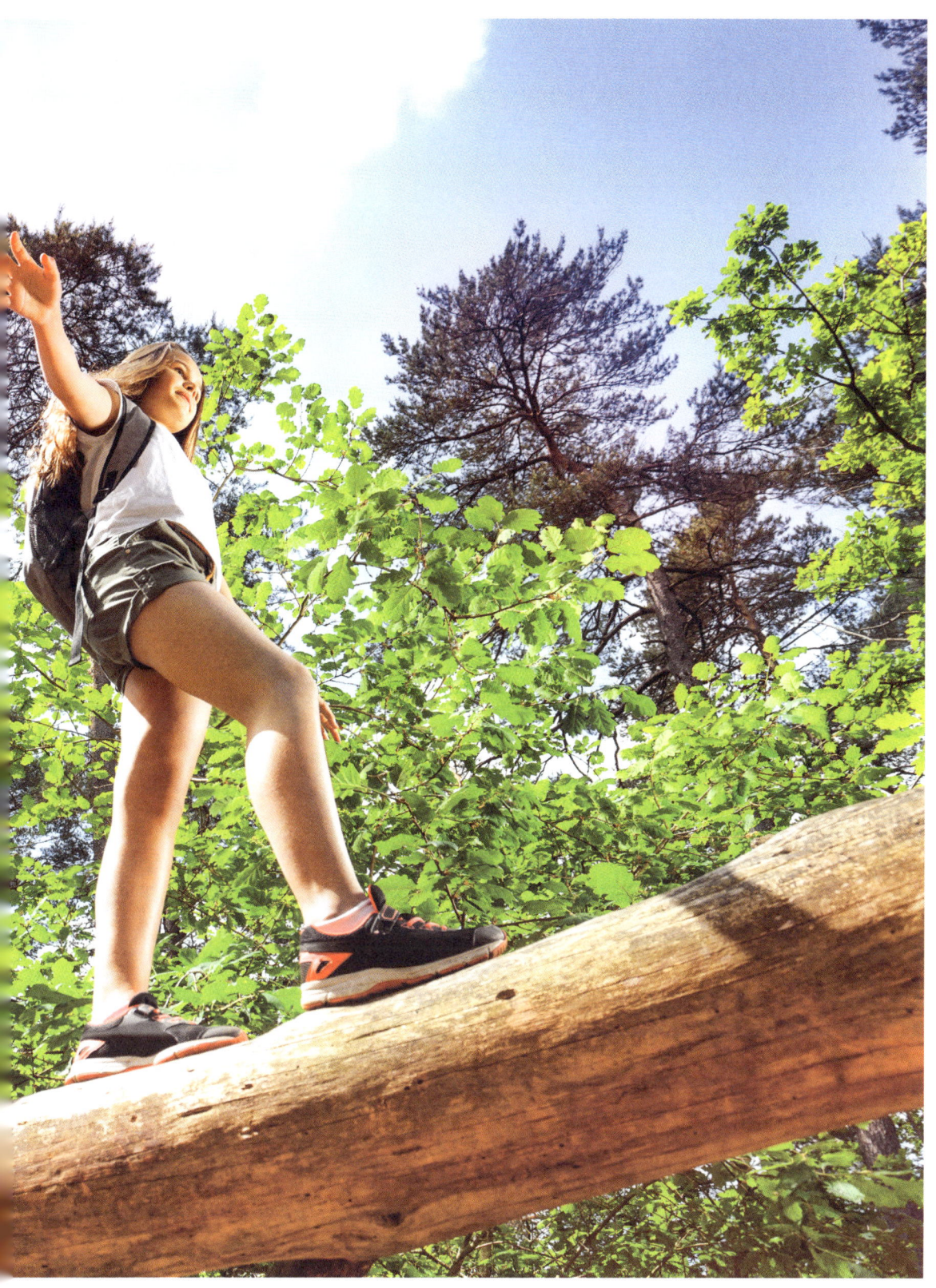

Naturheilverfahren und klassische Medizin

Natürliche Verfahren stehen in der ambulanten Kinderheilkunde oft an erster Stelle. Sie sind eine wertvolle Ergänzung zur klassischen Medizin – keine Konkurrenz.

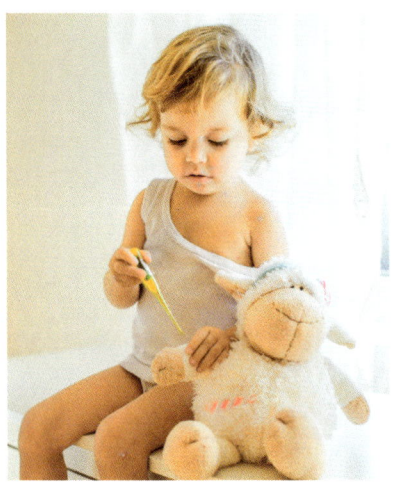

Wenn wir über Medizin sprechen, wird häufig ein Gegensatz konstruiert, den es eigentlich nicht gibt. Hier die Schulmedizin, die bei Behandlungen auf Apparate und Medikamente setzt. Dort die Alternativmedizin, die sanft und mithilfe der Natur heilt. Wir finden: Jeder Arzt sollte auf Basis wissenschaftlicher Erkenntnisse und unter Nutzung seiner persönlichen Erfahrung die Behandlungsmethoden einsetzen, von denen er die beste und gleichzeitig schonendste Wirkung erwartet. Dazu gehören klassische Therapien genauso wie Naturheilverfahren.

Zu den zentralen Aufgaben eines Kinderarztes gehört es, seine Schützlinge vor Krankheiten zu bewahren. Die Verfahren der klassischen Naturheilkunde eignen sich besonders gut zur Gesundheitserziehung und Prävention. Dies gilt vor allem für die fünf Säulen der Kneippschen Gesundheitslehre, auf die wir später genauer eingehen werden (s. S. 26 ff.).

Doch jedes Kind wird früher oder später krank. Das ist wichtig, um das Immunsystem zu trainieren. Trotzdem wollen und sollen wir kranken Kindern helfen und ihre Beschwerden lindern. Zu den typischen Leiden gehören akute und chronische Erkrankungen der Atemwege, gefolgt von Magen-Darm-Infekten, Hauterkrankungen und Krankheiten des Bewegungsapparates.

Bei all diesen Erkrankungen leisten natürliche Verfahren wertvolle Dienste, sie stehen oft an erster Stelle der Behandlung. Auch Unruhe, Schlafstörungen, Aufmerksamkeitsstörungen, ja selbst Verhaltensauffälligkeiten sind ohne natürliche Heilverfahren kaum zu bewältigen.

Naturheilmedizin hat aber auch klare Grenzen: Bestimmte Infektionskrankheiten, Stoffwechselerkrankungen, genetische Erkrankungen, Krebs und andere schwere Leiden können durch natürliche Verfahren kaum beeinflusst werden. Die meisten dieser Erkrankungen sind zum Glück selten und sie spielen in diesem Buch nur eine untergeordnete Rolle. Wir kennzeichnen aber klar, bei welchen Krankheitszeichen Sie schnell zu einem Arzt oder sogar ins Krankenhaus gehen müssen.

Seit rund 20 Jahren ist das Fach Naturheilkunde fester Bestandteil des Medizinstudiums. Der oft von Verfechtern sogenannter Alternativmethoden beschworene Gegensatz zwischen Schulmedizin und Naturheilkunde besteht also auch in der medizinischen Ausbildung längst nicht mehr. Die große Mehrheit der Kinderärzte wendet Naturheilverfahren ganz selbstverständlich in der täglichen Praxis an. Fast jeder von ihnen verfügt über ein eigenes Repertoire an Behandlungsstrategien, zu denen auch naturheilkundliche Methoden gehören. Den »bösen« Schulmediziner, der herzlos und profitorientiert als Handlanger der Pharmaindustrie nur »Chemie« verschreibt, gibt es nicht.

Viele Alternativmediziner nehmen für sich in Anspruch, ihre Patienten »ganzheitlich« zu behandeln. Wir finden den Ausdruck unglücklich. Es gibt keinen Kinderarzt, der nicht ganzheitlich denkt. Er muss immer die konkrete Lebenssituation des Kindes einbeziehen, also nachfragen, wie es ihm in der Familie, der Kita, der Schule oder mit Freunden geht. Die Ursache für Bauchschmerzen kann eine Lungenentzündung oder der Streit mit Mitschülern sein, Durchfall kann durch eine Mittelohrentzündung oder durch Stress in der Familie ausgelöst werden. Ein krankes Kind ist immer als Ganzes krank (»ganz krank«) und muss als solches behandelt werden. Zu einer ganzheitlichen Untersuchung gehören Apparate und Laborwerte genauso wie das Gespräch, Zuwendung und Körperkontakt. Die Behandlung umfasst immer mehr als die Therapie einer einzelnen Funktionsstörung und muss das Kind mit all seinen Nöten und Beschwerden ernst nehmen.

Wir setzen uns für eine vorurteilsfreie Anwendung von Methoden der klassischen Medizin und von Naturheilverfahren ein, und zwar so, dass unsere Kinder gesund aufwachsen und die bestmögliche Behandlung erfahren können. Das heißt aber auch: Alle Verfahren müssen einer kritischen Überprüfung standhalten. In diesem Buch stehen klassische Naturheilverfahren im Vordergrund, deren Wirksamkeit bei jeder spezifischen Indikation wissenschaftlich bewiesen oder in vielen Jahren der Praxis erprobt wurde.

Doch leider werden auch Behandlungen als Naturheilverfahren angepriesen, deren Wirksamkeit nie belegt oder sogar widerlegt wurde. Begriffe wie »Naturheilkunde«, »Komplementärmedizin« oder »Alternativmedizin« sind nicht geschützt. Jede noch so abstruse Therapierichtung kann ungestraft behaupten, mit natürlichen Mitteln zu arbeiten und zu heilen. Das sehen wir kritisch.

»Alternativmedizin« und Heilsversprechen

Gleich vorneweg: Es gibt keine Alternativmedizin, die solides Fachwissen und wissenschaftliches Denken ersetzt, also eine reale Alternative zur etablierten Medizin darstellt. Manche Methoden behaupten das zwar, aber hier raten wir zu großer Vorsicht. In den meisten Fällen fehlen den heutigen Anforderungen entsprechende Therapiestudien, die die behauptete Wirksamkeit belegen. Trotzdem berichten Menschen darüber, dass ihnen diese oder jene Methoden helfen. Das hat vor allem zwei Gründe: Zum einen verfügt der Körper über enorme Selbstheilungskräfte, die wir häufig unterschätzen. Dass es uns besser geht, schreiben wir dann fälschlicherweise der Therapie zu. Zum anderen spielt der Placebo-Effekt eine wichtige Rolle: Wir glauben, dass uns etwas hilft, und fühlen uns schon dadurch besser.

Jedes etablierte medizinische Verfahren muss eine spezifische Wirkung nachweisen, also besser wirken als ein Placebo. Dieser Anspruch sollte auch für alternative Methoden gelten. Dass diese spezifische Wirkung bei etlichen Verfahren fehlt, wird häufig verschwiegen. Stattdessen führen die Verfechter zum Teil verwirrend viele technische Hilfsmittel an, um einen wissenschaftlichen Eindruck zu erwecken. Für den einzelnen Patienten ist es daher schwer, seriöse von unseriösen Verfahren zu unterscheiden. Die

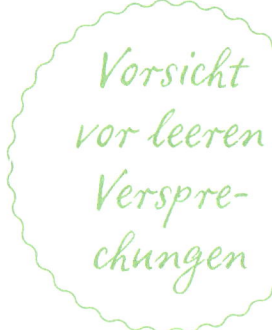

Vorsicht vor leeren Versprechungen

Stiftung Warentest hat vor einigen Jahren einen Kriterienkatalog erstellt, der hilft, Scharlatane zu erkennen.

Vorsicht ist geboten

- bei schneller Diagnose und der raschen Empfehlung teurer und langwieriger Behandlungsmethoden,
- bei mangelnder Information über geplante diagnostische und therapeutische Maßnahmen,
- wenn behauptet wird, dass eine gefährliche Krankheit droht, die nur durch eine spezielle Therapie verhindert werden kann,
- bei kritiklosen Heilsversprechen,
- wenn jegliche Nebenwirkungen verneint werden,
- bei der Abwertung klassischer medizinischer Verfahren,
- wenn Vorauszahlungen gefordert werden.

Im Folgenden stellen wir einige (weit verbreitete) Methoden vor, deren Wirksamkeit bisher nicht belegt oder sogar widerlegt wurde. Die Übersicht ist eine Auswahl.

Bachblüten-Therapie: Mittel mit Bachblüten bestehen hauptsächlich aus Wasser und Alkohol. Zusätzlich enthalten sie extrem verdünnte Extrakte von Pflanzenteilen wie Eisenkraut oder Holzapfel. Sie sollen gegen psychologische Probleme und Schmerzen helfen. Bisher fehlt der Nachweis, dass sie besser wirken als ein Placebo.

Bioresonanz-Therapie: Mithilfe sogenannter Bioresonanz-Geräte soll das individuelle

Schwingungsspektrum des Menschen analysiert und therapiert werden. Die Bioresonanz ist wegen der fehlenden Wirksamkeit seit 1986 in den USA verboten. Deutsche Krankenkassen dürfen die Kosten seit 1995 nicht mehr erstatten.

Homöopathie: Die Homöopathie ist unter Eltern weit verbreitet, und viele Menschen schwören auf die Wirksamkeit der hochverdünnten Präparate. Die spezifische Wirksamkeit der Mittel konnte bisher aber nicht wissenschaftlich belegt werden. Die französische Gesundheitsbehörde stellte 2019 fest, dass keine ausreichenden wissenschaftlichen Belege für die Wirksamkeit vorliegen.

Schüßlersalze: Schüßlersalze sind eine Abwandlung der Homöopathie. Durch die Zufuhr fehlender Mineralien sollen Krankheiten bekämpft werden. Ähnlich wie in der Homöopathie werden die Ausgangsstoffe extrem verdünnt. Die Wirksamkeit konnte bisher nicht wissenschaftlich belegt werden.

Krankenkassen und Alternativmedizin

Die Leistungen der gesetzlichen Krankenkassen sind weitgehend vorgeschrieben. Nur über rund fünf Prozent ihres Angebots können sie selbst entscheiden. Die Kassen nutzen diese sogenannten Satzungsleistungen, um sich hervorzuheben und neue Mitglieder zu werben. Zu den freiwilligen Leistungen gehören auch alternative Behandlungsverfahren, deren Wirksamkeit nicht belegt ist. Für Sie ist wichtig zu wissen: Nur weil eine Krankenkasse eine Therapie bezahlt, heißt das nicht automatisch, dass dieses Verfahren einen nachgewiesenen Nutzen hat.

Wir sind überzeugt: Die Liebe der Eltern — ihre Zuwendung und Fürsorge — ist das wirksamste Placebo. Deshalb funktioniert »Aua wegpusten« so gut. Auf diese Stärke können Sie vertrauen, wenn Sie Ihr krankes Kind pflegen.

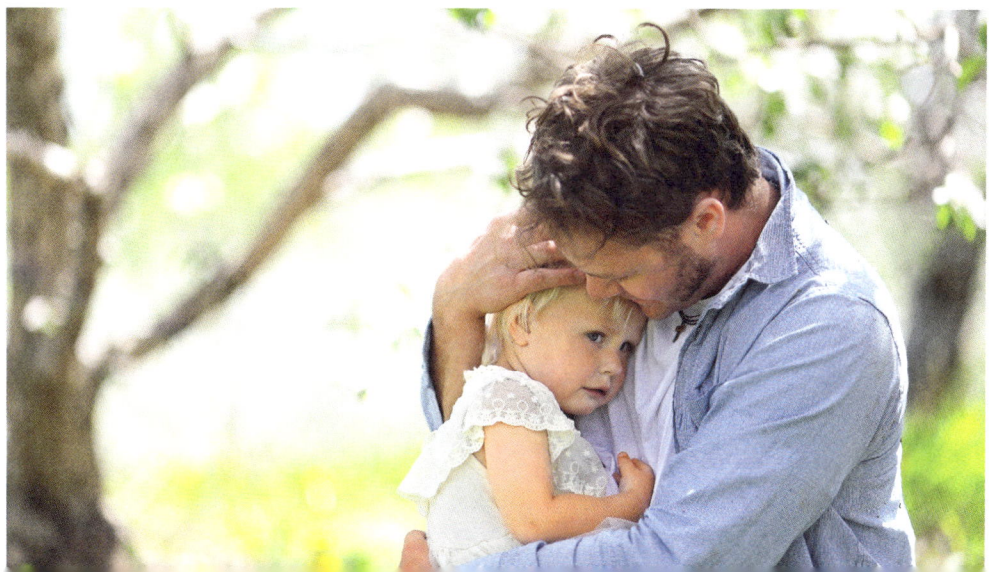

Was können Eltern tun?

Kranke Kinder brauchen Eltern, die für sie da sind und sich um sie kümmern. Sie denken beim Lesen vielleicht: »Na klar, ich bin zu Hause, messe Fieber, koche Tee oder gebe ein Zäpfchen.« Gemeint ist aber viel mehr. Man weiß inzwischen aus einer Vielzahl an Studien, dass Zuwendung, Anteilnahme und menschliche Wärme helfen, schneller gesund zu werden. Es macht für die Genesung einen Unterschied, ob man einen Fiebersaft gibt oder wiederholt warme Waschungen vornimmt. In dem schlichten Wort »Behandlung« steckt viel Lebensklugheit. Was wir mit unseren Händen tun, ist besonders wirksam.

Zeit und Zuwendung schenken!

Dieses Wissen können Sie sich bei der Versorgung zunutze machen. Es bedeutet aber auch: Kranke Kinder zu pflegen braucht Zeit. Und die ist in einer Gesellschaft, in der immer häufiger beide Eltern erwerbstätig sind und Großeltern weit entfernt leben, zunehmend knapp. Der Druck auf Familien ist groß, es wird erwartet, dass Kinder und ihre Eltern in diesem System funktionieren: Die Tage sind durchgetaktet, die Betreuung bis zur letzten Minute organisiert. Wird ein Kind krank, bricht das fein abgestimmte Betreuungskonstrukt zusammen. Man kann verstehen, wenn Eltern in dieser Situation um schnelle Lösungen bitten: ein Rezept, ein Medikament, damit das Kind möglichst bald wieder auf die Beine kommt und in die Kita oder die Schule gehen kann. Das ist keine Herzlosigkeit, sondern Folge der Doppelbelastung, unter der viele Familien heutzutage stehen. Vom Kinde her gedacht ist es aber nicht.

Kranke Kinder brauchen Ruhe und Zuwendung. Sie brauchen Eltern, die für sie da sind, mit ihnen reden, spielen, sie in den Arm nehmen, trösten, kuscheln. Zum Glück haben Eltern das Recht, sich vorübergehend von der Arbeit freistellen zu lassen, um ihr krankes Kind zu betreuen. Diese sogenannten Kinderkrankentage stehen übrigens beiden Elternteilen zu, nicht nur Müttern (s. S. 19).

Leidet ein Kind, setzt das Eltern unter Stress. Panische Eltern machen aber alles nur schlimmer, denn sie signalisieren dem Kind: »Was mir passiert, ist richtig schlimm.« Versuchen Sie, trotz aller Sorge ruhig zu bleiben und Kompetenz auszustrahlen. Damit helfen Sie Ihrem Kind, besser mit der Situation klarzukommen.

Jedes Kind ist einzigartig. Das gilt auch für die Art, wie es Krankheiten bewältigt: Manche reagieren sofort mit Fieber, andere schlafen viel, bekommen schnell Bauchschmerzen oder Kopfweh. Beobachten Sie Ihr Kind. Falls Sie irgendeine Abweichung von einem normalen Krankheitsverlauf beobachten, wenn es abwesend wirkt, Hautausschläge bekommt oder grau wird im Gesicht, dann gehen Sie zu Ihrem Kinderarzt oder in eine Notfallambulanz — lieber zehnmal umsonst als einmal zu spät!

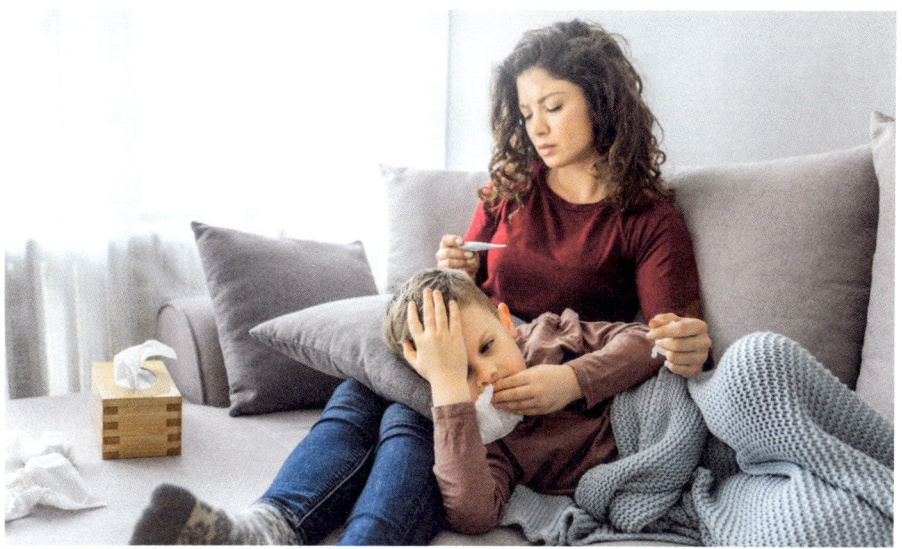

Sieben Hinweise für die Versorgung zu Hause:

1. Viel trinken, vor allem bei Fieber und Magen-Darm-Beschwerden

Ein fieberndes Kind hat einen erhöhten Grundumsatz und verliert beim Schwitzen Wasser. Deshalb braucht es mehr Flüssigkeit als sonst. Pro Grad Celsius über der normalen Körpertemperatur steigt der Flüssigkeitsbedarf um 10 bis 15 Prozent. Bei 39,5 °C sollte es etwa ein Drittel mehr trinken als gewohnt.

Auch bei einem Magen-Darm-Infekt verliert der Körper viel Flüssigkeit, gleichzeitig trinken die Kinder meist weniger. Dadurch kann es schnell zu einem kritischen Flüssigkeitsmangel kommen. Versuchen Sie, Ihr Kind immer wieder zum Trinken zu ermutigen. Besonders geeignet sind Früchte- und Kräutertees, Mineralwasser mit wenig oder ohne Kohlensäure und stark verdünnte Fruchtsäfte. Tees können auf Wunsch mit Honig gesüßt werden (erst ab dem ersten Lebensjahr des Kindes). Stellen Sie dem Kind immer wieder ein gefülltes Glas zum Trinken hin, prosten Sie sich zu, trinken Sie gemeinsam.

2. Leichte Kost anbieten

Wer krank ist, hat oft keinen Appetit. Kranke Kinder sollten daher nicht zum Essen gezwungen werden. Bieten Sie aber immer wieder Essen an, am besten kohlenhydratreiche, fettarme Kost – zieht das nicht, klappt es vielleicht mit der Lieblingsspeise. Bei vollkommener Nahrungsverweigerung, Durchfällen oder Erbrechen sollten Sie Traubenzucker geben, um dem sogenannten acetonämischen Erbrechen vorzubeugen (s. S. 69). Starkes Schwitzen, Erbrechen und Durchfälle führen auch zu Salzverlust, der ausgeglichen werden muss. Für kleinere Kinder gibt es fertige Salzlösungen zu kaufen, bei größeren Kindern helfen gut gewürzte und gesalzene Suppen sowie Salzstangen. Bei Durchfallerkrankungen empfehlen wir eine Karotten-Reis-Suppe.

3. Fieber im Blick behalten

Fieber ist keine Krankheit, sondern eine sehr mächtige Waffe unseres Körpers. Es hilft dem Körper, Infekte zu bekämpfen. Man weiß, dass sich Viren und Bakterien bei höheren Körpertemperaturen schlechter vermehren können. Weil die Durchblutung steigt, gelangen Immunzellen zudem schneller zu den befallenen Organen, um Krankheitserreger zu bekämpfen. Die Wirkmechanismen sind allerdings nicht bis ins Detail geklärt.

Die optimale Körpertemperatur liegt zwischen 36,5 und 37,5 Grad Celsius (°C). Dieser Wert schwankt über den Tagesverlauf und liegt morgens meist etwa 0,5 °C niedriger als abends. Bis 38 °C (Babys) beziehungsweise 38,5 °C (Kinder) sprechen Ärzte von erhöhter Temperatur, erst danach von Fieber.

Fieber hilft – meistens!

Meistens sieht man dem Kind schon an, dass es Fieber hat: Glasige Augen und ein rotes Gesicht sind typische Zeichen. Die Hand auf der Stirn gibt wenig Auskunft über die Körpertemperatur, weil die Stirn nicht besonders gut durchblutet wird. Seitlich am Hals können Sie besser fühlen, ob Ihr Kind zu warm ist. Fiebermessen ist vor allem wichtig, um den Verlauf beobachten und feststellen zu können, ob das Fieber langsam oder schnell ansteigt. Werden fiebersenkende Maßnahmen eingesetzt, lässt sich nur über Fiebermessen kontrollieren, ob und wie gut sie wirken.

Bei Säuglingen und Kleinkindern misst man am besten mit einem **digitalen**

Thermometer im Po, weil die Ergebnisse hier am genauesten sind. Bestreicht man das Thermometer vorher dünn mit fetthaltiger Creme, gleitet es besser. Es reicht, wenn die Spitze eingeführt wird.

Ohrthermometer liefern ebenfalls genaue Ergebnisse, wenn sie richtig angewendet werden. Der Messfühler muss in Richtung des Trommelfells zeigen. Das klappt, wenn man das Ohr leicht nach hinten-oben zieht, braucht aber etwas Übung. Deshalb misst man am Anfang sicherheitshalber am besten doppelt — im Po und im Ohr — und vergleicht die Werte. Die Temperatur im Ohr liegt im Schnitt 0,3 °C unter der eigentlichen Körpertemperatur.

Ältere Kinder können **im Mund** Fieber messen: Dafür wird das Thermometer gründlich gereinigt und hinten unter die Zunge gelegt. Das Kind darf vorher nichts Heißes oder Kaltes trinken und muss beim Messen den Mund geschlossen halten.

Fieber messen **unter der Achsel** ist einfach und bequem, aber etwas ungenauer: die Werte sind im Schnitt 0,5 °C zu niedrig.

Fiebert ein Säugling, sollte er grundsätzlich vom Arzt untersucht werden. Weil der Körper noch so klein ist, können Keime viel schneller als bei Erwachsenen die inneren Organe befallen und eine gefährliche Blutvergiftung auslösen. Und da Babys noch nicht sprechen können, ist es auch für erfahrene Ärzte mitunter schwierig einzuschätzen, wie krank sie sind. Deshalb sind die Untersuchungen so wichtig.

Ältere Kinder sollten dem Arzt vorgestellt werden, wenn das Fieber

- über 39 °C steigt,
- länger als drei Tage anhält,
- in Schüben auftritt oder
- immer wieder zurückkehrt.

Letztlich ist aber nicht die Höhe des Fiebers entscheidend, sondern wie sich das Kind verhält. Mag es nichts trinken, ist es teilnahmslos oder verwirrt, hat es Hautausschläge oder einen steifen Nacken, sollte es genauer untersucht werden, und zwar möglichst bald.

Fieber muss nicht aktiv gesenkt werden, wenn es dem Kind gut geht. Das Fieber etwas zu lindern kann ihm aber helfen. Dabei hat sich ein zweistufiges Verfahren bewährt:

- Sie beginnen erst mit Waschungen des Oberkörpers (s. S. 31).
- Reichen Waschungen nicht aus, können fiebersenkende Medikamente gegeben werden. Zum Einsatz kommen in der Regel die Wirkstoffe Paracetamol und Ibuprofen. Beide sind gut verträglich, wenn sie korrekt dosiert und die Mindestabstände von sechs bis acht Stunden zwischen den Einnahmen eingehalten werden. Antipyretika — so heißen fiebersenkende Wirkstoffe in der Fachsprache — wirken auch als Schmerzmittel und können dem Kind Glieder- oder Kopfschmerzen nehmen. Aber: Wenn das Kind keine Schmerzen hat und schlafen kann, braucht es keinen Fiebersaft!

Wann Fieber gefährlich wird

Nach der Einnahme fühlen sich die Kinder oft deutlich besser. Genau darin liegt ein Problem. Denn das Verhalten entspricht nicht mehr dem Krankheitszustand. Das Fieber ist zwar gesunken, aber der Infekt bleibt und muss auskuriert werden. Dem Kind morgens Fiebersaft zu geben, damit es in die Kita gehen kann, ist deshalb ein No-Go.

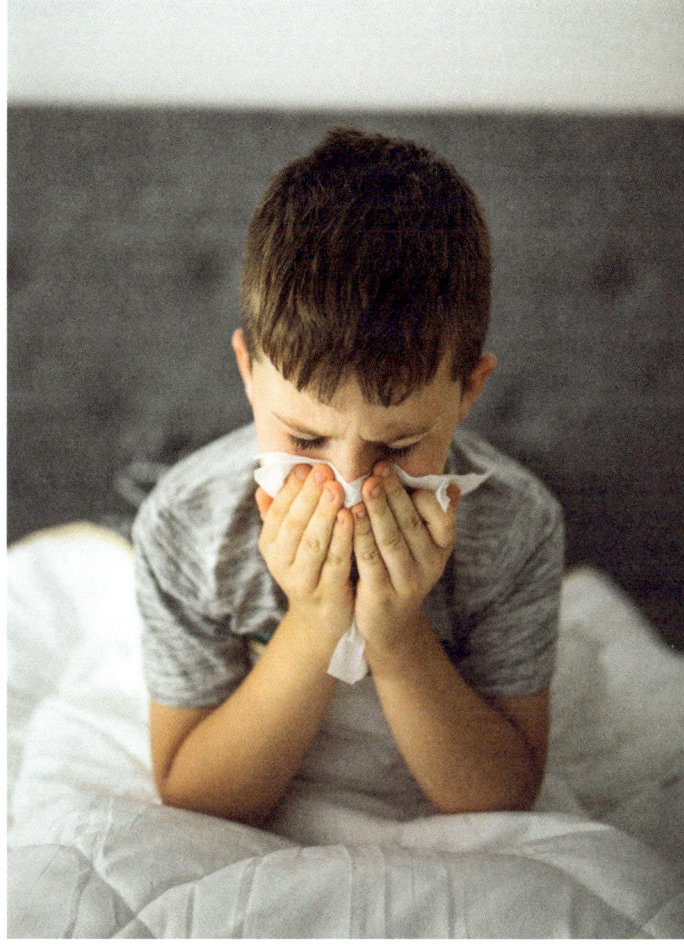

4. Ruhe ermöglichen

Kranke Kinder brauchen Ruhe, müssen aber nicht unbedingt ins Bett. Ein kuscheliges Lager auf dem Sofa ist genauso gut und ermöglicht dem Kind, in der Nähe seiner Eltern zu sein. Ruhiges Spielen ist okay, wenn sich das Kind entsprechend fühlt. Ziehen Sie ihm vorher warme, bequeme Kleidung an. Lüften Sie das Krankenzimmer regelmäßig.

Auch kranke Kinder dürfen spielen!

5. Frische Luft

Bei einer normalen Erkältung spricht nichts dagegen, dass Ihr Kind rausgeht. Auch bei erhöhter Temperatur bis 38°C darf das Kind an die frische Luft und einen kurzen Spaziergang machen. Wichtig: Achten Sie unbedingt auf warme Kleidung, damit es nicht auskühlt. Fängt es doch an zu frösteln, sollte es anschließend ein ansteigend heißes Fußbad (s. S. 31) nehmen, um wieder warm zu werden. Bei Fieber muss das Kind im Haus bleiben.

Kalte Füße trotz Fieber

Hohes Fieber belastet den Körper stark. Infolgedessen kann es zu einer Zentralisierung des Kreislaufes kommen: Damit die lebenswichtigen Organe ausreichend durchblutet werden, verringert der Körper die Durchblutung der Glieder (Extremitäten). Sie merken es daran, dass Ihr Kind kalte Hände und Füße hat, obwohl es am restlichen Körper glüht. Achten Sie darauf, dass Ihr Kind viel trinkt (s. o.). Der relative Flüssigkeitsmangel muss rasch behoben werden.

6. Baden

Mit einer Erkältung darf das Kind in die Badewanne. Nach einem wohlig-warmen Bad fühlt man sich oft besser, das geht auch Kindern so. Praktischer Nebeneffekt: Durch die feucht-warme Luft fließt das Nasensekret leichter ab. Bei erhöhter Temperatur oder Fieber sollte das Kind kein Vollbad mehr nehmen, weil es den Kreislauf zusätzlich belastet. Ein ansteigend heißes Fußbad ist aber schon bei Säuglingen erlaubt.

7. Bewegung und Sport

Leichte Bewegung ist wichtig, damit der Kreislauf in Schwung bleibt. Selbst wenn das Kind im Bett liegt, sollte es zwischendurch immer mal wieder die Arme heben oder mit den Beinen wackeln. Fühlt sich das Kind besser, darf es in Ruhe spielen. Toben ist erst mal tabu. Lassen Sie es nach überstandener Krankheit langsam angehen. Der Körper Ihres Kindes braucht Zeit, um sich vollständig zu erholen. Virale Infektionen können bei zu schneller Wiederbelastung beispielsweise die Herzmuskulatur schädigen.

Krank zur Kita und zur Schule

Das Infektionsschutzgesetz (IfSG) schreibt bei bestimmten ansteckenden Krankheiten ein Besuchs-verbot in Gemeinschaftseinrichtungen vor. Dazu gehören unter anderem Scharlach, Windpocken, aber auch Kopfläuse und bei Kindern unter sechs Jahren infektiöser Durchfall und Erbrechen. Im Gesetz ist genau geregelt, wann ein erkranktes Kind wieder in die Kita oder die Schule zurück darf. Bei einem Magen-Darm-Infekt gilt beispielsweise: Das Kind muss nach Abklingen der Symptome noch 48 Stunden zu Hause bleiben.

Bei milden Erkrankungen wie einer Erkältung entscheiden die Kita oder die Schule, ob das Kind betreut wird. Husten und Schnupfen werden in der Regel toleriert, bei Fieber muss das Kind nach Hause und dort versorgt werden, bis es 24 Stunden fieberfrei ist. Das macht den Fiebertrick so be-liebt: morgens zu Hause schnell ein Zäpfchen geben, schon liegt die Temperatur unter der kritischen Schwelle. Verständlich, wenn im Job ein wichtiger Termin ansteht. Gut für das Kind ist es aber sicher nicht, wenn es halb krank außer Haus muss. Was in der Hektik des Alltags oft vergessen wird: Ein angeschlagenes Kind fängt sich viel leichter einen weiteren Infekt ein.

Die Bundeszentrale für gesundheitliche Aufklärung (BZgA) erklärt die Regelungen des Infektionsschutz-gesetzes auf www.kindergesundheit-info.de. »Infektionsschutzgesetz« in die Suchmaske eingeben.

WISSEN
Krankes Kind – diese Rechte haben berufstätige Eltern

Ist das Kind krank, kann sich jeder Elternteil bis zu zehn Tage von der Arbeit freistellen lassen. Bei zwei Kindern verdoppelt sich der Anspruch auf 20 Tage. Bei drei und mehr Kindern stehen jedem Elternteil 25 Freitage zu. Alleinerziehende haben die gleichen Ansprüche wie ein Elternpaar: 20 Tage bei einem Kind, 40 bei zwei Kindern und maximal 50 bei drei und mehr Kindern. Voraussetzung ist immer, dass ein ärztliches Attest vorgelegt wird und keine andere im Haushalt lebende Person sich um das Kind kümmern kann.

Nach dem Bürgerlichen Gesetzbuch haben Beschäftigte einen Anspruch auf bezahlte Freistellung, wenn sie ein krankes Kind versorgen müssen. Dieser Anspruch ist jedoch häufig durch Tarif- oder Arbeitsverträge ausgeschlossen. In diesem Fall zahlen die gesetzlichen Krankenkassen ihren Ver-sicherten ein Kinderkrankengeld. Es beträgt ungefähr 90 Prozent des ausgefallenen Nettoverdienstes, abzüglich der Beiträge zur Renten-, Arbeitslosen- und Pflegeversicherung. Kinderkrankengeld muss immer bei der Krankenkasse beantragt werden. Es wird nur bis zum 12. Geburtstag des Kindes gezahlt, außer das Kind ist behindert oder hilfebedürftig.

Privatversicherte haben keinen Anspruch auf Kinderkrankengeld. Ist ein Elternteil privat versichert, der andere in der gesetzlichen Krankenkasse, zählt die Versicherung, bei der das Kind versichert ist.

Genau beobachten und früh handeln

Vorbeugen ist besser als heilen. Sie können Ihr Kind nie vor allen Krankheiten schützen, aber viel dafür tun, damit es gesund aufwächst. Natürliche Heilverfahren eignen sich dafür besonders. Nutzen Sie die Vorsorgeuntersuchungen und lassen Sie Ihr Kind impfen.

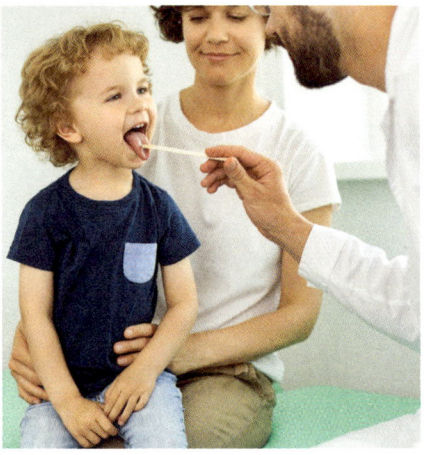

Kinder stehen heute unter intensiver Beobachtung. Das hat vielerlei Gründe, einer davon ist der Pisa-Schock 2001. Damals schnitten deutsche Schüler im internationalen Vergleich schlecht ab, das Land war in Sorge. Die frühe Bildung rückte in den Fokus und die Bundesländer begannen, Bildungspläne für die Kitas zu entwerfen. Zur gleichen Zeit setzte der Kita-Ausbau ein. Immer mehr Kinder wurden und werden in Institutionen betreut und können dort beobachtet und getestet werden. Auch das Kindeswohl fand mehr Beachtung. Die »Frühen Hilfen« wurden etabliert, um Familien in schwierigen Lebenssituationen besser zu unterstützen. Und schließlich wurden die Vorsorgeuntersuchungen ausgeweitet: Neben den körperlichen Untersuchungen sollen Ärzte jetzt stärker auf die emotionale und soziale Entwicklung der Kinder achten.

Über alldem steht das große Ziel der Prävention. Auffälligkeiten in der Sprachentwicklung, beim Lernen, der Persönlichkeitsreifung oder der körperlichen Entwicklung sollen möglichst früh erkannt werden, um eingreifen und die Kinder bestmöglich fördern zu können. Neben Ärzten schauen pädagogische Fachkräfte — Erzieherinnen, Lehrerinnen — genau hin, denn sie sehen die Kinder täglich und bekommen es mit, wenn sich ein Kind ungewöhnlich langsam entwickelt oder seine Entwicklung stagniert.

Tests, Vergleiche, Ratschläge – Wie perfekt muss mein Kind sein?

Auch viele Eltern beobachten ihre Kinder genau, um bei Bedarf früh mit einer Förderung beginnen zu können. Das ist im Prinzip gut und richtig. Es darf aber nicht in ängstliche Vergleicherei und Optimierung umschlagen. Vor allem: Glauben Sie nicht alles, was andere Eltern von ihren Wunderkindern erzählen. Kaum irgendwo wird so viel gelogen wie am Sandkasten, nach der Hochzeitsnacht und nach dem Examen.

Jedes Kind ist einzigartig und entwickelt sich in seinem eigenen Tempo. Die Unterschiede von Kind zu Kind sind dermaßen groß, dass ein Vergleich zwischen verschiedenen Kindern relativ unwichtig ist. Manche Kinder beginnen schon mit zehn Monaten frei zu laufen, andere erst mit 14 Monaten — beides ist normal und sagt nichts über die Fähigkeiten und Talente eines Kindes aus. Sich das vor Augen zu halten macht es vielleicht leichter, mit der Prahlerei anderer Eltern umzugehen und sich an der Entwicklung des eigenen Kindes zu erfreuen.

Es gibt aber wichtige Entwicklungsschritte, die sich in einem bestimmten Altersrahmen vollziehen sollten. Wenn ein Kind zum Beispiel mit 24 Monaten weniger als 50 Worte spricht, sollte es genauer untersucht und gegebenenfalls behandelt werden. Manchmal verlangsamt sich auch die Entwicklungsgeschwindigkeit bei einem Kind, oder es treten sogar Rückschritte auf. Beides sind ernst zu nehmende Warnzeichen. Wenn ein Kleinkind allmählich das Laufen wieder verlernt, muss man genau hinsehen und nach den Ursachen suchen.

Sprechen Sie Ihren Kinderarzt an, wenn Sie unsicher sind, ob sich Ihr Kind altersgemäß entwickelt. Kinderärzte sehen viele Kinder und können gut einschätzen, was normal ist und an welcher Stelle spezialisierte Fachleute genauer hinschauen sollten.

Falsche Vorstellungen

Entwicklungstabellen werden immer wieder falsch interpretiert. Beispiel Gewicht: Um einordnen zu können, wie sich ein Kind entwickelt, trägt der Arzt bei den Vorsorgeuntersuchungen Gewicht und Größe in Perzentilenkurven ein. Die Kurve zeigt, wo das Kind im Verhältnis zu anderen Kindern in Deutschland steht. Untersuchungen zeigen: Vielen Eltern ist es wichtig, dass ihr Kind möglichst nah an der Mittellinie liegt. Dabei sind alle Werte zwischen dem 10. und 90. Perzentil normal. Ob ein Kind auf der 25. oder der 75. Perzentile steht, ist völlig unerheblich, solang es der Kurve entsprechend wächst. Die 50. Perzentile — der Median — ist kein Idealmaß.

Die Vorsorgeuntersuchungen U 1 bis J 2

Die Vorsorgeuntersuchungen U1 bis J2 dienen der Früherkennung von Krankheiten und Entwicklungsstörungen. Die erste erfolgt direkt nach der Geburt, die letzte, die J 2, kann von Jugendlichen im Alter zwischen 16 und 17 Jahren in Anspruch genommen werden. Anfangs sind die Untersuchungen sehr engmaschig, mit zunehmendem Alter werden die Abstände größer.

Bei jedem U-Termin misst der Arzt Größe und Gewicht, er untersucht das Kind körperlich und spricht mit den Eltern über die kindliche Entwicklung. Die U-Untersuchungen haben unterschiedliche Schwerpunkte, die in der Tabelle stichwortartig aufgeführt sind. Neben der Untersuchung des Kindes soll sich der Arzt Zeit für Gespräche mit den Eltern nehmen und sie zu so wichtigen Themen wie Kinderschutzimpfungen, gesunde Ernährung, Umgang mit Medien und UV-Schutz beraten. Sie können ihn auch selbst um Rat fragen, wenn Ihr Kind zum Beispiel schlecht schläft, viel weint oder Probleme in der Schule hat.

Eine gute Gelegenheit, Fragen zu stellen

Gute Ratschläge

Es gibt zwei Formen von Ratschlägen: Bei der einen fühlt man sich wohl, weil man wertschätzend Hilfe bekommt, um eigene Lösungen zu finden. Bei der anderen spürt man: Der Ratgeber will vor allem klarstellen, dass er alles besser weiß und die richtigen Lösungen hat. Bevor Sie Ratschläge von Nachbarn, Freunden oder Verwandten annehmen, lohnt es sich, sie zu hinterfragen:
• Hat der Ratgebende Sie und Ihre Sicht des Problems verstanden?
• Bemüht er sich darum, Ihr Problem aus Ihrer Sicht zu lösen?
• Fühlen Sie sich wohl dabei?
Wenn nicht, dann ignorieren Sie die Tipps.

Versuchen Sie, diese drei Kriterien selbst zu beachten — auch und gerade, wenn Sie Ihren eigenen Kindern Ratschläge geben. Pädagogik lebt davon, dass man Fehler macht und sie bewältigt. Dadurch lernen Kinder — und Eltern — am meisten.

Die U-Untersuchungen im Überblick

Unter-suchung	Zeitpunkt	Um was geht es vor allem?
U1	direkt nach der Geburt	Atmung, Herzfunktion, Größe, Gewicht, Reflexe
U2	3.–10. Lebenstag	Innere Organe, Kopf- und Sinnesorgane, Knochen, Muskeln, Nerven, Ernährung und Verdauung, angeborene Erkrankungen und Fehlbildungen
U3	4.–5. Lebens-woche	Größe, Gewicht, Ernährungszustand, Hüftgelenke, Augen-reaktion, Hörvermögen, Impfen, Schreien und Schlafen
U4	3.–4. Lebens-monat	Bewegung, Greifreflexe, Seh- und Hörvermögen, Wachs-tum, Ernährung und Verdauung, Unfallvorbeugung, Schlaf, Impfungen
U5	6.–7. Lebens-monat	Körperliche Entwicklung und Bewegungsverhalten, Zähne, Ernährung, Verhalten, Schreien, Sehen, Impfungen
U6	1 Jahr (10.–12. Lebensmonat)	Körperliche Entwicklung (Krabbeln, Hochziehen, erste Schritte), Sprachentwicklung, Hören, Sehen, Verhalten, Impfungen
U7	2 Jahre (21.–24. Lebensmonat)	Körperliche Entwicklung und Bewegung, geistige und sprachliche Entwicklung, Verhalten, Spielen, Sinnesorgane, Impfungen
U7a	3 Jahre (34.–36. Lebensmonat)	Körperliche Entwicklung und Bewegung, Zähne, Ernährung, Verhalten und Spielen, Sehen, Sprache, Impfungen
U8	4 Jahre (46.–48. Lebensmonat)	Körperliche Entwicklung und Geschicklichkeit, Hör- und Seh-test, Sprachentwicklung, Kontaktfähigkeit, Selbstständigkeit, Impfungen
U9	5 ¼ Jahre (60.–64. Lebensmonat)	Körperliche und geistige Entwicklung, Bewegungsverhalten, Hör- und Sehtest, Sprachentwicklung, Verhalten, Impfungen
U10*	7 bis 8 Jahre	Erkennen von Entwicklungsstörungen, sozialen, schulischen und familiären Gefährdungen, Verhaltensauffälligkeiten
U11*	9 bis 10 Jahre	Erkennen von Schulleistungsstörungen, Zahn- und Kiefer-fehlstellungen, Medienverhalten, Sport, Ernährung
J1	12 bis 14 Jahre	Größe, Gewicht, Organe und Skelett, Urinprobe, Stand der Pubertätsentwicklung, seelische und schulische Entwicklung, Verhalten und Medienumgang, Impfungen
J2*	16 bis 17 Jahre	Haltungsstörungen, Pubertätsentwicklung, Sexualität, allge-meine Fragen zu Verhalten und Sozialisation. Der Jugendliche kann auf Wunsch alleine mit dem Arzt sprechen.

* Die Kosten für diese Untersuchungen übernehmen nicht alle Krankenkassen.

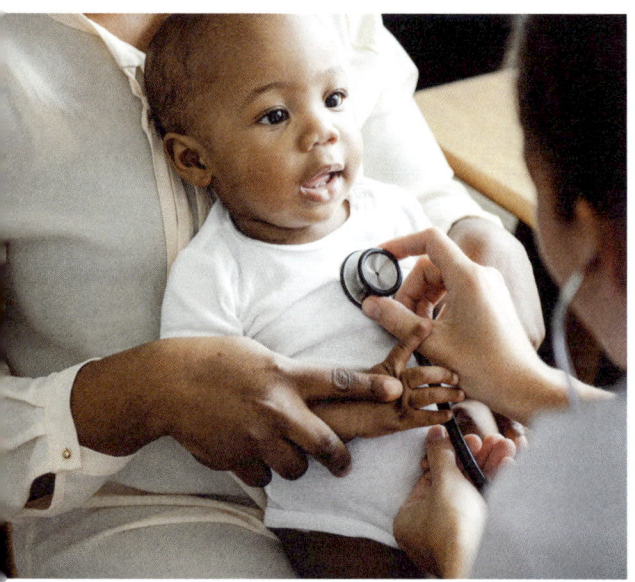

In vielen Bundesländern besteht mittlerweile eine Meldepflicht. Der Arzt oder die Eltern müssen nachweisen, dass ein Kind die Vorsorgeuntersuchungen wahrnimmt. Fehlt die Meldung, hakt die zuständige Stelle nach. Werden Vorsorgeuntersuchungen versäumt, können sich das Gesundheits- oder das Jugendamt einschalten und bei den Eltern nachfragen. Das ist keine Gängelung, sondern dient dem Schutz der Kinder. Lassen Sie es nicht so weit kommen und nutzen Sie die Vorsorgeuntersuchungen. Viele schwerwiegende Erkrankungen beginnen schleichend. Das Mädchen, das immer unzufrieden wirkt, beim Essen nörgelt und wiederholt über Bauchweh klagt, leidet möglicherweise an einer Zöliakie, die erst auffällt, weil es kaum Gewicht zulegt. Hörprobleme nehmen viele Eltern nicht wahr, weil ihr Kind gelernt hat, auf Mimik und Gestik zu reagieren. Entwicklungsstörungen des Bewegungsapparates lassen sich leicht beheben, wenn man früh mit der Behandlung beginnt. Es gäbe noch viel mehr aufzuzählen. Die U-Untersuchungen sind daher ein wichtiger Baustein der Prävention.

Die Vorsorgeuntersuchungen sind keine Leistungsschau. Es geht nicht darum zu beweisen, was Ihr Kind schon alles kann. Sie müssen also nicht vorher üben! Wenn der Arzt Werte in das Untersuchungsheft einträgt, handelt es sich nicht um eine Beurteilung im Sinne von gut oder schlecht. Ihn interessiert nur, ob sich das Kind altersgerecht entwickelt oder ob es zusätzliche Förderung braucht. Sie müssen ihm auch nicht die perfekte Familie vorspielen, in der alles glatt läuft, sondern können offen über Belastungen oder Sorgen sprechen. Der Arzt wird Sie dafür nicht verurteilen. Im Gegenteil, er wird versuchen, Ihnen und Ihrem Kind zu helfen. Denn dafür sind die Vorsorgeuntersuchungen gedacht. Die U1 bis U9 und die J1 sind Pflichtleistungen der gesetzlichen Krankenversicherung. Die Kosten werden immer übernommen. Viele Krankenkassen zahlen auch für die U10, U11 und J2. Da es sich um eine freiwillige Leistung handelt, sollten Sie aber sicherheitshalber nachfragen.

Kleine Verweigerer

Die U-Untersuchungen können zur echten Nervenprobe für Eltern werden. Es ist bekannt, dass Kinder vor allem bei der U7 und der U8 ihre Mitarbeit verweigern. Kein Grund, sich oder das Kind unter Druck zu setzen. Erfahrene Kinderärzte sagen: »Das ist ein gesundes Verhalten.«

Einen guten Kinderarzt finden

Es gibt wenig objektive Kriterien, die eine »gute« Kinderärztin oder einen »guten« Kinderarzt kennzeichnen. Alle Kinder- und Jugendärzte haben nach ihrem Medizinstudium eine fünfjährige Facharztweiterbildung absolviert. Auch später sind sie verpflichtet, sich fortzubilden. Diese formalen Voraussetzungen sollen ein hohes medizinisches Niveau garantieren. Die fachliche Kompetenz können Eltern als Laien kaum beurteilen. Es gibt aber einige Kriterien, die helfen, die Behandlungsqualität einzuschätzen.

Die Bertelsmann-Stiftung hat gemeinsam mit Wissenschaftlern und Verbraucherorganisationen einen detaillierten Fragebogen für die Bewertung von Kinderärzten erstellt.

Gefragt wird zum Beispiel nach der Arztkommunikation:
• Hört der Arzt meinem Kind und mir gut zu?
• Erklärt er Diagnosen, Ursachen und Behandlungsmethoden so, dass ich alles verstehe?
• Klärt er mich bei einer Erkrankung über die verschiedenen Behandlungsmöglichkeiten auf?

Andere Fragen zielen auf die Behandlung:
• Führt der Arzt körperliche Untersuchungen gründlich durch?
• Erkundigt er sich regelmäßig nach der Verträglichkeit verordneter Medikamente?
• Habe ich den Eindruck, dass er an einen Facharzt überweist, wenn dies medizinisch notwendig ist?

Objektiv beurteilen lässt sich außerdem die Praxisorganisation:
• Wie gut lässt sich die Praxis telefonisch erreichen?
• Wie viel Zeit vergeht zwischen Terminvereinbarung und Arzttermin?
• Sind die Wartezeiten angemessen?

Solche Kriterien können bei der Auswahl helfen. Genauso wichtig ist, dass der Arzt sympathisch ist und man das Gefühl hat, ihm vertrauen zu können. Deswegen muss man sich immer selbst ein Bild machen.

Ein Wort zu Bewertungsportalen im Internet: Walter Dorsch wurde und wird als Top-Mediziner für verschiedene Spezialgebiete genannt, seine Praxis bekam von Eltern meist gute bis sehr gute Noten. Trotzdem sehen wir die Arztbewertungsportale kritisch, denn sie liefern häufig verzerrte Ergebnisse. Zum einen ist völlig unklar, wer die Beurteilungen abgibt und wie sie zustande kommen. Eine Datenanalyse der Wochenzeitschrift DIE ZEIT ergab, dass bei einem Ärztebewertungsportal die Ärzte, die für ihr Profil zahlten, eine bessere Bewertung bekamen als Nicht-Zahler (Durchschnittsnote 1,2 versus 1,7). Ein weiteres Problem: Auch der beste Arzt wird Patienten haben, die sich über ihn ärgern, zum Beispiel, weil sie warten mussten. Ein, zwei richtig schlechte Bewertungen ziehen die Gesamtnote nach unten und liefern ein falsches Bild. Wer zufrieden ist, schreibt nämlich meistens keine Bewertungen.

Prävention: Gesund bleiben

Niemand, nicht die beste Medizin, kann garantieren, dass Kinder gesund groß werden. Krankheiten kommen und gehen, manche Menschen trifft es hart, andere bleiben verschont.

Das ist nicht fair, aber daran können wir wenig ändern. Wir haben aber die Möglichkeit, uns und unseren Kindern Gutes zu tun und den Körper aktiv zu stärken. Die Verfahren der klassischen Naturheilkunde eignen sich hervorragend dafür, insbesondere die **Wassertherapie** (Balneotherapie), die **Ordnungstherapie**, die **Bewegungstherapie**, die **Ernährungstherapie** und die **Pflanzenheilkunde** (Phytotherapie). Sie sind in der Kneippschen Gesundheitslehre zusammengefasst, die wir im Folgenden ausführlicher vorstellen. Da in unserer modernen Leistungsgesellschaft schon Kinder unter enormem Druck stehen können, beschreiben wir außerdem bewährte **Entspannungsverfahren**.

»Nach vielen Jahren in der Praxis bin ich überzeugt: Die Wassertherapie als Teil der Kneippschen Verfahren hat als einziges Komplementärverfahren bei der Prävention und Behandlung von Erkältungskrankheiten gute Aussicht auf Erfolg.«

Walter Dorsch

Die Wassertherapie

Die Wassertherapie ist ein effektives Immuntraining. Regelmäßig angewendet, kann sie Häufigkeit und Schwere von Atemwegsinfekten deutlich reduzieren, genauer gesagt: halbieren. Das macht sie vor allem für Eltern interessant, deren Kinder von einer Erkältung zur nächsten stolpern und scheinbar gar nicht mehr gesund werden. Die Wirkungsweise der Wassertherapie ist zwar nicht bis in alle Einzelheiten geklärt, aber viele Empfehlungen sind plausibel und wurden wissenschaftlich untermauert.

Was also bewirkt die Wassertherapie? Zunächst muss man wissen, wie der Körper auf Kälte reagiert. Wenn wir frieren, nimmt die Durchblutung der Schleimhäute in den oberen Atemwegen deutlich ab. Auf diese Weise reduziert der Körper den Wärmeverlust und schützt sich vor dem Auskühlen — eine sinnvolle Reaktion angesichts der enormen Ausdehnung der Schleimhäute. Diese Strategie hat aber einen großen Nachteil: Schlecht durchblutete kalte Schleimhäute werden leichter von Viren befallen und die Krankheitserreger können sich in dieser Umgebung schneller vermehren. Wer friert, steckt sich leichter bei anderen an.

Den beschriebenen Wärmeschutzreflex kann man sich mithilfe der Wassertherapie abtrainieren und so Erkältungen vorbeugen. Gut geübte Kneippianer bekommen im Winter, wenn sie barfuß durch den Schnee laufen, keine kalten Füße, sondern heiße.

Das Ziel der Wassertherapie ist, die eigenen Körperkräfte zu mobilisieren. Das Training kann schon bei Säuglingen ab sechs Monaten beginnen. Langsam, Schritt für Schritt, wird der kleine Körper an den Wechsel zwischen Warm und Kalt gewöhnt (> kalter Waschlappen), dann erst steigert man die Intensität des Kältereizes. Kleinkinder kommen schon mit > kalten Güssen zurecht und haben Riesenspaß bei einer > Wasserschlacht in der Badewanne. Das Prinzip bleibt immer gleich: Der warme Körper wird kurz und intensiv mit kaltem Wasser gereizt, wodurch der Kälteschutzreflex allmählich abnimmt.

Die folgenden 25 Schritte haben sich in der Praxis bewährt, um aus dem Säugling bis zum Alter von eineinhalb bis zwei Jahren einen kompetenten Kneippianer zu machen.

1. Kalter Waschlappen
2. Triefender kalter Waschlappen
3. Kaltwasserstampfen
4. Guss am Unterarm
5. Guss am ganzen Arm
6. Guss am Unterschenkel
7. Guss am ganzen Bein
8. Guss am Bauch mit einem Becher kaltem Wasser
9. Guss am Rücken mit einem Becher kaltem Wasser
10. Wasserschlacht in der Badewanne mit kaltem Wasser, gemeinsam mit Mutter, Vater oder Geschwistern
11. Teilwaschung Arme
12. Teilwaschung Beine
13. Waschung ganzer Körper
14. Toben mit kaltem Wasser in der warmen Badewanne, gemeinsam mit anderen Kindern
15. Ansteigend heißes Fußbad in der Badewanne – Wechselfußbad
16. Ansteigend heißes Fußbad im Freien
17. Tautreten – danach Fußbad
18. Kaltes Rieselwasser in der warmen Badewanne

19. Kalter Guss in der warmen Badewanne
20. Der erste Saunabesuch
21. Der zweite Saunabesuch
22. Perfektes Wechselduschen
23. Sauna und Wechselduschen
24. Schneelaufen
25. Waschungen bei Fieber

Ihr Kind ist auf dem Weg zum kompetenten Kneippianer! Toll, wenn Sie so weit gekommen sind und das Kind mit Freude dabei ist.

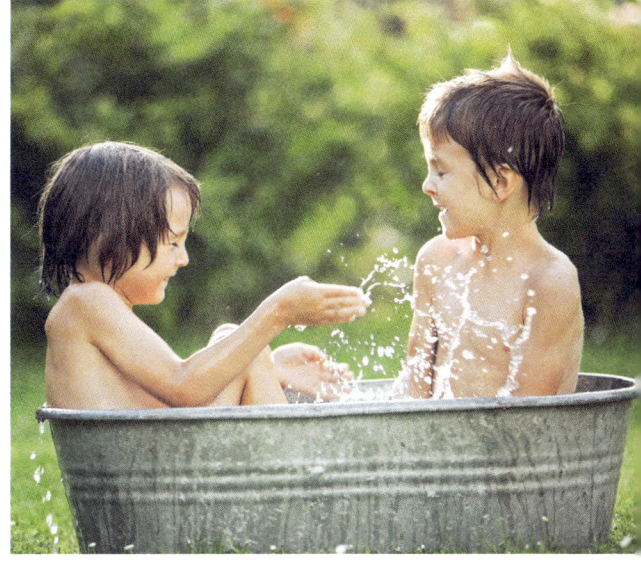

LESETIPP

W. Dorsch, L. Schmid, J. Heck: *In 26 Schritten zum kompetenten Kneippianer,* 2005, Restbestände in der Kinderarztpraxis Prof. Dr. med. Dorsch

Die Wassertherapie macht den meisten Kindern Spaß. Fangen Sie langsam an und steigern Sie die Anwendungen behutsam. Ihr Kind sollte mit Freude dabei sein. Üben Sie keinen Zwang aus, seien Sie ein gutes Vorbild und fangen Sie im frühen Alter an. Ein paar Übungen pro Woche reichen aus. Am besten integrieren Sie die Wassertherapie in den Alltag, zum Beispiel können die Kinder in der kalten Jahreszeit vor dem Abendessen noch ein ansteigend heißes Fußbad nehmen. Oder Sie machen abends als Einschlafhilfe einen kalten Guss am Unterschenkel (vom Knie abwärts).

Wir beschreiben die verschiedenen Anwendungen im Folgenden genauer:

Für Säuglinge: Kalter Waschlappen in der Badewanne (Schritt 1 und 2)

So funktioniert es:
- Setzen Sie sich mit Ihrem Baby in die warme Badewanne.
- Halten Sie einen Waschlappen unter kaltes Wasser, wringen Sie ihn aus und legen Sie ihn dem Baby auf den Rücken. Das Kind wird einmal tief Luft holen. Das reicht schon als Abkühlung aus.

- Tauchen Sie danach mit dem Kind in das warme Wasser ein.

> Für Fortgeschrittene: Den kalten Waschlappen nicht auswringen, bevor er auf den Rücken gelegt wird (Schritt 2)

Für Säuglinge: Kaltwasserstampfen in der Badewanne (Schritt 3)

So funktioniert es:
- Füllen Sie die Badewanne mit warmem Wasser. Stellen Sie einen Eimer mit kaltem Wasser hinein.
- Setzen Sie sich mit Ihrem Baby in die Badewanne.
- Heben Sie das Kind hoch und halten Sie seine Füße kurz ins kalte Wasser. Danach darf es sofort zurück ins warme.
- Wiederholen Sie das Spiel ein paar Mal.

Für Kleinkinder: Kalte Güsse (Schritt 4–9)

Ein kurzer, aber energischer Guss mit kaltem Wasser ist wesentlich angenehmer als kühles Dauerrieselwasser aus der Dusche. Fortgeschrittene können den Duschkopf abmontieren und sich mit dem Schlauch abgießen oder sich ein Kneippsches Gießrohr kaufen.

So funktioniert es:
- Das Kind steht unter der warmen Dusche. Die Haare bleiben trocken, wenn das Kind anschließend ins Freie gehen will.
- Füllen Sie ein kleines Gefäß — zum Beispiel einen Trinkbecher — mit kaltem Wasser.

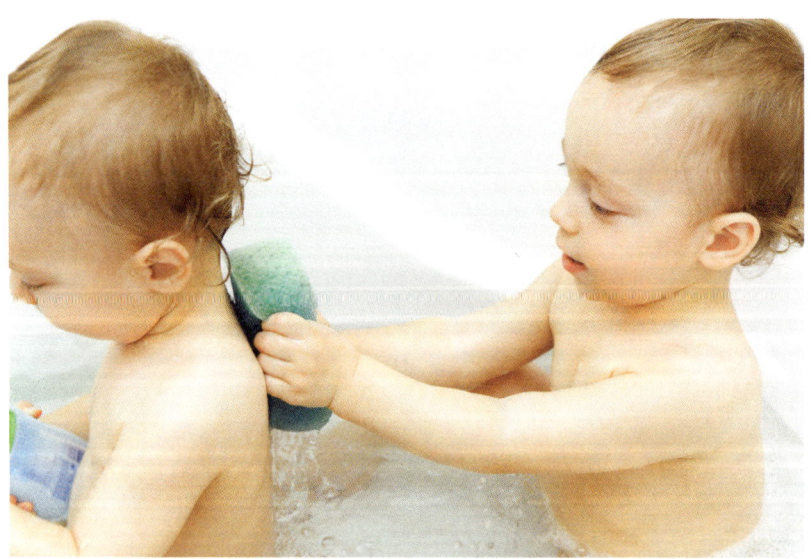

- Necken Sie das Kind mit kurzen, aber intensiven kalten Güssen an Armen und Beinen. Gießen Sie das Wasser zunächst über eine Hand, dann über einen Unterarm und anschließend über den ganzen Arm. Wechseln Sie die Seite.
- In nächsten Schritt folgen die Beine: Gießen Sie kaltes Wasser aufs Knie, dann auf den Oberschenkel. Wechseln Sie zum anderen Bein.
- Beenden Sie das Duschen mit einem Kaltreiz, damit das Kind anschließend nicht friert.
- Machen Sie dem Kind ein > ansteigend heißes Fußbad. Das ist sehr angenehm.

> Für Fortgeschrittene:
- Verwenden Sie ein größeres Gefäß (1 Liter).
- Begießen Sie auch Bauch und Rücken.

Für Kleinkinder: Wasserschlacht in der Badewanne (Schritt 10 und 14)

Kinder lieben es, in der Badewanne zu toben. Am Anfang sollten Sie als Eltern mitmachen, um das Spiel zu steuern. Später können Sie andere Kinder einladen. In eine normal große Badewanne passen bis zu vier Kleinkinder.

So funktioniert es:
- Füllen Sie warmes Wasser in die Badewanne ein. Achtung! Lassen Sie die Kinder nicht unbeobachtet. Kleine Kinder können auch in einer Badewanne mit wenig Wasser ertrinken. Wenn ein Kind nicht mehr mag oder anfängt zu weinen, darf es sofort rauskommen.
- Geben Sie jedem Kind einen Plastikbecher mit kaltem Wasser in die Hand. Veranstalten Sie einen Wettbewerb: Wer traut sich, das Wasser über seinen Rücken, den Bauch oder einen Arm zu

schütten? Wenn man bei sich selbst beginnt, ist der Nachbar nicht böse, wenn er etwas kaltes Wasser abbekommt.
- Versuchen Sie gelassen zu bleiben, wenn es spritzt und schwappt.
- Beenden Sie das Spiel mit einem > ansteigend heißen Fußbad. Wer zuerst raus hüpft, hat verloren.
- Ziehen Sie die Kinder anschließend warm an.

Für Kleinkinder: Waschung (Schritt 11—13)

- Das Kind sitzt in der warmen Badewanne.
- Waschen Sie Ihrem Kind mit einem kalten Waschlappen die Arme ab, beginnend von den Händen zum Oberkörper.
- Das Kind taucht anschließend sofort wieder ins warme Wasser ein.

> Für Fortgeschrittene:
- Das Kind stellt sich hin und Sie waschen die Beine von den Unterschenkeln aufwärts ab. Wenn sich das Kind traut, machen Sie mit dem ganzen Körper weiter.

Für Kleinkinder: Tautreten (Schritt 17 und 24)

Tautreten ist der erste Schritt hin zum Wassertreten in fließend kaltem Wasser, etwa einem Bach oder einer Kneipp-Tretanlage. Diese klassische Kneippsche Anwendung ist eher etwas für Fortgeschrittene, denn es kostet Überwindung, im Storchenschritt durchs kalte Wasser zu stapfen. Aber man wird reichlich belohnt: durch die angenehme Hitze, die sich nach dem Wassertreten ausgehend von den Füßen über den ganzen Körper ausbreitet. Der Fachbegriff dafür lautet reflektorische Hyperämie. Bleibt die wohlige Wärme ausnahmsweise aus — was bei Anfängern geschehen kann — sollten Sie ein ansteigend heißes Fußbad anschließen.

So funktioniert das Tautreten:
- Ziehen Sie das Kind warm an und lassen Sie es barfuß über eine nasse Wiese rennen, bis es keine Lust mehr hat.
- Schließen Sie ein > ansteigend heißes Fußbad an.

> Für Fortgeschrittene: Mit nackten Füßen durch den Schnee laufen.

Wenn keine Wiese in der Nähe ist, kann man auf ein Kalt-Warm-Wechselfußbad ausweichen.

So funktioniert es:
- Stellen Sie zwei Schüsseln auf den Balkon oder ins Bad — eine mit angenehm warmem Wasser gefüllt, die andere mit kaltem.
- Das Kind steht erst minutenlang im warmen Fußbad, dann ein paar Sekunden im kalten Wasser.
- Anschließend die Füße gut abtrocknen und dicke Socken anziehen.

Für Kleinkinder: Kaltes Rieselwasser in der warmen Badewanne (Schritt 18 und 19)

Rieselwasser aus der Dusche ist weit unangenehmer als ein kräftiger kalter Guss. Lassen Sie Ihr Kind den Unterschied spüren.

So funktioniert es:
- Das Kind sitzt in der warmen Badewanne.
- Es stellt sich zwischendurch auf, und Sie duschen es kurz kalt ab. Dabei den Kopf trocken lassen.
- Danach sofort wieder ins warme Wasser eintauchen.
- Wiederholen Sie die Prozedur. Kippen Sie aber diesmal ein Gefäß mit kaltem Wasser über den Körper. Sofort wieder im warmen Wasser aufwärmen.

Mit Kindern in die Sauna (Schritt 20 und 21)

Ab dem Alter von einem Jahr können gesunde Kinder in die Sauna mitgenommen werden. Ausgenommen sind Kinder mit Herz-, Gefäß- und chronischen Erkrankungen. Sprechen Sie vor dem ersten Saunabesuch sicherheitshalber mit Ihrem Kinder- und Jugendarzt.

So funktioniert es:
- Dem Kind vor dem Saunabesuch viel zu Trinken geben.
- Das Kind sollte nicht frieren, sonst ein > ansteigend heißes Fußbad voranstellen. Die Füße gut abtrocknen.
- Mit dem Kind in die Sauna gehen, auf der untersten Stufe für 3 bis 5 Minuten sitzen, dabei Geschichten erzählen, mit Holzspielzeug spielen.

WICHTIG: Wird das Kind blass oder ist seine Haut marmoriert, sofort die Sauna verlassen.

- Nach dem Saunagang gut abkühlen: Ins Freie gehen. Ein kurzer kalter Guss mit viel Gepluster macht Kindern normalerweise Spaß. Falls nicht, sofort wieder warmkuscheln. Fortgeschrittene trauen sich ins Tauchbecken: Das Kind auf den Arm nehmen und mit ihm ganz kurz bis zum Bauch oder Oberkörper eintauchen. Vermeiden Sie kaltes Rieselwasser aus der Dusche. Es ist eher unangenehm.
- Mit einem > ansteigend heißen Fußbad wieder aufwärmen.
- Eine lange Pause einlegen: Kuscheln, vorlesen, erzählen.

Perfektes Wechselduschen – in der Sauna oder zu Hause (Schritt 22 und 23)

So funktioniert es:
- Das Kind duscht mit angenehm warmem Wasser.
- Zwischendurch für ein paar Sekunden das Wasser kalt stellen, dann wieder auf warm wechseln.
- Mit der kalten Dusche aufhören. Die Blutgefäße ziehen sich zusammen und geben weniger Wärme ab. Dadurch friert man nach dem Duschen nicht.

Die Wassertherapie eignet sich nicht nur zur Vorbeugung. Mit ihr lassen sich auch beginnende Infekte ausbremsen. Besonders bewährt hat sich das **ansteigend heiße Fußbad,** bei dem die Wassertemperatur nach und nach erhöht wird. Der Körper reagiert auf die Hitze, indem er die Schleimhäute stärker durchblutet und so Wärme abgibt. In den warmen, stark durchbluteten Schleimhäuten können sich Viren schlechter vermehren – der Infekt wird ausgebremst.

Ansteigend heißes Fußbad (Schritt 15 und 16)

So funktioniert es:
- Die Badewanne knöchelhoch mit angenehm warmem Wasser füllen, Spielenten und Wasserbälle darin verteilen.
- Stellen Sie sich mit Ihrem Kind in die Badewanne und lassen Sie heißes Wasser nachlaufen. Achtung: Das Kind darf nicht mit dem heißen Strahl in Berührung kommen. Am besten stellen Sie sich vor den Hahn.

- Spielen Sie gemeinsam Fußball oder schubsen Sie die Enten mit den Füßen vorwärts. So wird das Wasser gut durchmischt.
- Veranstalten Sie einen Wettbewerb: Wer zuerst raushüpft, hat verloren.
- Nach dem Fußbad die Füße gründlich abtrocknen und dicke Socken überziehen.

> Für Fortgeschrittene: Machen Sie das ansteigend heiße Fußbad im Freien – zum Beispiel im Garten oder auf dem Balkon.

Waschungen bei Fieber (Schritt 25)

Waschungen des Oberkörpers helfen, langsam ansteigendes Fieber zu senken.

So funktioniert es:
- Warmes Wasser in die Badewanne einlaufen lassen.
- Mehrere Frotteehandtücher hineinlegen, nacheinander gut auswringen und dem Kind einzeln über den nackten Oberkörper legen.
- Drei bis vier Minuten warten, bis sich die Feuchtigkeit mit der Haut verbindet.
- Die Handtücher entfernen und die Flüssigkeit verdunsten lassen, bis die Haut fast trocken ist.
- Mehrmals im Abstand von zehn bis 15 Minuten wiederholen.

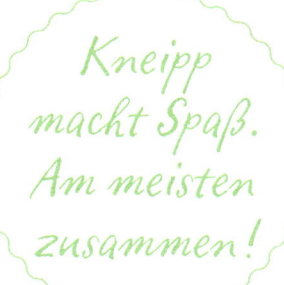

Kneipp macht Spaß. Am meisten zusammen!

Die Verdunstungskälte kühlt den Körper ab und senkt das Fieber. Auf diese Weise kann es durchaus gelingen, Fieber von 40 °C auf 39 °C zu senken.

Die Ordnungstherapie

Es mag altmodisch klingen, aber Kinder lieben Ordnung. Gemeint sind Regelmäßigkeit und Zuverlässigkeit. Ein strukturierter Tagesablauf gibt ihnen Sicherheit, weil sie einschätzen können, was als Nächstes kommt. Macht ein Kind nach einer Mittagspause immer seine Hausaufgaben, werden diese lästigen Aufgaben zur Routine. Weiß das Kind, dass abends nach dem Umziehen, Vorlesen und dem Gute-Nacht-Kuss Schlafenszeit ist, wird es auf Dauer leichter einschlafen können.

Kinder sollten früh die Gelegenheit haben und dazu angehalten werden, ihren Tagesablauf – in Absprache mit den Eltern – selbstständig einzuteilen und ihm so Struktur zu geben. Dazu gehört, dass sie die Möglichkeit haben, begonnene Tätigkeiten sinnvoll zu Ende zu führen. Nur so lernen sie, Verantwortung für ihr Handeln zu übernehmen und selbstständig zu werden. Das schützt sie davor, später ziel- und haltlos durchs Leben zu stolpern.

Fast alle biologischen Vorgänge im Körper haben ihren eigenen Rhythmus. Das betrifft beispielsweise die Aktivität des vegetativen Nervensystems, die Ausschüttung von Hormonen, die Tätigkeit unseres Verdauungs-apparates und vieles andere mehr. Es gibt Phasen, in denen wir geistig wach sind und gut lernen können und andere, in denen wir eine Pause brauchen. Unseren Kindern geht es genauso. Diesem Rhythmus – wo möglich – zu folgen fördert die Gesundheit und das Wohlbefinden.

Die Ordnungstherapie folgt dem Prinzip: »Das Richtige zur richtigen Zeit tun.« Sie ist ein wichtiges Hilfsmittel bei einer Vielzahl von Krankheitsbildern und Störungen. In der Praxis hat sich eine Art Tagebuch bewährt, in das das Kind seinen Tagesplan einträgt, sich selbst anschließend Rechenschaft darüber abgibt, wie gut es zurechtgekommen ist, und danach mit seinen Eltern über die gemachten Erfahrungen spricht.

Dieses Instrument wirkt besonders gut, wenn jemand von außen – also eine neutrale Vertrauensperson – es anwendet und betreut. Das kann ein Familientherapeut sein, ein erfahrener Kinderarzt oder ein Psychologe. Sie können natürlich auch selbst die Regie übernehmen, müssen dann aber auf größtmögliche Neutralität achten. Das Protokoll sollte zwei Wochen lang täglich ausgefüllt und anschließend gemeinsam ausgewertet werden.

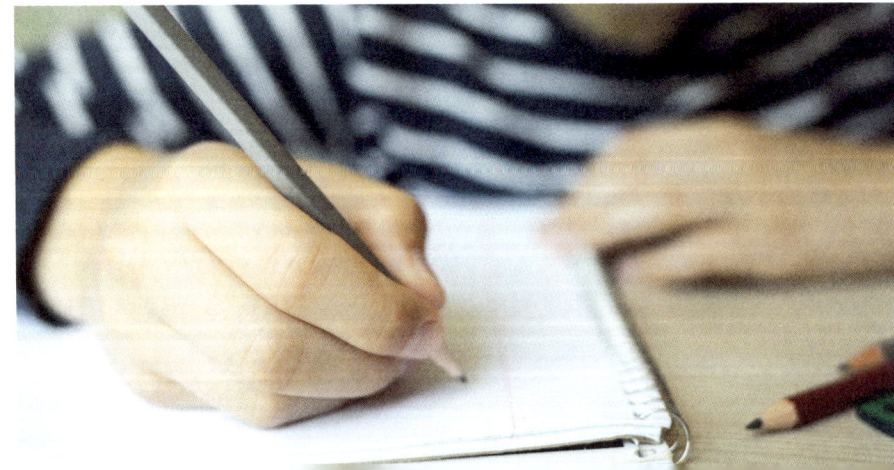

Schlaf und biologischer Rhythmus

Je länger wir wach sind, desto größer ist die Müdigkeit. Schlafmediziner sprechen von Schlafdruck, der sich über den Tag hinweg aufbaut, vergleichbar einem Rucksack, der immer schwerer wird. Auch bei Kindern gibt es schon Wenig- und Vielschläfer. Ein Sechsjähriger benötigt im Schnitt 10,5 Stunden Schlaf, aber es gibt Kinder, die mit neun Stunden auskommen und andere, die 13 Stunden brauchen. Wenn ein Kind ein Schlafbedürfnis von zehn Stunden hat, seine Eltern aber möchten, dass es zwölf Stunden im Bett liegt, wird es abends lange wach liegen und schlecht einschlafen können. Hier hilft ein Schlafprotokoll, in dem festgehalten wird, wie lange das Kind tatsächlich schläft. Danach sollte man die Schlafenszeiten ausrichten und die Bettzeit eventuell eine halbe Stunde nach hinten verlegen.

Neben dem Schlafdruck beeinflusst der zirkadiane Rhythmus — die innere Uhr —, wann wir müde werden. Viele Menschen haben nachmittags ein Tief und drehen abends noch mal auf, wohl wissend, dass sie eigentlich ins Bett gehen sollten, um am nächsten Tag fit zu sein. Kindern kann es genauso gehen. Obwohl sie eigentlich müde sind, gelingt es ihnen nicht, einzuschlafen, weil sie gerade eine Wachphase haben. Der zirkadiane Rhythmus steht dem Schlafdruck entgegen. Auch hier kann es helfen, die Bettzeit eine halbe Stunde nach hinten zu verschieben.

Ist das Kind eine ausgeprägte Eule, also ein Abendtyp, wird es ihm trotzdem schwerfallen, einzuschlafen — und am nächsten Morgen aufzustehen. Dann bleibt Ihnen nichts anderes übrig, als ihm eine frühere Bettzeit anzutrainieren. Wichtig: Soll das Kind unter der Woche zu einer vernünftigen Zeit ins Bett, darf es auch am Wochenende nicht bis in die Nacht hinein wach bleiben. Sonst hat es am Montagmorgen Schwierigkeiten, früh aufzustehen.

So funktioniert es:
- Erstellen Sie eine Tabelle:
- **Spalte 1** erfasst den Tag stundenweise.
- In **Spalte 2** werden alle Tätigkeiten des Tages eingetragen. Dazu gehören Pflichtaufgaben in der Schule und zu Hause, aber auch Ruhepausen, Trödeln, Abhängen, Freizeit. Wichtig ist, dass das Kind die zweite Spalte möglichst vor Beginn der entsprechenden Tätigkeit ausfüllt und sich selbst ein zeitliches Limit setzt.
- In **Spalte 3** notiert das Kind, wie gut es ihm gelungen ist, die Aufgabe zu erledigen und welche Gefühle es dabei hatte — am besten in Form von Smileys oder Schulnoten. Es geht weniger darum, ob die einzelnen Arbeiten oder Tätigkeiten erfolgreich waren, sondern mehr um die eigene Zufriedenheit.
- In **Spalte 4** schreiben Eltern oder Lehrkräfte, wie sie das Kind bei der Bewältigung seines Tagesprogramms erlebt haben, ebenfalls in abgekürzter Form und ohne die Selbsteinschätzung des Kindes bzw. Jugendlichen zu kennen (s. S. 35).

33

Wichtig ist, dass das Kind die Tabelle eigenständig ausfüllt. So wird es dazu angehalten, seinen Tagesablauf so weit wie möglich selbst zu planen. Halten Sie sich vor allem bei der Selbsteinschätzung in der dritten Spalte zurück. Am besten verdeckt Ihr Kind diese Spalte, bevor es Ihnen das Papier aushändigt: Dafür die Tabelle zweimal in Längsrichtung falten, sodass nur die beiden ersten und die vierte Spalte sichtbar sind. Sobald das Kind die Tagestabelle ausgefüllt hat, sind Sie an der Reihe: Notieren Sie in der vierten Spalte, wie gut das Kind

Ihrer Einschätzung nach die einzelnen Aufgaben erledigt hat. Dabei zählt nicht die inhaltliche Ausführung, sondern ob es dem Kind gelungen ist, sich rechtzeitig dranzumachen, bei der Sache zu bleiben, zur festgelegten Zeit fertig zu sein (Pflichten) oder freiwillig aufzuhören (Vergnügen).

Oft gelingt es den Kindern nicht sofort, das Instrument richtig anzuwenden. Sie reden sich damit heraus, dass sie nicht genug Zeit hatten, das Tagebuch auszufüllen. Tatsächlich dauert diese Arbeit höchstens zehn Minuten am Tag. Die Hauptaufgabe liegt darin, darüber nachzudenken, was man als Nächstes tun könnte. Das ist das Schwierigste — und Wichtigste.

Seien Sie beharrlich. Diese einfache Technik hilft gut, wenn Kinder aus dem Tritt geraten. Oft findet man in den Aufzeichnungen Momente, die besonders positiv waren: ein schönes Gespräch mit einer Freundin, das Lob eines Lehrers. Das sind entscheidende Lichtpunkte! Sprechen Sie mit dem Kind darüber und helfen Sie ihm dabei, solche schönen Momente möglichst oft wiederholen zu können.

Die Ordnungstherapie hat sich bei verschiedenen Verhaltensauffälligkeiten bewährt, etwa bei ADHS (s. S. 127) oder wenn Kinder null Bock auf alles haben (s. S. 166). Auch in der Corona-Krise zeigte sich, wie wichtig die Strukturierung des Alltags-, Berufs- und Familienlebens ist, um Depressionen, Suchtverhalten und familiären Konflikten vorzubeugen.

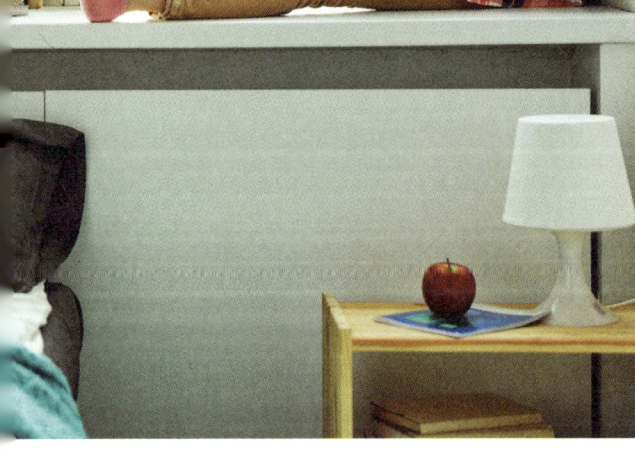

TABELLE (re.): Lenas (14 Jahre alt, Neusprachliches Gymnasium) fiktiver Tagesplan vom 14. Januar 2020

Zeitspanne (Uhrzeit)	Was hat Lena in dieser Zeit gemacht?	Wie lief es nach Lenas Meinung?	Was meinen die anderen?
07.00–08.00	Aufstehen, waschen, eventuell duschen, ausgedehntes Frühstück, Bett richten, Schulweg	•	Mutter: Fällt uns allen schwer, sind morgens alle müde
08.00–08.45	Pünktlicher Beginn, Deutschunterricht, Erörterung	•	Kann sich schwer konzentrieren
08.45–09.30	Geschichtsunterricht, Französische Revolution	•	Hat sich heute gemeldet!! Mündliche Note 3
09.30–09.50	Pause, Verabredung mit Lisa und Ayla	•••	
09.50–10.25	Natur und Technik, »Ökosystem Grünland«	••••	Lena mag Tiere, ist mit Begeisterung dabei; Note 2
10.25–11.20	Englischunterricht; welche englischen Wörter benutzen wir im Deutschen?	•	Lena spielt mit dem Smartphone.
11.20–11.40	Pause, Fußball, Handball, Nachrichten checken	•••	Brav, sehr still
11.40–12.25	Physikunterricht, Elektrizität, Ohm'sches Gesetz	•	Lena träumt
12.15–14.00	Sport	•	Note 3, bemüht
14.00–14.30	Heimweg, zusammen mit Ayla	•••	
14.30–15.30	Mittagessen, beim Abräumen helfen	••	Macht gut mit; erzählt viel
15.30–16.30	Treffen mit Freunden in der Wohnanlage, chillen	•••	••
16.30–18.00	Hausaufgaben machen	•	Mühselig; klagt über viel Arbeit, versteht nicht alles, fast verzweifelt.
18.00–18.30	Computerspiel; E-Mails checken	••	•
18.30–19.30	Im Haushalt mithelfen, zu Abend essen	•	Lieb, fleißig
19.30–20.30	Ausnahmsweise in der Familienrunde: »Risiko« gespielt	•• Schön	Alle zusammen: harmonisch
20.30–21.30	Schlafen gehen, Lieblingsmusik im iPad hören, einschlafen	•	Noch mal kurz über den Tag geredet. Schöner Abschluss.

Die Bewegungstherapie

Fangen spielen, Stufen hinunterspringen, klettern, springen — Kinder haben Lust auf Bewegung und probieren sich ständig aus. Doch leider wohnen viele Kinder beengt, unsere Städte bieten zu wenig Freiflächen und Spielplätze, Eltern fahren ihre Kinder auf dem Weg zur Arbeit eben schnell mit dem Auto zur Schule — und immer locken Tablet und Smartphone mit Filmen, Spielen und Chats. Eine Studie der Universität Heidelberg zeigte, dass Kinder und Jugendliche 71 Prozent ihrer wachen Zeit an Wochentagen im Sitzen verbringen. Je älter sie werden, desto mehr sitzen sie. Das hinterlässt Spuren: Knapp 8 Prozent der Sieben- bis Zehnjährigen berichten, dass sie in den vergangenen drei Monaten Rückenschmerzen hatten, bei den 14- bis 17-Jährigen liegt der Anteil bei rund 30 Prozent und damit nah bei den Werten Erwachsener, ergab die nationale Kindergesundheitsstudie KiGGS.

Vorbild gesucht

»Vorleben ist wichtiger als Erziehen« — dieser viel zitierte Satz gilt auch beim Sport. Mädchen und Jungen, deren Eltern mindestens eine Stunde pro Woche sportlich aktiv sind, haben eine doppelt so hohe Chance, selbst Sport zu treiben wie Kinder von Sportmuffeln, ergab die nationale Kindergesundheitsstudie KiGGS. Anders gesagt: Die Ermahnung »Beweg dich mehr« bringt wenig, wenn wir selbst immer ins Auto steigen, statt uns aufs Fahrrad zu setzen.

Regelmäßige Bewegung und Sport sind für die gesunde Entwicklung unerlässlich. Sie schützen das Herz-Kreislauf-System, stärken die Muskulatur, fördern die Knochengesundheit und sind ein wichtiger Schutz vor einer Vielzahl von Krankheiten. Erst durch Bewegung bilden Kinder ihre Fertigkeiten aus. Das ist alles hinlänglich bekannt. Was viele Erwachsene nicht wissen: Kinder müssen sich austoben, um innere Spannungen abzubauen. Können sie das nicht, weil der Raum dafür fehlt, äußert sich ihr Bewegungsdrang anders: Sie fangen an zu stören und werden auffällig.

Die »Nationale Empfehlung für Bewegung und Bewegungsförderung« — erarbeitet von Wissenschaftlern auf Basis einer Vielzahl an Studien — sieht vor, dass sich

- **Säuglinge und Kleinkinder** so viel wie möglich bewegen und so wenig wie möglich in ihrem natürlichen Bewegungsdrang gehindert werden.
- **Kindergartenkinder** täglich drei Stunden und mehr bewegen.
- **Grundschulkinder und Jugendliche** mindestens eineinhalb Stunden täglich bewegen, davon 60 Minuten moderat und 30 Minuten mit hoher Intensität. Außerdem sollten die Kinder an zwei bis drei Tagen pro Woche Sport treiben.

Das hört sich viel an und das ist es auch, wenn Kinder den halben Tag in der Schule verbringen, anschließend Hausaufgaben machen müssen und Zeit zum Spielen oder Gammeln brauchen. Umso wichtiger ist es, möglichst viel Bewegung in den normalen Alltag einzubauen: Erlauben Sie kleinen Kindern in der Wohnung zu toben, legen Sie eine Matratze auf den Boden, auf der die Kinder rollen und Trampolin springen dürfen. Lassen Sie ihr Kind, wenn irgendwie möglich, zur Schule und zu Freunden laufen oder mit dem Roller oder Fahrrad fahren. Und suchen Sie eine Sportgruppe, zu der ihr Kind gerne geht. Es ist unwichtig, ob Ihr Kind tanzt, turnt, Fußball spielt oder Judo lernt, solang es Freude an der Bewegung hat. So mancher ehrgeizige Trainer richtet mehr Schaden als Nutzen an, wenn er Sechsjährige in einen wilden Wettbewerb stürzt, Kinder gegeneinander ausspielt, Leistungsschwächere demütigt und ihnen zeitlebens die Freude am Sport nimmt.

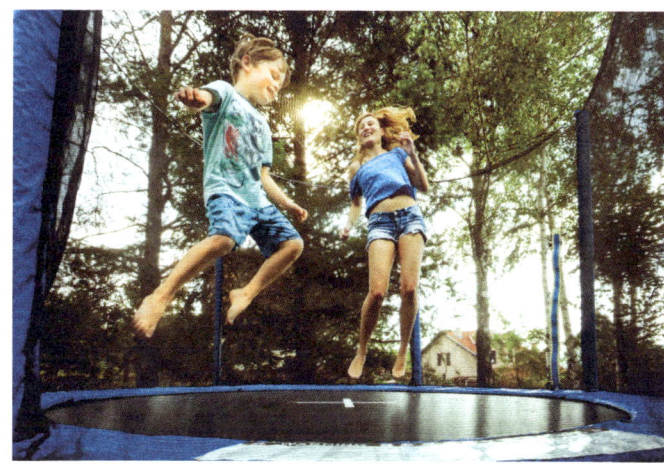

In der Kinderheilkunde wird Bewegungstherapie gezielt eingesetzt, um Krankheiten wie Übergewicht, Diabetes, Asthma bronchiale oder Migräne zu lindern und Haltungsprobleme zu beheben. Die Grenzen zur Krankengymnastik sind hierbei fließend.

Die Ernährungstherapie

»An apple a day keeps the doctor away!« Das englische Sprichwort hat einen wahren Kern. Eine gesunde Ernährung mit viel Obst und Gemüse stärkt unseren Körper und unsere Immunabwehr. Dafür braucht es keine exotischen Superfoods wie Goji, Aronia und Chia, die um die halbe Welt geflogen wurden. Und ebenso wenig zuckersüße Joghurts, die damit werben, das Immunsystem zu stärken. Man kann sich Gesundheit nicht durch besonders zubereitete Nahrungsmittel erkaufen, auch wenn die Nahrungsmittelindustrie uns das immer wieder einzuflüstern versucht.

Es braucht auch keine komplizierten Diäten. Ein paar einfache Regeln reichen für eine gesunde Ernährung aus.

Gesundheits-Claims

»Schützt die Zellen«, »wichtig für das Immunsystem«, »hilft bei der Verdauung« — mit solchen Slogans werben Produkte um die Gunst der Käufer. Es funktioniert: Zwei Drittel aller Kunden sind bereit, für angeblich gesundheitsfördernde Lebensmittel mehr zu bezahlen. Der gesundheitliche Nutzen ist allerdings mehr als bescheiden, denn es reicht, einem Produkt bestimmte Vitamine oder Mineralstoffe zuzusetzen, um mit solchen Gesundheitsaussagen werben zu dürfen. So kommt es, dass auch süße Zuckerbomben wie Fruchtdrinks vermeintlich gesund daherkommen. Übrigens darf ein Lebensmittel schon dann als »ballaststoffreich« beworben werden, wenn es 3 Gramm Ballaststoffe auf 100 Gramm enthält. Diese Vorgabe erfüllt sogar helles Toastbrot.

Wann sollen wir essen?
Drei Hauptmahlzeiten und zwei Zwischenmahlzeiten — sinnvoll über den Tag verteilt — reichen auch Kindern aus. Sie müssen
nicht ständig zwischendurch Apfelschnitze
oder Kekse essen. Unablässiges Snacken
führt vor allem dazu, dass sie bei den Mahlzeiten keinen Hunger mehr haben. Kinder
sollten vor der Kita oder der Schule frühstücken und mittags eine größere Mahlzeit
einnehmen. Das Abendbrot darf eher knapp
gehalten werden.

Wie sollen wir essen?
Gemeinsam, in Ruhe und ohne Ablenkung
durch Fernseher oder Smartphone. Manche
Babys bekommen beim Füttern Youtube-
Filme vorgesetzt, damit sie still sitzen und
willig den Mund aufklappen. Das mag
funktioniert, führt aber nicht dazu, dass
die Kinder einen bewussten Umgang mit
Mahlzeiten lernen und spüren, wann sie
satt sind.

Viele Kinder, die zu Übergewicht neigen,
haben sich angewöhnt, ihr Essen herun-
terzuschlingen, statt in Ruhe zu essen.
Oft folgen sie damit einer
Familientradition. Esssucht
ist nicht angeboren, sondern
anerzogen! Diese Kinder
müssen ein vernünftiges
Essverhalten lernen. Wie
das aussieht, erklären wir
auf S. 145ff.

Trösten und belohnen Sie
Ihr Kind nicht mit Lebens
mitteln. Wenn es erfährt,
dass es bei Langeweile oder
wenn es sich weh getan
hat, immer etwas Süßes
bekommt, gewöhnt es sich

dieses Verhalten an und wird mit hoher
Wahrscheinlichkeit auch als Erwachsener
Torte und Pralinen als Tröster einsetzen.

Was sollen wir essen?
Wir beschränken uns auf fünf Regeln:
• Viel Flüssigkeit aufnehmen: Wasser,
  ungesüßte Tees.
• Reichlich Ballaststoffe essen und schnell
  verfügbare Kohlenhydrate meiden (Voll-
  kornerzeugnisse, Obst, Gemüse, Salat
  statt Weißmehl, Süßspeisen, Softdrinks).
• Eiweißreiche tierische Lebensmittel
  (Milch, Milcherzeugnisse, Fleisch, Fleisch-
  waren, Geflügel, Fisch) nur in fettarmen
  Sorten und Zubereitungen kaufen.
• Wenig Fett in reiner und versteckter Form
  verwenden.
• Für ausreichende Zufuhr an Vitaminen
  und Mineralstoffen sorgen.

Oder, etwas weniger kompliziert: Kinder
sollten
• wenig tierisches Fett, dafür aber reichlich
  pflanzliche Öle zu sich nehmen,
• sparsam Fleisch, dafür aber viel Gemüse
  und Obst essen,

Lexikon zu Arzneipflanzen

Die Kooperation Phytopharmaka, eine wissen-
schaftliche Fachgesellschaft zur Erforschung
pflanzlicher Arzneimittel, hat eine Datenbank
mit wichtigen Arzneipflanzen, ihren Inhaltsstoffen
und möglichen Anwendungen zusammengestellt.
Das Arzneipflanzenlexikon steht im Internet unter:
https://arzneipflanzenlexikon.info/

- schnellverfügbaren Zucker bei Getränken, Brotsorten, Nachspeisen und Süßigkeiten meiden,
- viel trinken.

Die Pflanzenheilkunde

Die Pflanzenheilkunde ist heute ein fester Bestandteil der wissenschaftlich untermauerten Arzneimitteltherapie. Pflanzliche Präparate stehen gleichberechtigt neben synthetischen Arzneien. Manche sind sogar stärker und spezifischer wirksam als synthetische Mittel. In der Versorgung kranker Kinder sind sie eine wertvolle Bereicherung, vor allem bei:
- Erkältungskrankheiten,
- Bronchialerkrankungen (bei Asthma bronchiale nur eingeschränkt!),
- dem atopischen Ekzem/Neurodermitis,
- Hals- und Rachen-Entzündungen,
- Magen-Darm-Erkrankungen,
- Unruhe und Schlafstörungen.

Pflanzliche Arzneimittel stehen in den folgenden Kapiteln im Vordergrund, wenn es sinnvoll ist. Wir halten es aber für falsch und gefährlich, aus ideologischen Gründen ausschließlich auf Pflanzenheilkunde zu setzen. Bei vielen Krankheiten müssen auch synthetische Arzneimittel eingesetzt werden, um den betroffenen Kindern wirksam zu helfen. Nicht selten sind pflanzliche Arzneimittel aber einfach besser!

Arzneitee: Heilkräuter als Medizin

Warmer Tee tut gut, wenn man fröstelt, der Hals kratzt oder Husten quält. Aus den richtigen Heilkräutern und -früchten zusammengesetzt, wird aus dem wärmenden Getränk Medizin. Welcher Tee bei welchem Leiden hilft, beschreiben wir in den einzelnen Kapiteln. Mit den genannten Rezepturen können Sie in die Apotheke gehen und sich den Tee anmischen lassen. Oder sie kaufen dort die einzelnen Zutaten und mischen zu Hause selbst. Der Apotheker garantiert für Reinheit und Qualität der Zutaten.

Manche Früchte müssen mit dem Mörser gequetscht (»angestoßen«) werden, um die Wirkstoffe — meist ätherische Öle — freizusetzen. Eine Portion der Teemischung in ein Gefäß geben, mit dem Mörser quetschen und dann direkt aufbrühen.

Sie können auch zu Fertigmischungen greifen. Hier wird zwischen normalem Tee und Arzneitee unterschieden. Normaler Früchte- oder Kräutertee unterliegt dem Lebensmittelrecht und hat in aller Regel keine pharmazeutisch relevante Wirkung. Arzneitees müssen die Anforderungen des Europäischen Arzneibuchs erfüllen, hier gibt es Vorgaben zu Wirksamkeit, Unbedenklichkeit und Qualität. Ob der Arzneitee in der Drogerie oder einer Apotheke gekauft wird, ist dann egal.

Heiltees können bei leichten Beschwerden helfen. Auch wenn Ihrem Kind ein Tee gut schmeckt, sollte es nicht dauerhaft davon trinken. Der Körper gewöhnt sich mit der Zeit daran und der Tee verliert seine Wirkung.

Entspannungsverfahren

Auch Kinder stehen unter Druck: in der Schule, zu Hause, in der Auseinandersetzung mit Gleichaltrigen. Diese Anspannung kann zu körperlichen Beschwerden führen, denn Körper und Seele sind eng verwoben. Jedes zweite Mädchen und jeder dritte Junge im Alter zwischen 11 und 17 Jahren berichtet von wiederholt auftretenden Kopfschmerzen. Entspannungsverfahren können solche Beschwerden lindern und die innere Ruhe fördern. Als wirksam anerkannt sind die progressive Muskelentspannung nach Jacobson, das Autogene Training, Biofeedback und moderne Hypnose. Für Kinder hat sich vor allem die progressive Muskelentspannung bewährt.

Die progressive Muskelentspannung nach Jacobson wird unter anderem eingesetzt bei Kopfschmerzen, Angst, Schulproblemen, Schlafstörungen, ADS und Rückenschmerzen. Die Wirksamkeit ist wissenschaftlich bewiesen, man muss die Methode nur richtig und intensiv genug anwenden.

- Trainieren Sie zweimal am Tag mit Ihrem Kind. Ungestörte Ruhe ist wichtig.
- Das Kind sollte die Schuhe ausziehen, sich bequem auf den Rücken legen, Gürtel und Hosenbund öffnen, die Beine entspannt nebeneinander und beide Arme neben den Oberkörper legen, die Hände offen lassen, die Augen schließen.
- Sie geben die Anweisungen. Auf jede etwa 7 Sekunden dauernde Anspannung folgt eine 35 Sekunden dauernde Entspannung.
- **Übung 1:** Faust machen, Arm an den Körper drücken > entspannen.
- **Übung 2:** wie Übung 1, aber anderer Arm > entspannen.
- **Übung 3:** Grimassen ziehen: Augen zusammenpressen, Nase rümpfen, Zähne aufeinanderpressen, Mundwinkel zu den Ohren ziehen > entspannen.
- **Übung 4:** Kinn in Richtung Brust oder Schultern zu den Ohren ziehen > entspannen.
- **Übung 5:** Bauchmuskeln anspannen, Po anspannen > entspannen.
- **Übung 6:** Bein heben, anspannen, Fuß zur Mitte kippen und Zehen einrollen > entspannen.
- **Übung 7:** wie Übung 6, aber anderes Bein > entspannen.
- Danach noch einmal alles durchgehen.

Zum Beenden:
- Füße und Beine wieder bewegen, kräftig aufstampfen.
- Arme und Hände bewegen und schütteln.
- Rumpf und Kopf bewegen, räkeln, Katzenbuckel machen.
- Augen öffnen, Kontakt zur Umwelt aufnehmen.

Für jüngere Kinder werden die Übungen angepasst, sie spielen zum Beispiel »Igelkugel« und »Plattfisch« (s. S. 83).

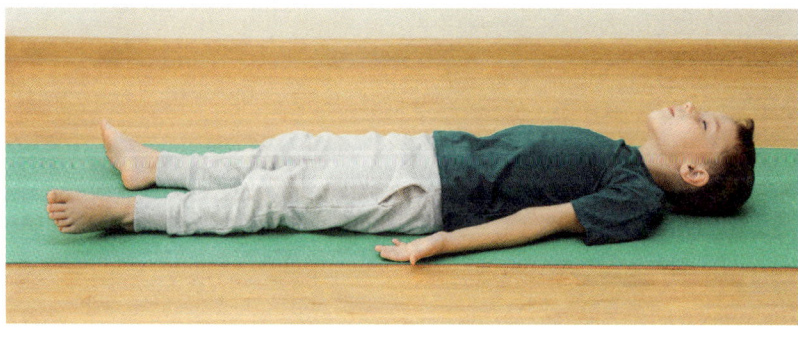

Impfungen

Mit dem Thema Impfungen lassen sich Bücher füllen — und das wird eifrig getan. Wir können und wollen die Argumente hier nicht im Einzelnen besprechen, sondern uns auf ein paar wenige, zentrale Informationen beschränken.

Vorneweg: Wir befürworten Impfungen aus Verantwortung dem einzelnen Kind und aus Verantwortung allen Kindern gegenüber.

Schutzimpfungen haben den Zweck, den kindlichen Organismus sorgfältig und ohne Gefährdung auf zukünftige Belastungen vorzubereiten. Impfstoffe retten nachweislich Leben und senken die Häufigkeit schwerer Erkrankungen.

In Deutschland empfiehlt die Ständige Impfkommission (STIKO) folgende Impfungen für reif geborene, gesunde Säuglinge:

Impfungen	Säuglinge und Kleinkinder (Alter in Monaten)									Kinder und Jugendliche (Alter in Jahren)				
	6 Wo.*	2	U4 3	U4 4	U5 5-10	U6 11	U6 12	13-14	15	U7 16-23	U7a/U8 2-4	U9 5-6	U10 7-8	U11/J1 9-14	15-16
Rotaviren	G1[a]		G2	G3											
Tetanus												A1		A2	
Diptherie												A1		A2	
Keuchhusten (Pertussis)		G1[b]		G2		G3[c]						A1		A2	
HIB (Haemophilus influenzae Typ b)		6-fach-Impfung		6-fach-Impfung		6-fach-Impfung									
Kinderlähmung (Poliomyelitis)														A1	
Hepatitis B															
Pneumokokken		G1[b]		G2		G3[c]									
Meningokokken C							G1								
Masern						G1			G2						
Mumps						3-fach-Impfung MMR			3-fach-Impfung MMR + Windpocken						
Röteln															
Windpocken (Varizellen)						G1			G2						
HPV (Humane Papillomviren)														G1[d] + G2[d]	

U Impftermin bei Früherkennungsuntersuchung Kinder
G Grundimmunisierung (bis zu drei Teilimpfungen G1–G3)
J Impftermin bei Früherkennungsuntersuchung Jugendliche
A Auffrischungsimpfung
* Alter in Wochen

a Impfungen können auf mehrere Impftermine verteilt werden. Die Impfstoffe gegen Masern, Mumps, Röteln (MMR) und Varizellen können am selben Tag (als MMR-V-Impfung) oder in vierwöchigem Abstand gegeben werden.
b Frühgeborene erhalten eine zusätzliche Impfung im Alter von 3 Monaten (insg. 4 Impf.)
c Mindestabstand zur vorangegangenen Impfung 6 Monate
d 2 Impfungen (im Abstand von mind. 5 Monaten) für Mädchen und Jungen im Alter von 9–14 Jahren; bei Nachholen der Impfung beginnend im Alter >14 Jahre sind 3 Impfungen erforderlich.

Es gibt keinen Grund, bei normal gesunden Kindern von diesem Impfschema abzuweichen. Die Empfehlungen beruhen auf dem aktuellen Stand der wissenschaftlichen Forschung und werden regelmäßig überprüft.

Bei Säuglingen sollte möglichst früh ein sinnvoller Impfschutz aufgebaut werden. Die Kombinationsimpfstoffe sind gut verträglich. Es ist ein Irrglaube, dass man Kinder schont, wenn die Impfungen einzeln vorgenommen werden. Lassen Sie Ihr Kind nicht in ein Nadelkissen verwandeln. Das Immunsystem eines Säuglings könnte — theoretisch — mehr als 1000 Impfungen gleichzeitig tolerieren.

Impfungen werden in der Regel gut vertragen, Nebenwirkungen sind selten. Die Impfstoffe gegen Diphtherie, Tetanus, Keuchhusten, HIB, Kinderlähmung, Hepatitis B und Pneumokokken enthalten keine lebenden Erreger, sondern nur Eiweißkörper, die dem Immunsystem das Wiedererkennen dieser Erreger ermöglichen, sodass er sie schnell bekämpfen kann.

• Bei rund 16 von 100 Impflingen kann es zu einer Schwellung an der Einstichstelle kommen. Machen Sie einen Umschlag mit lauwarmem Wasser und kühlen Sie die Stelle damit.
• 1 von 1000 Kindern entwickelt nach der Impfung Fieber bis 40 °C.

Beide Reaktionen sind ein positives Zeichen dafür, dass sich das Immunsystem mit dem Impfstoff auseinandersetzt.

Bei den Impfungen gegen Rotaviren, Masern, Mumps, Röteln und Windpocken werden Lebendimpfstoffe benutzt, also abgeschwächte Viren. Auch sie werden in aller Regel gut vertragen.

Schwere Nebenwirkungen sind bei den Kinderschutzimpfungen sehr selten.

Falls Sie Fragen zu den Impfungen und möglichen Nebenwirkungen haben, sprechen Sie bitte mit Ihrer Kinderärztin oder ihrem Arzt. Sie sind die richtigen Ansprechpartner. Bitte denken Sie daran: Berichte

Hintergrund

Der Körper baut den Impfschutz mit weißen Blutkörperchen auf. Ein Säugling besitzt etwa 10 000 weiße Blutkörperchen in einem millionsten Liter Blut. Die für den Impfschutz wichtigen Körperchen sind die Lymphozyten, die ca. 60 Prozent der weißen Blutkörperchen ausmachen (also 6000 pro millionstem Liter Blut). In einem tausendstel Liter hat der Säugling also sechs Millionen davon. Für den Impfschutz sind aber nur spezielle Lymphozyten nötig, die B-Lymphozyten. Sie machen etwa 20 Prozent aus. Ein Säugling hat 1,2 Millionen davon in einem Milliliter Blut. Pro Eiweißstoff braucht man etwa 1000 Lymphozyten. Da in einer Impfung höchstens 100 Eiweißstoffe von B-Lymphozyten erkannt werden müssen, ergibt sich, dass ein Tausendstel Liter Blut genug Blutzellen enthält, um zwölf Impfungen zu verarbeiten. Der Säugling könnte mit seinen B-Lymphozyten theoretisch mit etwa 1000 Impfungen gleichzeitig fertig werden. Da der Körper die B-Lymphozyten ständig erneuert, werden sie nie aufgebraucht.

von Betroffenen, über fünf Ecken erzählt, mögen zwar ergreifend sein, sagen aber nichts über die Wirksamkeit oder die Risiken einer Impfung oder Therapie aus. Dafür braucht es groß angelegte Studien und Übersichtsarbeiten (sogenannte Reviews), die Ergebnisse verschiedener Studien zusammenfassen.

Aus naturheilkundlicher Sicht spricht nichts gegen das Impfen. Im Gegenteil: In einer stabilen Phase wird der Körper mit Merkmalen potenziell gefährlicher Erreger vertraut gemacht. Im Fall einer Infektion kann er diese Erreger dadurch frühzeitig erkennen. Die Impfung aktiviert also die natürlichen Heilkräfte des Körpers zur Bekämpfung von Krankheiten.

Die natürlichen Heilkräfte des Körpers sind unsere stärkste Waffe. Ein altes Sprichwort sagt: »Der Arzt pflegt, die Natur heilt.«

Verlässliche Informationen zum Impfen

Die Bundeszentrale für gesundheitliche Aufklärung informiert auf der Internetseite www.impfen-info.de über die einzelnen Schutzimpfungen. Wer ausführlichere Informationen sucht, wird beim Robert-Koch-Institut fündig: www.rki.de — Stichwort »Infektionsschutz« — »Impfen«. Hier sind alle Impfungen im Einzelnen aufgeführt. Das unabhängige Cochrane-Netzwerk informiert allgemein über Impfungen und liefert ausführliche Quellenhinweise unter www.medizin-transparent.at. Die Stiftung Gesundheitswissen erklärt, wie Impfungen funktionieren und hilft, den Impfpass zu verstehen: www.stiftung-gesundheitswissen.de

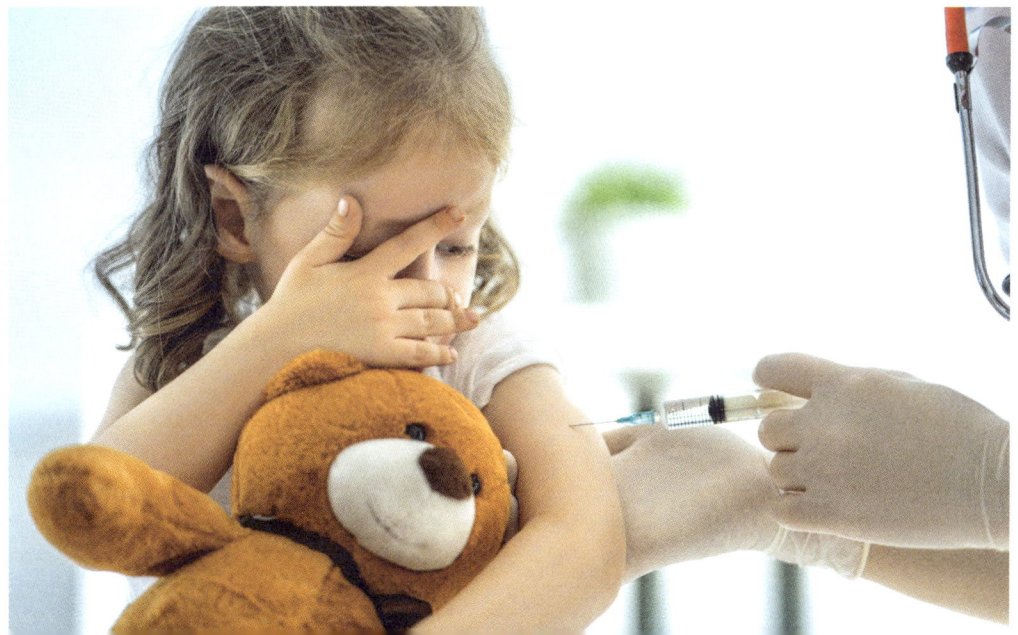

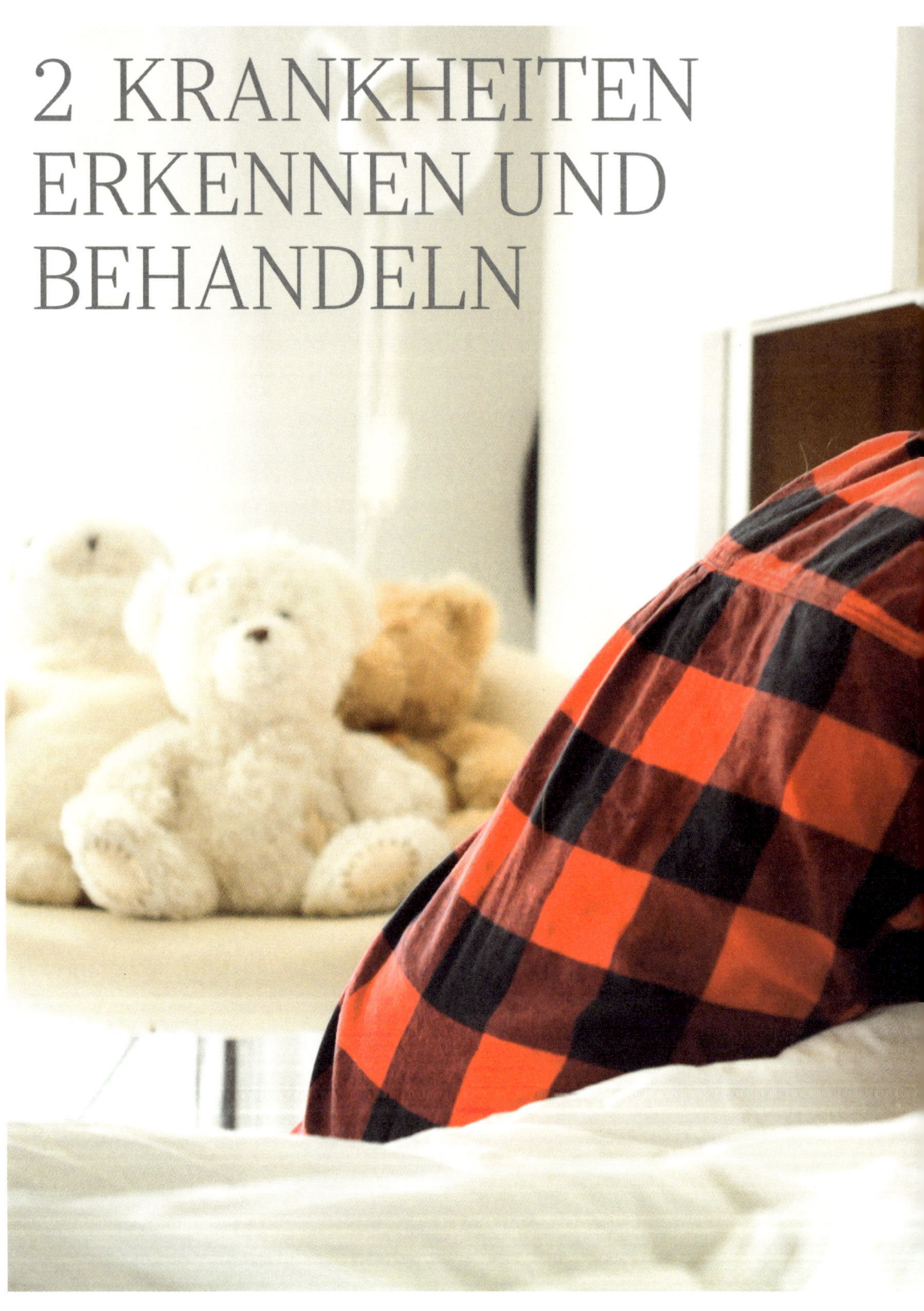

2 KRANKHEITEN ERKENNEN UND BEHANDELN

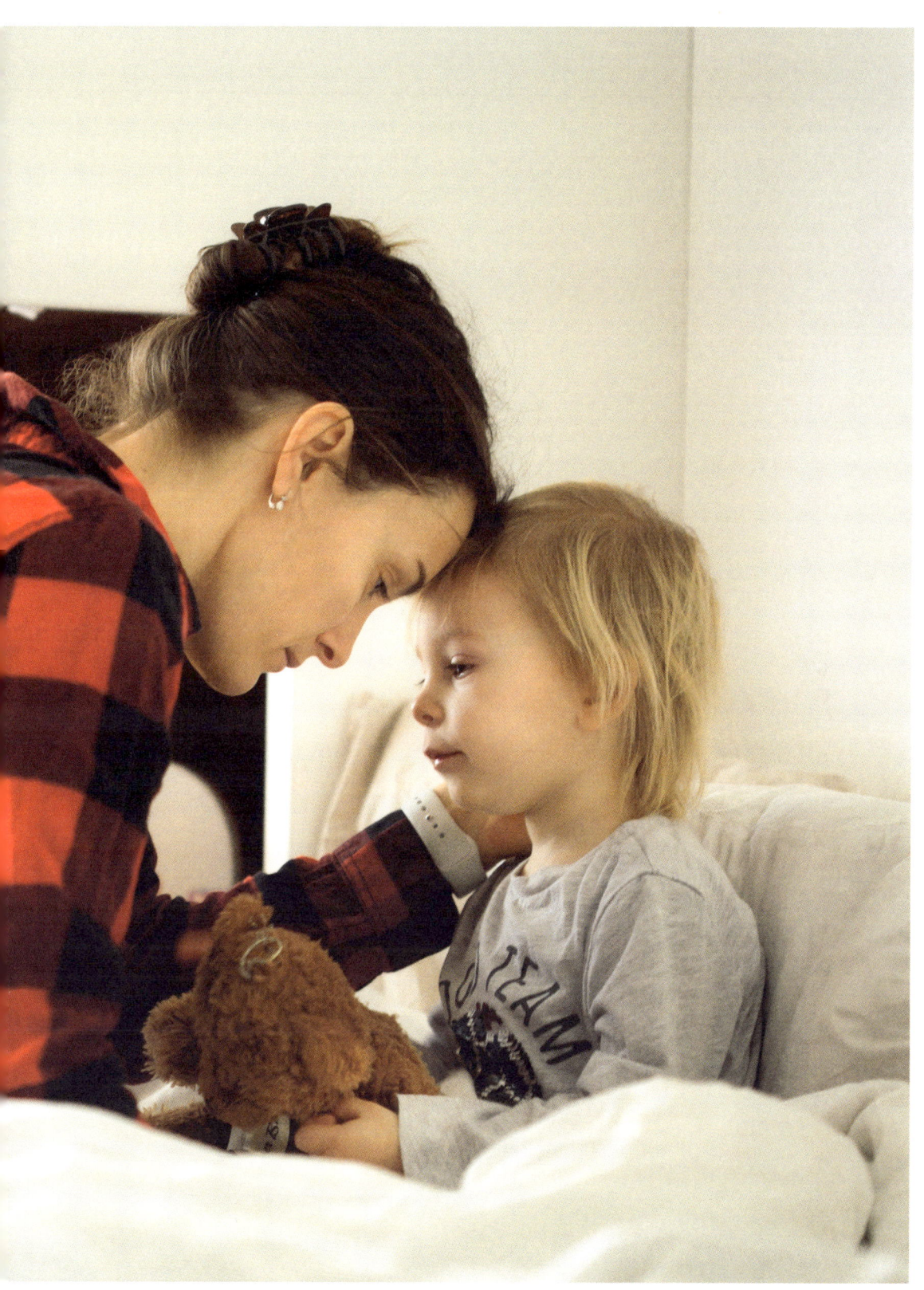

	Allgemeines	Atemwege und Kreislauf
Der Säugling	• Familiäre Inter-aktionsstörungen (s. S. 48) • Häufiges Schreien (s. S. 49) • Schwierigkeiten beim Einschlafen (s. S. 51) • Essen, Stillen, Füttern (s. S. 52) • Entwicklungsstörungen (s. S. 53)	• Allgemeine Erkältungssymptome (s. S. 54) • Schnupfen (s. S. 55) • Fieber (s. S. 56) • Fieberkrampf (s. S. 57) • Halsschmerzen (s. S. 58) • Husten (s. S. 60) • Bindehautentzündung (s. S. 62) Gefährliche Erkrankungen: • Nierenbeckenentzündung (s. S. 64) • Late onset sepsis des Neugeborenen (s. S. 64) • Bronchiolitis (s. S. 64) • Lungenentzündung (s. S. 64) • Nabelinfektion (s. S. 65) • Pseudokrupp (s. S. 65) • Eitrige Bindehautentzündung (s. S. 65)
Das Kleinkind	• Auf der Suche nach Auto-nomie: Die »Trotzphase« (s. S. 80) • Essen (s. S.81) • Schlafprobleme (s. S. 82) • Trocken werden und Einnässen (s. S. 83)	• Allgemeine Erkältungssymptome (s. S. 85) • Schnupfen (s. S. 86) • Fieber (s. S. 86) • Halsschmerzen (s. S. 87) • Husten (s. S. 89) • Asthma bronchiale (s. S. 91) Häufige, aber in der Regel harmlose Erkrankungen: • Pseudokrupp (s. S. 97) • Mandelentzündung, eitrige Angina (s. S. 97) • Mittelohrentzündung (s. S.98) Gefährliche Erkrankungen: • Eitrige Mittelohrentzündung – Trommelfellriss – Knocheneiterung (s. S. 99) • Eitrige Mandelentzündung, Mandelabszess (s. S. 99) • Lungenentzündung (s. S. 99) Woran sonst noch zu denken ist: • Fremdkörper in Nase und Lunge (s. S. 99)
Das Schulkind	• Schulprobleme (s. S. 124) • Lese-Rechtschreib-Störung (s. S. 125) • Dyskalkulie (s. S. 125) • Mobbing (s. S. 125) • Aufmerksamkeitsdefizit mit und ohne Hyperaktivität (AD(H)S) (s. S. 127) • Essensregeln (s. S. 128)	Bei der Behandlung typischer Erkältungssymptome wie Schnupfen, Halsschmerzen, Fieber und Husten unterscheiden sich Schulkinder nicht von Kleinkindern. Es gelten dieselben Empfehlungen (s. S. 85). • Nasennebenhöhlenentzündung (s. S. 131) • Mandelentzündung (s. S. 133) • Heuschnupfen – allergische Rhinitis (s. S. 136) • Allergisches Asthma bronchiale (s. S. 139)
Der Teenager	• Kopfschmerzen und Migräne (s. S. 162) • Schwitzen (s. S. 164) • Magersucht (s. S. 165) • Computerspielsucht (s. S. 166) • »Null Bock« – Schul-verweigerung (s. S. 166) • Pubertät – Eine Zeit des Wandels (s. S. 167)	Bei der Behandlung typischer Erkältungssymptome wie Schnupfen, Halsschmerzen, Fieber und Husten unterscheiden sich Teenager nicht von Kleinkindern. Es gelten dieselben Empfehlungen (s. S. 85). • Funktionelle Thoraxschmerzen (s. S. 172) • Hyperventilationstetanie (s. S. 172) • Orthostatische Regulationstörung (s. S. 173)

Magen, Darm, Bauchorgane	Haut und Schleimhäute	Bewegungsapparat
• Bauchschmerzen (s. S. 66) • Blähungen und Dreimonatskoliken (s. S. 66) • Gastroösophagealer Reflux (s. S. 68) • Durchfall – Brechdurchfall (s. S. 68) • Erbrechen (s. S. 69) • Verstopfung (s. S. 70) Gefährliche Erkrankungen: • Scheinbare Verstopfung bei Unterernährung (s. S. 70) • Erbrechen im Strahl – Magenpförtnerkrampf (s. S. 70) • Morbus Hirschsprung (s. S. 70) • Mukoviszidose (s. S. 70)	• Windeldermatitis (s. S. 71) • Mundfäule (s. S. 71) • Mundsoor (s. S. 73) • Schmerzen beim Zahnen (s. S. 73) • Säuglingsekzem – Seborrhoisches Ekzem (s. S. 73) • Atopisches Ekzem – Neurodermitis (s. S. 74)	• Kletterfüßchen – Sichelfüßchen (s. S. 75) • Lagerungsasymmetrie des Schädels (s. S. 75) • Muskulärer Schiefhals (s. S. 76) • Bewegungsasymmetrie (s. S. 76) • Allgemeine Koordinationsstörung (s. S. 77) • Hüftdysplasie (s. S. 78) • Kleine Auffälligkeiten (s. S. 79)
• Bauchschmerzen (s. S. 100) • Akute Durchfallerkrankung – Brechdurchfall (s. S. 101) • Erbrechen (s. S. 102) • Chronische Durchfallerkrankung (s. S. 103) • Chronische Verstopfung – Einkoten (s. S. 105) • Nahrungsmittelallergien (s. S. 106) Gefährliche Erkrankungen: • Zöliakie (s. S. 106) • Morbus Hischsprung (s. S. 106)	• Atopisches Ekzem – Neurodermitis (s. S. 108) • Impetigo contagiosa (s. S. 118) • Lyme Borreliose – Wanderröte (s. S. 118) • Dellwarzen (s. S. 119)	• Zehenspitzenstand und -gang (s. S. 120) • Knick-Senkfuß (s. S. 120) • Überstreckbare Gelenke (s. S. 120) • Chassaignac (s. S. 121) • Gelenkschnupfen (s. S. 121) • Benigne funktionelle Beinschmerzen – »Wachstumsschmerzen« (s. S. 121) • Juvenile Arthritis (s. S. 122) Kleine Probleme (s. S. 123): • Blaue Flecken • Prellungen • Zerrungen • Verstauchungen

• Bauchschmerzen (s. S. 142)
• Verstopfung – Fehlernährung (s. S. 144)
• Übergewicht – Fettsucht (s. S. 145)
 	
Gefährliche Erkrankungen:
• Blinddarmentzündung (s. S. 149)
• Ulkus - Helicobacter Pylori (s. S. 149)
• Achalasie (s. S. 149)
	• Läuse (s. S. 150)
	• Gewöhnliche Warzen – vulgäre Warzen (s. S. 151)
	• Herpes labialis – Fieberbläschen (s. S. 152)
	• Quaddelsucht – Urticaria (s. S. 152)
		• Haltungsschwäche (s. S. 155)
		• Skoliose (s. S. 157)
		• Aseptische Knochennekrosen (s. S. 158)
		  - Morbus Osgood Schlatter
		  - Morbus Scheuermann
		• Weichteilrheumatismus (s. S. 160)
		• Zerrungen – Bänderriss – Meniskusschaden (s. S. 161)

• Unspezifische Oberbauchschmerzen (s. S. 174) • Schluckstörungen (s. S. 174) Gefährliche Erkrankungen: • Chronisch entzündliche Darmerkrankungen (s. S. 175)	• Akne (s. S. 176) • Muttermale (s. S. 177) • Seborrhoisches Ekzem (s. S. 178) • Röschenflechte – Pityriasis rosea (s. S. 178) • Pityriasis versicolor (s. S. 178)	• Haltungsschwäche (s. S. 179) • Gelenkschmerzen – Juvenile idiopathische Arthritis (JIA) (s. S. 182)

Ein neues Leben beginnt

»Plötzlich waren wir zu dritt!« Fast alle jungen Eltern merken früher oder später, dass die Geburt ihres Kindes viele Überraschungen mit sich bringt. Immer wieder müssen sie im Alltag improvisieren – sei es, weil das Zahnen schmerzt oder weil das Kind plötzlich Fieber hat. Das erste Lebensjahr ist eine wunderbare Zeit – und eine sehr anstrengende. Die vielen neuen Erlebnisse sind für alle eine Herausforderung – den Säugling, die Mutter und den Vater. Gönnen Sie sich viel gemeinsame Zeit, um als Familie zusammenzuwachsen.

Allgemeine Auffälligkeiten und Probleme

Familiäre Interaktionsstörungen

Stillprobleme und andere Schwierigkeiten in der Verständigung zwischen dem Säugling und seiner Mutter hat man früher als Mutter-Kind-Interaktionsstörung diagnostiziert, als ob Väter hier keine Rolle spielten. Die Geburt eines Kindes, vor allem des ersten, verändert das Familiengefüge grundlegend. Wie jede Entwicklung kann auch dieser Schritt gut gehen oder misslingen, wie das folgende Beispiel aus der Praxis zeigt:

Schon wieder: Die erste Brust ist erst halb leer getrunken, als der Säugling zu schreien beginnt. Die Mutter setzt ihn ab, nimmt ihn auf den Schoß, schaukelt ihn ein wenig. Als das nicht hilft, greift der Vater ein, schaukelt den Kleinen, erhöht allmählich die Frequenz, bis fast ein Schütteln daraus wird und das Köpfchen unkontrolliert vor und zurück fällt. Weil auch das nicht hilft, kommt der Schnuller ins Spiel, dann die

Spielzeugrassel. Dann, wieder auf Mamas Arm, versucht es der Vater mit dem Handy, das er dicht vor dem Gesicht des Säuglings hin und her bewegt, der weder mit den Augen noch mit den Ohren folgen kann. Die Schwiegermutter, gerade zu Besuch, mischt sich mit Ratschlägen ein, ohne auf den Hinweis zu verzichten, dass mit ihrem Sohn alles einfacher gewesen sei. Ein Tee wäre bestimmt sinnvoll, ob nicht der Papa das übernehmen könne? Bis der Tee fertig ist, vergehen qualvolle Minuten, dann will der Säugling ihn nicht trinken.

In diesem Beispiel gibt sich niemand die Mühe, den anderen zu verstehen. Man spricht über- statt miteinander. Alle sind hilflos, haben irgendwelche Ideen und stimmen sich nicht ab. Kein Wunder, dass der Säugling weiter schreit. Kinder haben ein sehr feines Gespür für Spannungen in der Familie und äußern sich durch Weinen.

Versuchen Sie, miteinander zu reden, sich abzustimmen und in einen echten Dialog zu kommen. Wir empfehlen dafür das Vorbild der Familienkonferenz nach Gordon. Sie ist ein erprobtes Instrument, um Familienkonflikte friedlich zu lösen. Im Wesentlichen geht es darum, dem Gesprächspartner zuzuhören und sich Mühe zu geben, ihn zu verstehen (das kann bei Säuglingen manchmal schwierig sein!). Man sollte seinen eigenen Standpunkt vertreten können, ohne den des anderen abzuwerten, und schließlich gemeinsam Lösungen finden.

Häufiges Schreien – Manche Babys weinen viel

Ein häufig und lange schreiender Säugling ist für Eltern eine enorme Belastung – und eine bittere Enttäuschung. Sie probieren alles Mögliche, haben damit keinen Erfolg und fühlen sich unendlich hilflos. Das kann enorm wütend machen. Solche Gefühle sind schwer zu ertragen und noch schwerer zuzugeben. Aber sie sind erlaubt. Wichtig ist, dass Sie darüber sprechen, versuchen Lösungen zu finden und sich frühzeitig Hilfe holen. Es ist weder Ihr Versagen noch Ihre Schuld, wenn Ihr Kind viel weint. Meist liegt der Grund darin, dass sich die Kinder leichter irritieren lassen als andere Babys. Schon Kleinigkeiten bringen sie aus der Ruhe. Sie brauchen noch etwas Zeit und vor allem guten Halt, damit sie lernen, mit all den Reizen, die auf sie einströmen, umzugehen.

Das hilft Eltern:
- **Versuchen Sie, Abstand zu gewinnen** und sich so weit wie möglich zu entspannen,

Wenn alle zu viel wollen

damit Sie Ihrem Kind gegenüber gelassener auftreten und ihm Geborgenheit und Halt geben können.
- **Reden Sie offen** mit anderen Menschen, besonders anderen Eltern, über Ihre Probleme. Sie werden merken, dass fast alle Eltern solche Gefühle kennen.
- **Nehmen Sie sich mit Ihrem Partner Zeit,** ohne Kind und in Ruhe die Situation und das weitere Vorgehen zu besprechen. Versuchen Sie, eine Strategie zu finden, die Sie beide gleichermaßen akzeptieren und ausführen können.
- **Holen Sie sich Hilfe und Entlastung** von außen. Bitten Sie eine Person Ihres Vertrauens, ein paar Stunden bei Ihrem Kind zu bleiben, auch wenn es schreit. Das Kind nimmt dadurch keinen Schaden.
- **Versuchen Sie sich zu erholen** und wieder einen »klaren Kopf« zu bekommen. Damit tun Sie sich und Ihrem Kind einen Gefallen.

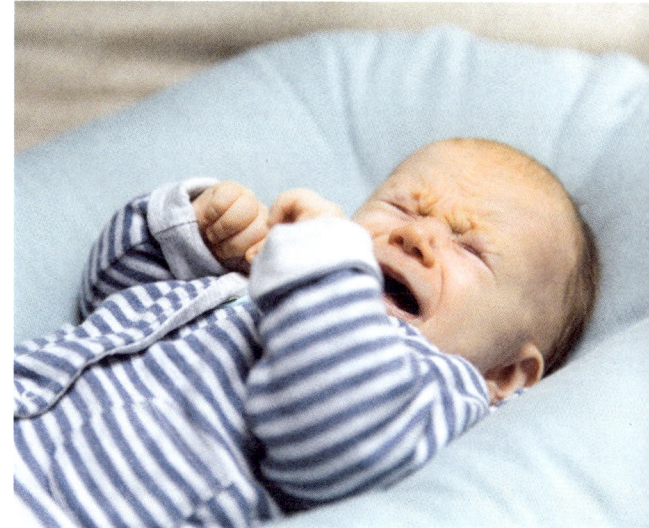

Das hilft dem Kind:

- **Strukturieren Sie Ihren Tag:** Regelmäßig wiederkehrende Abläufe stellen für das Kind Erfahrungen dar, auf die es sich verlassen kann. Wenn Ihr Baby immer zu gleichen Zeit im Kinderwagen spazieren gefahren wird, auf Ihrem Bauch liegen darf oder eine Massage bekommt, gibt ihm das ein Gefühl der Sicherheit. Eine festes Abendritual erleichtert das Einschlafen (siehe rechts).
- **Beschränken Sie sich auf ein bis zwei Beruhigungsstrategien,** wenn Ihr Baby schreit. Setzen Sie sich z. B. mit ihm auf die Couch, legen Sie es sich auf den Bauch oder über die Oberschenkel und klopfen Sie ihm regelmäßig sanft auf den Rücken. Sie können Ihr Baby auch mitsamt den Ärmchen fest in ein Tuch oder eine Decke wickeln (»pucken«), in die Wiege oder in eine Hängematte legen und sanft schaukeln. Tun Sie nichts, was Sie selbst anstrengt oder aufregt. Lesen Sie dabei, oder sehen Sie fern. Ändern Sie Ihre Beruhigungsstrategien wenig und bleiben Sie liebevoll, aber beharrlich. Irgendwann merkt Ihr Kind, dass es sich entspannen darf.
- **Beginnen Sie mit den Beruhigungsstrategien,** sobald Ihr Kind anfängt zu weinen, nicht erst, wenn es schon sehr aufgeregt ist.
- **Denken Sie immer daran, dass Ihr Säugling eine gewisse Zeit braucht,** um zu verstehen, was Sie mit ihm vorhaben. Gehen Sie langsam mit ihm um, reden Sie ruhig mit ihm, wiegen Sie ihn in Ihren Armen. Wechseln Sie nicht zu schnell Ihre Beruhigungsrituale, sein noch unentwickelter Verstand kommt sonst nicht mit.
- **Spielen und sprechen Sie mit Ihrem Baby,** wenn es wach ist und mal nicht schreit. Diese schönen Momente führen zu mehr Zufriedenheit — und damit zu einer Entspannung der Situation.
- **Wenn Sie nicht mehr können,** dann legen Sie Ihr Kind in sein Bett, gehen aus dem Zimmer und machen die Tür zu! Atmen Sie ein paar Minuten durch, trinken Sie einen Kaffee — und probieren Sie es danach erneut.

Ruhe steckt an, Unruhe auch.

Mit diesem Vorgehen sollte sich nach einigen Tagen eine Besserung einstellen. Falls nicht oder wenn Sie das Gefühl haben, die Nerven zu verlieren, sind Schreibaby-Ambulanzen gute Anlaufstellen. Dort kennt man sich mit solchen Situationen aus (s. S. 197). Ihr Kinderarzt kann Ihnen Adressen nennen.

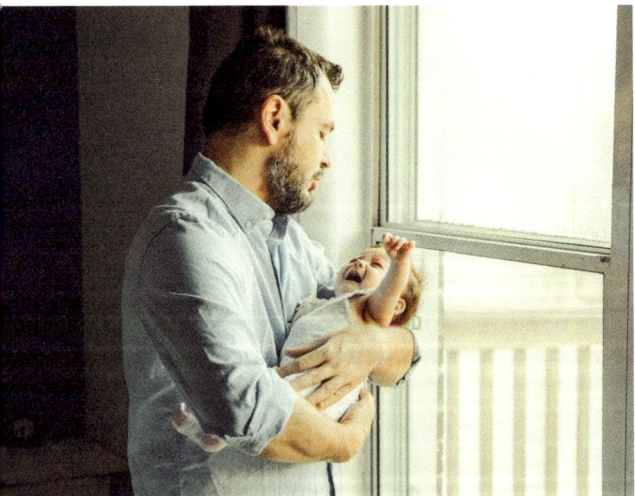

Schwierigkeiten beim Einschlafen

Die meisten Säuglinge schlafen nicht so problemlos ein und durch, wie es sich ihre Eltern wünschen. Zwar gibt es Kinder, die von Anfang an durchschlafen. Normal ist das aber nicht.

Auch Erwachsene schlafen erst nach etwa 15 Minuten ein, werden nachts durchschnittlich siebenmal wach, ohne sich daran zu erinnern, und bewegen sich etwa viermal pro Stunde. Bei Säuglingen ist das nicht viel anders, sie müssen aber erst lernen, sich selbst zu beruhigen und wieder alleine in den Schlaf zu finden. Manchen Kindern fällt das leichter, anderen schwerer.

Auch die besten Eltern können ein unruhiges Kind bekommen, das schlecht in den Schlaf findet. Schuldzuweisungen und Rechthaberei sind an dieser Stelle überflüssig und schaden nur.

Das hilft:
- **Überlegen Sie als Eltern gemeinsam,** wie Sie vorgehen möchten, und einigen Sie sich auf eine Strategie.
- **Achten Sie auf einen strukturierten Tagesablauf** und eine ruhige Schlafumgebung.
- **Wenden Sie sich dem Säugling intensiv zu** während seiner anfangs noch kurzen Aktivitätsphasen.
- **Achten Sie auf ein festes Einschlafritual.** Es sollte so angelegt sein, dass Sie es jahrelang durchhalten können, denn Säuglinge und Kleinkinder sind sehr konservativ und wollen möglichst immer gleiche Abläufe.
- **Gestalten Sie das Ritual möglichst kurz:** Zum Beispiel das Kind ins Bett legen, den Tag kurz Revue passieren lassen oder ein Lied singen, das Zimmer verlassen und in Hörweite bleiben. Protestiert das Kind, gehen sie hin und beruhigen es kurz, dann verlassen Sie wieder das Zimmer.
- **Ändern Sie Rituale möglichst selten,** sie verwandeln sich sonst rasch in abendliche Unterhaltung nach dem Motto: »Was fällt Papa und Mama heute Abend Schönes ein, damit ich einschlafe?«
- **Säuglinge spüren Nervosität** sofort. Versuchen Sie, selbst zur Ruhe zu kommen, bevor Sie versuchen, Ihr Kind zu beruhigen.
- **Verlangsamen Sie Ihr Tempo,** handeln Sie ruhig und behutsam, sprechen Sie mit Ihrem Kind. Sich im Sekundentakt ändernde Ablenkungs- und Beruhigungsmanöver führen nicht zum Ziel.
- **Nicht jedes nächtliche Lautgeben oder jede Bewegung erfordert maximale elterliche Aufmerksamkeit:** Oft genügt es, wenn Sie beruhigend brummen oder Ihrem Kind kurz die Hand auflegen.

> ### TIPP
> ## Mit Schlafmangel umgehen
>
> Andauernder Schlafmangel macht mürbe. Versuchen Sie, sich nachts abzuwechseln, damit Vater UND Mutter mehrere Stunden Schlaf am Stück bekommen. In der Praxis heißt das: Die Mutter stillt, der Vater trägt das Baby bei Bedarf anschließend herum und beruhigt es.

Pflanzliche Wirkstoffe zur Beruhigung

Tee bei Schlafstörungen für Säuglinge

Rezept:

Baldrianwurzel	20 g
Hopfenzapfen	10 g
Fenchelsamen (angestoßen)	10 g
Lavendelblüten	10 g

Zubereitung:
1 EL der Mischung mit siedendem Wasser (ca. 150 ml) übergießen, bedeckt etwa 10 Minuten ziehen lassen und dann durch ein Teesieb geben. Zwei- bis dreimal täglich sowie vor dem Schlafengehen bis zu 60 ml trinken lassen.

Melissenblätter als Tee
So funktioniert es: ½ TL zerkleinerte Melissenblätter mit kochendem Wasser (ca. 60 ml) in einer Tasse aufgießen, 10 Minuten lang ziehen lassen, abseihen und den Säugling den Tee im Laufe eines Tages trinken lassen.

Bad mit Melissenblättern
So funktioniert es: 1 EL zerkleinerte Melissenblätter (15 g) in 250 ml kochendes Wasser geben, den Sud 10 Minuten ziehen lassen, anschließend abseihen und in das Wasser einer Babybadewanne geben. Das Kind 15 Minuten darin baden.

Lavendelblüten als Duftkissen: einfach mit ins Babybett legen

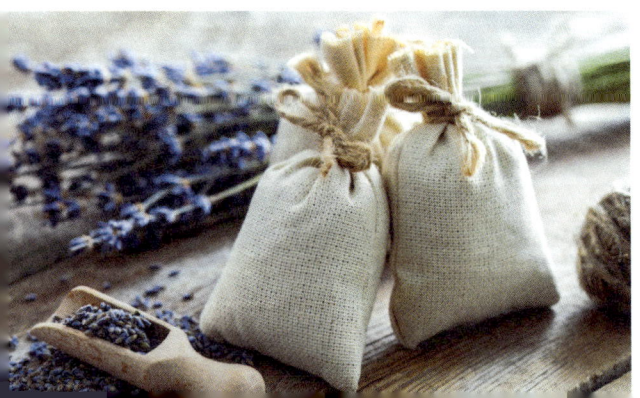

Essen, Stillen, Füttern

Essen ist ein soziales Ereignis. Lassen Sie schon Ihren Säugling daran teilnehmen, wenn Sie mit der Familie zu Tisch sitzen. Ein Säugling braucht keine absolute Ruhe, um an der Brust zu trinken oder sein Fläschchen zu leeren. Und wenn er probieren möchte, was den anderen so gut schmeckt, dann lassen Sie ihn! Es schadet nur in ganz seltenen Fällen (s. u.), nützt aber in vielerlei Hinsicht. Zum einen gewöhnt er sich an unterschiedliche Geschmäcker und ist später als Kleinkind weniger geneigt, alle möglichen Nahrungsmittel zu verweigern nach dem Motto: »Was ich nicht kenne, esse ich nicht!« Zum anderen scheint sich das kindliche Immunsystem in der Säuglingszeit reibungsloser an verschiedene Nahrungsmittel anzupassen als später. Man hat früher aus Sorge vor Allergien oder Unverträglichkeiten ängstlich vermieden, Säuglingen Erwachsenen-Essen zu geben. In den meisten Fällen hat sich diese Sorge als unbegründet herausgestellt.

Wenn Ihr Kind hochgradig allergiegefährdet ist, sollten Sie mit dem Kinderarzt sprechen, was es probieren darf und was nicht. Die Diskussion darüber, wann getreidehaltige, insbesondere glutenhaltige Produkte Säuglingen mit Zöliakie-Risiko angeboten werden sollen, ist noch nicht abgeschlossen. Striktes Vermeiden wird nicht empfohlen.

Natürlich muss die Ernährung eines Säuglings seinen Bedürfnissen angepasst sein. Probieren heißt nicht, dass sich das Kind von diesen Lebensmitteln ernähren soll. Die Weltgesundheitsorganisation und die Nationale Stillkommission empfehlen, Säuglinge in den **ersten sechs Lebensmonaten ausschließlich zu stillen** und danach schrittweise Beikost einzuführen. Parallel dazu soll weitergestillt werden.

Nicht gestillte Kinder sollen bis mindestens zum **Beginn des fünften Lebensmonats ausschließlich Pre- oder 1-Nahrung** bekommen. Diese sogenannte Säuglings-anfangsnahrung ähnelt am ehesten der Muttermilch und unterliegt sehr strengen gesetzlichen Vorgaben.

Pre-Nahrung enthält wie Muttermilch als einziges verdauliches Kohlenhydrat Milchzucker.

1-Nahrung dürfen auch weitere Kohlenhydrate wie Stärke zugesetzt werden. Ab dem 5. Lebensmonat kann auf 2-Nahrung umgestellt werden. Diese sogenannte Folgenahrung hat eine geringfügig andere Zusammensetzung und enthält vor allem mehr Eisen. Außerdem dürfen Aromen wie Vanillin zugesetzt sein. Notwendig ist der Wechsel nicht. Pre- und 1-Nahrung kann — wie Muttermilch — über das gesamte erste Lebensjahr gefüttert werden.

Wenn es mit dem Stillen nicht wie gewünscht klappt

Es gibt kaum ein Bild, das wir so sehr mit mütterlicher Liebe und Zuwendung in Verbindung bringen, wie das Bild einer stillenden Mutter. Männer, auch Väter, sind manchmal eifersüchtig darauf. Manche junge Mutter empfindet wiederum einen hohen Leistungsdruck, dem Ideal zu entsprechen. Und so geraten alle unter große Anspannung, wenn das Wechselspiel zwischen Mutter und Säugling nicht sofort und perfekt klappt. Geduld ist gefragt! Stillprobleme können vielerlei Ursachen haben. Oft sind es zu viel Stress, der Hang zu Perfektionismus oder Störungen von außen, die die stillende Mutter belasten. Versuchen Sie, selbst zur Ruhe zu kommen, trinken Sie viel und nehmen Sie sich als stillende Mutter Zeit. Lassen Sie sich nicht ablenken — für

Ihren Säugling bedeutet gestillt zu werden ja nicht nur Nahrungsaufnahme, sondern intensive emotionale Zuwendung. Stellen Sie sich eine Mutter vor, die ihren Säugling stillt, sich aber gleichzeitig emotional von ihm abwendet, indem sie die ganze Zeit mit dem iPad oder anderen Dingen beschäftigt ist! Das Kind wird zwar körperlich gesättigt sein, emotional jedoch leer ausgehen, und wenn es protestiert, wird es möglicherweise missverstanden.

Ihre Hebamme, eine Stillberaterin oder der Kinderarzt können Ihnen wertvolle Hilfe beim Stillen geben. Wenn es trotzdem nicht klappt, geht davon nicht die Welt unter. Ein Säugling hat mehr von seiner Mutter, wenn sie ihn ruhig, entspannt und zugewandt mit einem Fläschchen füttert, als wenn sie gestresst oder unter permanenten Schmerzen um jeden Preis zu stillen versucht.

Stillen ist mehr als Füttern.

Entwicklungsstörungen

Bei allen Vorsorgeuntersuchungen (s. S. 22ff.) werden Körperlänge, -gewicht und Kopfumfang gemessen. Das ist sehr wichtig, denn nur durch eine sorgfältige und regelmäßige Dokumentation des Wachstums lassen sich schwerwiegende Störungen und verschiedene Formen von Kleinwuchs erkennen. Dazu gehören unter anderem genetische Störungen, Stoffwechselerkrankungen, eine Schilddrüsenunterfunktion, Skelettmissbildungen und chronische Erkrankungen. Vor allem Kinder, die von Geburt an zu klein waren, müssen sorgfältig beobachtet werden. Manche erreichen nur mit einem künstlichen Wachstumshormon ihre natürliche Körpergröße.

Infekte der Atemwege

Grippale Infekte spielen bei Säuglingen noch keine große Rolle. Erkältungen nehmen erst im Kleinkindalter deutlich zu, wenn ein Infekt auf den anderen folgt (s. S. 85). Aber natürlich können auch Babys mal Schnupfen, Husten und Halsschmerzen bekommen.

Allgemeine Erkältungssymptome

Schlapp, Kopfweh, müde — Babys können es noch nicht sagen, wenn sie sich schlecht fühlen. Umso wichtiger ist es, dass Sie als Eltern auf Krankheitszeichen achten. Erhöhte Temperatur, Mattigkeit und schlechtes Trinken können frühe Anzeichen einer Erkrankung sein.

Das hilft:
Ansteigend heißes Fußbad (ab einem Alter von sechs Monaten)

WISSEN
Typische Krankheitszeichen beim Säugling

Die Neugeborenzeit ist eine Zeit des Übergangs. Die Kleinen stehen zwar unter dem Schutz des mütterlichen Immunsystems (»Nestschutz«), doch manchmal reicht dieser nicht aus und sie werden trotzdem krank. Das Immunsystem des Säuglings ist noch unreif, Krankheiten bleiben deshalb häufig nicht auf ein Organ begrenzt, sondern breiten sich leichter als bei Erwachsenen weiter im Körper aus. Deshalb muss man genau hinschauen und früh eingreifen. Oft sind die Symptome vieldeutig, was die Diagnose und die Therapie erschwert: Grund für wiederholten Schnupfen können harmlose Atemwegsinfekte sein. Er kann aber — sehr selten — auch auf eine sich spät zeigende Blutvergiftung hinweisen. Ursache für Durchfall ist vielleicht ein durchbrechender Zahn oder aber eine unbemerkte Nabelinfektion.

Das soll Ihnen keine Angst machen. Die allermeisten Kinder kommen heil durch das erste Lebensjahr. Doch Sie sollten wissen, dass verschleppte Infekte schwerwiegende Folgen haben können. Nehmen Sie Krankheitszeichen deshalb ernst und gehen Sie frühzeitig zum Arzt. Grundsätzlich gilt: Ein fiebernder Säugling sollte innerhalb eines Tages einem Kinderarzt vorgestellt werden, auch wenn er ansonsten unauffällig ist (s. S. 56). Wenn Ihr Kind plötzlich viel schläfriger ist als sonst, nicht oder nur wenig trinken mag, rasch erschöpft ist, sich wenig bewegt, deutlich weniger Urin abgibt als gewohnt oder Sie als Eltern den Eindruck haben, dass »irgendwas nicht stimmt«, dann lassen Sie Ihr Kind vom Arzt untersuchen. Hören Sie auf Ihr Bauchgefühl. Die Natur hat Eltern mit einem sehr feinen Gespür dafür ausgestattet, wenn es ihrem Kind nicht gut geht. Ärzte wissen mittlerweile: Die elterliche Intuition ist so wichtig wie Messwerte, um einzuschätzen, ob ein Kind ernstlich krank ist. Sie müssen kein schlechtes Gewissen haben, wenn sich bei der Untersuchung herausstellt, dass es falscher Alarm war. Besser fünfmal zu oft nachgeschaut als einmal zu wenig. Jeder gute Kinderarzt wird dafür Verständnis haben.

So funktioniert es:

- **Warmes Wasser ins Waschbecken laufen lassen.** Wichtig: Die Temperatur mit dem eigenen Handgelenk prüfen, dort ist die Haut besonders empfindlich.
- **Das Baby auf den Waschtisch setzen und die Füße ins warme Wasser tauchen.** Halten Sie Ihr Kind gut fest, damit es nicht umkippen oder beim Plantschen wegrutschen kann.
- **Nach und nach wärmeres Wasser dazugeben.** Das Kind darf nicht mit dem Wasserstrahl in Berührung kommen.
- **Das Fußbad nach 10 Minuten oder wenn das Kind nicht mehr mitmacht, beenden.** Beine und Füße abtrocknen und das Baby in warme Tücher einwickeln.

Wenn Ihr Kind das Fußbad nicht mag, können Sie ihm stattdessen eine warme Wärmflasche an die Fußsohlen legen. Prüfen Sie auch hier unbedingt vorher die Temperatur.

Lüften und an die frische Luft gehen
Heizungsluft trocknet die Schleimhäute aus und macht sie anfälliger für Erkältungsviren. Deshalb sollten die Räume regelmäßig gelüftet werden. Dafür die Fenster ein paar Minuten weit öffnen. Dauerlüften mit gekippten Fenstern kühlt Räume unnötig aus, bringt aber nicht den erwünschten Luftaustausch.

Im Schlafzimmer sollte möglichst nicht oder nur wenig geheizt werden. Ist die Luft trotzdem sehr trocken, können Sie feuchte Handtücher über die Heizung hängen.

Babys dürfen mit einer Erkältung an die frische Luft, wichtig ist nur, dass sie nicht auskühlen. Ob das Kind warm genug ist, lässt sich am besten seitlich am Hals prüfen. Wenn die Hände des Babys kalt sind, ist das nicht schlimm, es darf aber auf keinen

Fall kalte Füße haben (s. S. 57). Wenn dicke Socken und Decke nicht ausreichen, kann eine warme — nicht heiße! — Wärmflasche an die Fußsohlen gelegt werden.

Schnupfen

Säuglinge können gleichzeitig trinken und atmen. Das hat mit ihrer besonderen Anatomie zu tun, führt aber dazu, dass ihnen mit verstopfter Nase das Atmen schwerfällt. Sie müssen die Mundatmung erst lernen.

Das hilft:
Nasentropfen mit physiologischer Kochsalzlösung (s. S. 63) oder aus Muttermilch. Muttermilch wirkt auf Nasensekret wie eine Art Spülmittel und bewirkt, dass es sich verflüssigt. Außerdem enthält sie wertvolle Antikörper, die das Kind schützen.

Meersalzlösung ist nicht besser, nur teurer.

So funktioniert es:
Mit dem sauberen kleinen Finger ein paar Tropfen Muttermilch abnehmen und dem Kind in jedes Nasenloch geben.

Absaugen
In Drogerien werden Geräte zum Absaugen des Nasensekrets angeboten. Wird die Nasenschleimhaut zu stark irritiert, kann sich sogar mehr Sekret bilden. Wir halten daher wenig von diesen Geräten.

WICHTIG: Wenn ein Baby nicht mehr gut trinkt und sogar Gewicht verliert, kaum Urin produziert und weniger als vier nasse Windeln in 24 Stunden hat, sollten Sie Ihren Kinderarzt kontaktieren. Das sind deutliche Warnzeichen.

Fieber

Die meisten Viren, die Infekte der oberen Atemwege auslösen, sterben bei einer Körpertemperatur von 39 °C ab.

Bis 38 °C spricht man bei Säuglingen von erhöhter Temperatur, erst danach von Fieber. Aber Vorsicht: Säuglinge können schon mit niedrigem Fieber sehr krank sein und ältere Babys hohes Fieber bis 39 °C oder sogar 40°C gut wegstecken und am nächsten Tag schon wieder putzmunter spielen. Die Körpertemperatur ist also nur ein Indikator. Beobachten Sie, wie gut Ihr Kind mit dem Fieber zurechtkommt und welchen Eindruck es insgesamt macht: ob es wach und interessiert wirkt oder schläfrig-matt, ob es gut trinkt oder die Mahlzeiten verweigert. Ein fiebernder Säugling sollte grundsätzlich immer innerhalb eines Tages einem Kinderarzt vorgestellt werden — auch wenn er sonst unauffällig ist.

Achten Sie darauf, dass Ihr Kind viel trinkt. Legen Sie es immer wieder an und bieten Sie ihm zusätzlich Tee und Wasser an.

Als grobe Richtlinie gilt:
Säuglinge:

Bis 38,0 °C	• Abwarten und beobachten
Ab 38,0 °C	• Waschungen des Oberkörpers, viel trinken
Ab 38,5 °C	• Wiederholte Waschungen des Oberkörpers. Wenn es dem Kind schlecht geht, eventuell fiebersenkende Medikamente geben, die auch schmerzstillend wirken.

Gewichtszunahme beim Baby

In den ersten Lebenstagen verlieren Babys an Gewicht. Spätestens ab dem fünften Tag sollte die Gewichtskurve wieder ansteigen und das Kind etwa nach dem zehnten Tag sein Geburtsgewicht erreicht haben. Bis zum Ende des zweiten Lebensmonats legt es dann kräftig zu: zwischen 170 und 300 Gramm extra pro Woche sind normal. Im dritten Monat verlangsamt sich die Gewichtszunahme allmählich auf 110 bis 130 Gramm wöchentlich, im fünften Monat auf 70 bis 140 Gramm (bis Ende des sechsten Lebensmonats).

Das sind Richtwerte, Schwankungen kommen immer wieder vor: Manche Kinder nehmen zeitweise 600 Gramm pro Woche zu. Fachleute sprechen von Aufholwachstum, das sich nach kurzer Zeit von selbst auf ein Normalmaß reguliert. Nach etwa drei bis fünf Monaten hat ein Baby sein Geburtsgewicht verdoppelt, bis zum ersten Geburtstag, spätestens aber mit 18 Monaten, ist es etwa dreimal so schwer.

Um die Gewichtsentwicklung eines Babys beurteilen zu können, gibt es die Perzentilenkurven. Es ist völlig unerheblich, ob ein Baby auf der 25. oder der 75. Perzentile steht. Solange es der Kurve entsprechend wächst, entwickelt es sich normal. Rutscht es von seiner Perzentilenkurve ab, sollte nach den Ursachen gesucht werden.

Babys ab 9 Monate und Kleinkinder:

Bis 38,5 °C	• Abwarten und beobachten
Ab 38,5 °C	• Wiederholte Waschungen des Oberkörpers, viel trinken
Ab 39,0 °C	• Die Waschungen eventuell mit fiebersenkenden Medikamenten kombinieren, wenn es dem Kind schlecht geht.

Neben der Höhe der Temperatur sollten Sie den Verlauf beobachten. Langsam steigendes Fieber kann man zunächst mit Waschungen des Oberkörpers senken. Steigt das Fieber sehr schnell und geht es dem Kind schlecht, kann früher mithilfe von Medikamenten gebremst werden. Aber: Steckt das Kind das Fieber gut weg, müssen Sie nicht behandeln. Gönnen Sie Ihrem Kind viel Ruhe und Körperkontakt.

Kinder mit hohem Fieber bekommen häufig kalte Füße. Das weist auf eine Zentralisierung des Organismus hin: Hände und Füße werden schlechter durchblutet, damit das Herz den Kreislauf stabilisieren kann. Geben Sie dem Kind mehr Flüssigkeit zu trinken und legen Sie ihm eine Wärmflasche an die Füße, das regt die Durchblutung an.

Wenn Kinder Fieber haben, kann der Wärmeverlust sehr groß sein. Ein hochfieberndes Kind sollte deshalb nicht nach draußen gebracht und im Kinderwagen herumgefahren werden.

Das hilft:
Waschungen des Oberkörpers mit warmem Wasser (s. S. 31).

Fiebersenkende Medikamente
Bei Säuglingen und Kleinkindern ist der Wirkstoff Paracetamol erste Wahl. Fieberzäpfchen eignen sich besser als Fiebersaft, weil kleine Kinder häufig infolge eines Infekts erbrechen müssen und damit die Gefahr besteht, dass sie einen Teil des Medikaments wieder ausspucken.

So funktioniert es:
- **Das Zäpfchen mit der Hand leicht anwärmen,** damit es sich leichter einführen lässt.
- **Mit dem stumpfen Ende voran einführen,** so wird es besser eingezogen.
- **Fiebersaft mit einer Pipette in den Mund geben,** aber möglichst nicht direkt nach einer Mahlzeit, weil sonst das Risiko besteht, dass ein Teil des Medikaments mit dem Bäuerchen wieder ausgespuckt wird.

WICHTIG: Drückt ein Kind ein Fieberzäpfchen heraus oder spuckt Fiebersaft aus, dürfen Sie ihm auf keinen Fall die gleiche Dosis noch einmal geben. Es drohen schwere Vergiftungen. Halten Sie sich unbedingt an die im Beipackzettel angegebenen Zeitabstände.

Fieberkrampf

Fieberkrämpfe treten zumeist am Anfang einer Infektion bei schnell ansteigendem oder hohem Fieber auf. Äußerlich ähnelt der Fieberkrampf einem epileptischen Anfall: Die Muskeln verkrampfen sich und das Kind verliert sein Bewusstsein oder wirkt abwesend. Es kommt zu rhythmischen Bewegungen beispielsweise der Arme und Beine.

Ärzte unterscheiden zwischen einfachen/unkomplizierten und komplizierten Fieberkrämpfen.

Waschungen wirken besser als Wadenwickel.

Mütze statt Schal

Erwachsene tragen bei Halsschmerzen Schals, bei Babys und Kleinkindern sollten Eltern darauf verzichten, um Unfälle zu verhindern. Die meiste Wärme verlieren kleine Kinder sowieso über den Kopf. Deshalb: Mütze aufziehen.

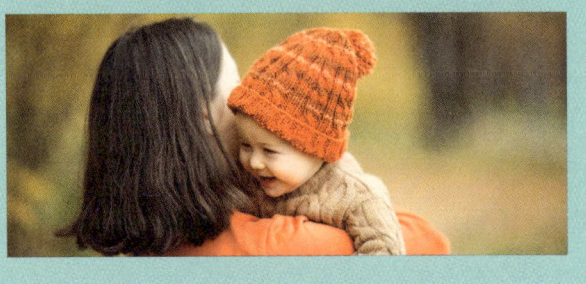

Was tun?

- Versuchen Sie, ruhig zu bleiben und das Kind zu beruhigen.
- Lassen Sie es liegen und sichern Sie seine Umgebung durch Kissen oder Decken ab.
- Versuchen Sie NICHT, die Bewegungen zu unterbinden, indem Sie das Kind festhalten.
- Geben Sie ihm nichts zu essen und zu trinken.
- Lagern Sie das Kind nach dem Anfall seitlich, damit Speichel aus dem Mund laufen kann.
- Kontaktieren Sie Ihren Arzt, bei mehreren Krämpfen nacheinander den Notarzt.

Einfache Fieberkrämpfe kommen in der Regel im Alter zwischen sechs Monaten und sechs Jahren vor. Meist ist der gesamte Körper betroffen. Der Krampfanfall dauert häufig nur ein bis zwei Minuten, niemals aber länger als 15 Minuten. Er wiederholt sich in den darauffolgenden 24 Stunden nicht. Nach einem Fieberkrampf ist das Kind meist müde und schläft. Lassen Sie es in jedem Fall von einem Kinderarzt untersuchen.

Komplizierte Fieberkrämpfe betreffen eher kleine Kinder (unter sechs Monaten) und ältere (über sechs Jahren). Ursache ist häufig eine Schädigung des Gehirns. Komplizierte Fieberkrämpfe haben oft einen Fokus, das heißt: Es sind nur bestimmte Körperregionen betroffen. Sie können aber auch generalisieren und dann den ganzen Körper erfassen. Die Anfälle treten oft mehrfach hintereinander auf, häufig folgen innerhalb von 24 Stunden weitere Krämpfe. Bei einem komplizierten Fieberkrampf sollten Sie den Notruf 112 wählen.

Wenn Ihr Kind öfter einfache Fieberkrämpfe bekommt, sollten Sie krampflösende Medikamente im Haus haben und dem Kind geben, sobald es anfängt zu krampfen. Lassen Sie das Kind anschließend ausschlafen. Beobachten Sie Ihr Kind und schildern Sie dem Kinderarzt den Vorfall.

WICHTIG: Fieberkrampf von Krampf bei Fieber unterscheiden
Fiebert ein Kind schon länger und bekommt dann plötzlich einen Krampfanfall, ist das ein Warnzeichen für eine Hirnhautentzündung (Meningitis). Das Kind muss schnellstmöglich im Krankenhaus untersucht und behandelt werden. Rufen Sie den Notruf 112.

Halsschmerzen

Halsschmerzen für sich kommen bei Säuglingen seltener vor als bei älteren Kindern. Sie äußern sich vor allem dadurch, dass das Baby schlecht trinkt. Verweigert ein Kind die Nahrung, sollte der Kinderarzt nach den Ursachen suchen.

Medikamenten-Beipackzettel verstehen

Beipackzettel von Medikamenten sind lang, klein gedruckt und vollgepackt mit Informationen. Das liegt an den rechtlichen Vorgaben, schreckt aber leider auch ab. Die gute Nachricht: Sie müssen nicht alles lesen. Und wenn Sie einmal verstanden haben, wie Beipackzettel aufgebaut sind, finden Sie relevante Informationen viel schneller.

Im ersten Abschnitt werden die Anwendungsgebiete beschrieben. Hier sind Krankheiten aufgeführt, bei denen das Medikament wirkt. Die Liste ist nicht immer vollständig. Es kann also sein, dass der Arzt ein Medikament für eine Krankheit verschreibt, die nicht aufgeführt ist.

Im zweiten Abschnitt folgen Hinweise, die vor der Einnahme zu beachten sind. Hier wird erklärt, unter welchen Umständen das Medikament nicht angewendet werden darf. Zu den typischen Gegenanzeigen gehören Schwangerschaft und Stillzeit oder Allergien gegen Wirkstoffe des Medikaments. Normalerweise achtet der Arzt darauf, nur geeignete Mittel zu verschreiben. Sicherheitshalber kann man aber selbst einen Blick auf diesen Abschnitt werfen.

Wichtig sind die Hinweise zu Wechselwirkungen mit Nahrungsmitteln. Manche Medikamente dürfen zum Beispiel nicht mit Milchprodukten eingenommen werden. Falls Sie oder Ihr Kind andere Medikamente einnehmen, sollten Sie sich auch die Hinweise zu Wechselwirkungen mit Medikamenten ansehen.

In Abschnitt drei wird beschrieben, wie das Medikament richtig eingenommen wird und ob zum Beispiel Abstände zu Mahlzeiten einzuhalten sind. »Vor dem Essen« heißt beispielsweise 30 bis 60 Minuten vor einer Mahlzeit.

In Abschnitt vier stehen die möglichen Nebenwirkungen. Diese Liste ist lang, weil auch seltene (weniger als 1 von 1000 Behandelten betroffen) und sehr seltene Nebenwirkungen (weniger als 1 von 10 000 Behandelten betroffen) aufgelistet werden müssen. Falls Sie Nebenwirkungen beobachten, sollten Sie unbedingt den Arzt informieren.

Abschnitt fünf erklärt schließlich, wie das Medikament aufbewahrt werden muss und wie lange es nach dem Öffnen angewendet werden darf. Manche Arzneien müssen im Kühlschrank oder dunkel gelagert werden, andere — wie zum Beispiel Augentropfen — sollten nicht länger als vier bis sechs Wochen zum Einsatz kommen.

Ihr Arzt wird Ihnen erklären, wie Sie ein Medikament anwenden sollen. Scheuen Sie sich nicht nachzufragen, wenn Ihnen irgendetwas unklar ist.

Das Journalistenprojekt »Plan G« erklärt ausführlich, wie man den Beipackzettel bezwingt: https://www.riffreporter.de/plan-g/beipackzettel-packungsbeilage-anleitung

Husten

Babys haben noch wenige Erkältungen, deshalb tritt auch der **Erkältungshusten** relativ selten auf. Hustet ein Kind öfter nachts, sollte es auf **Asthma bronchiale** untersucht werden. Machen Sie am besten eine Tonaufnahme, sie hilft dem Arzt bei der Diagnose (s. S. 93). Lang anhaltender, starker Husten kann auf Keuchhusten hinweisen. Ein plötzlich einsetzender, bellender Husten zusammen mit Atemnot spricht für **Pseudokrupp** (s. S. 65).

Das hilft bei Bronchitis-Husten:
Inhalieren von physiologischer Kochsalzlösung (s. S. 63) mithilfe eines Inhalationsgeräts (s. S. 94f.)

Hustensäfte

Sie nützen selten. Wer nicht darauf verzichten möchte, kann im ersten Lebensjahr Prospan geben — aber immer nach Rücksprache mit dem Kinderarzt. Bronchipret ist stärker wirksam, wird Säuglingen aber nicht verordnet.

Brustwickel (Bienenwachswickel)

Brustwickel sind bei Husten angenehm. Es gibt zahlreiche Anleitungen. Wir empfehlen einen Bienenwachswickel, weil er Wärme gut speichert und Husten gut lindern kann. Einen Bienenwachswickel herzustellen macht zwar Arbeit, einmal hergestellt lässt er sich aber einfach anwenden.

Das wird benötigt:
- 1 bis 2 Bienenwachsplatten ohne Zusätze aus der Apotheke,
- 1 weiches Innentuch aus Molton oder Baumwolle in Größe der Brust,

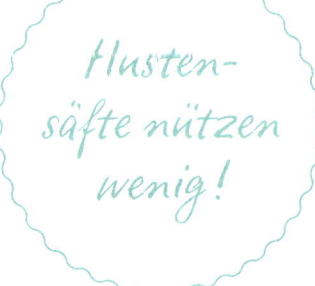

Hustensäfte nützen wenig!

- Messer und Fön oder ein altes Bügeleisen,
- alte Geschirrtücher als Unterlage,
- Heilwolle oder Baumwolle aus der Apotheke,
- Wickelhemd oder Wolltuch.

So funktioniert es:
- **Olivenöl in den Kochtopf geben.** Der Boden sollte bedeckt sein.
- **Die Wachsplatten darauflegen** und schmelzen lassen.
- **Das Wachs auf das Innentuch gießen.**
- **Das Tuch auf eine Unterlage legen.** Das Wachs mit dem Bügeleisen (Stufe 1) oder mithilfe von Fön und Messer gleichmäßig verteilen.
- **Das Tuch abkühlen lassen,** die Wachskanten abschneiden und in einem Plastikbeutel aufbewahren.
- **Den Wickel auf eine Schicht Heilwolle legen** und föhnen, sodass er weich und warm wird.

(Fortsetzung auf S. 62)

Wickel richtig anwenden

Wickel & Co. haben sich zu einer eigenen Wissenschaft entwickelt: Sie können auf vielfältige Weise Beschwerden lindern und bei Krankheiten helfen. Wir geben hier einen kurzen Überblick. Die konkreten Anwendungen sind bei den jeweiligen Krankheitsbildern besprochen.

Zu einem klassischen Kneippschen Wickel gehören drei Tücher:
1. Ein in der Regel nasses grobes Leinentuch, das direkt auf den Körper kommt.
2. Ein luftdurchlässiges Baumwolltuch, das als Zwischenlage das feuchte Tuch beidseitig überdecken muss.
3. Ein schmaleres Wolltuch (leichte Wolldecke, Flanelltuch), das den Wickel warm hält.

Kalte Wickel entziehen dem Körper Wärme. Die Blutgefäße ziehen sich kurzfristig zusammen, dadurch wird der Bereich mit weniger Sauerstoff und Nährstoffen, aber auch Entzündungsstoffen versorgt. Der Körper gleicht diesen Zustand schnell aus, es kommt zu einem Rückstrom der Wärme. Kälte senkt außerdem das Schmerzempfinden herab und hemmt akute Entzündungsprozesse.

Warme Wickel wirken vor allem krampflösend und entspannend. Weil die Haut besser durchblutet wird, gelangen mehr Nährstoffe und Sauerstoff in den behandelten Bereich.

Statt warmem oder kaltem Wasser können auch **Kräuter und andere Wirkstoffe in flüssiger oder Salbenform** zugesetzt werden. Sie werden über die Haut leicht aufgenommen und wirken in der Tiefe.

Wickel sind also in medizinischer Hinsicht hochwirksam. Die Zubereitung und Anwendung zeigen dem Kind außerdem: »Ich kümmere mich um dich«, und das tut kranken Kindern immer gut.

Grundregeln für Wickel
• Die Anwendung sollte angenehm sein. Fühlt sich das Kind damit unwohl, muss der Wickel weg. Fragen Sie zwischendurch nach.
• Kalte Wickel gehören nie auf kalte Haut. Wer fröstelt, mag keine zusätzliche Kälte.
• Friert das Kind während der Anwendung, war der Wickel zu kalt – brechen Sie ab.
• Nach der (Kalt)-Anwendung muss sich der Körper aufwärmen. Planen Sie eine Ruhephase ein.
• Je mehr die Temperatur des Wickels von der Körpertemperatur abweicht, desto stärker ist der Reiz. Schwache und mittlere Reize sind besser als starke. Jüngere Kinder reagieren schneller auf Wärme- und Kältereize als ältere.
• Die Temperatur mit einem Thermometer überprüfen. »Fühlen« ist nicht verlässlich. Insbesondere warme Wickel unbedingt kontrollieren, damit sich das Kind nicht verbrennt.
• In Ruhe arbeiten. Erklären Sie dem Kind, was Sie tun und warum der Wickel ihm hilft. Für kleine Kinder können Sie sich eine Wickelgeschichte ausdenken und vielleicht auch vorher dem Kuscheltier einen Wickel anlegen.

- **Das Wachstuch auf die nackte Brust legen.** Wichtig: Vorher unbedingt die Temperatur auf der eigenen Brusthaut prüfen, damit sich das Kind nicht verbrennt.
- **Erst die Wolle, dann das Wickelhemd überziehen** oder das Wolltuch fest um die Brust wickeln, damit der Wickel nicht so schnell auskühlt.
- **Der Wickel kann die ganze Nacht liegen bleiben.** Bei starkem Husten eventuell zwischendurch erneut erwärmen.

Asthma bronchiale betrifft vor allem Kleinkinder (s. S. 91), kann aber schon bei Säuglingen auftreten. Es wird meist durch Infektionen der oberen Atemwege ausgelöst. Ein allergisches Asthma ist sehr selten.

Kinder mit Asthma werden nach einem Stufenschema behandelt.

Stufe 1 beginnt beim ersten Schnupfen. Die Kinder inhalieren physiologische Kochsalzlösung kombiniert mit Salbutamol und Atrovent, das sind lungenerweiternde Medikamente. Allerdings kann es gut sein, dass Salbutamol nur schwach oder noch gar nicht wirkt, weil die Rezeptoren, an die das Medikament andockt, erst im Laufe des ersten Lebensjahres ausgebildet werden. Man muss deshalb ausprobieren, ob ein Kind auf die Behandlung anspricht oder nicht. Sagen Sie Ihrem Kinderarzt Bescheid, wenn die gewünschte Wirkung ausbleibt.

Lassen unter dieser Behandlung Husten und nächtliches Pfeifen nach, darf das Kind langsam mit dem Inhalieren aufhören. Kommt es zur Verschlechterung der Symptome, wird die Behandlung wie bei Kleinkindern intensiviert (s. S. 93ff.).

Bindehautentzündung

Infekte der oberen Atemwege führen bei Babys fast immer zu einer Entzündung der Augenschleimhäute, der sogenannten Bindehaut. Rote, tränende Augen sind bei Schnupfen also fast normal. Atemwegsinfekte werden in den allermeisten Fällen durch Viren ausgelöst, auch die meisten Bindehautentzündungen sind viral bedingt.

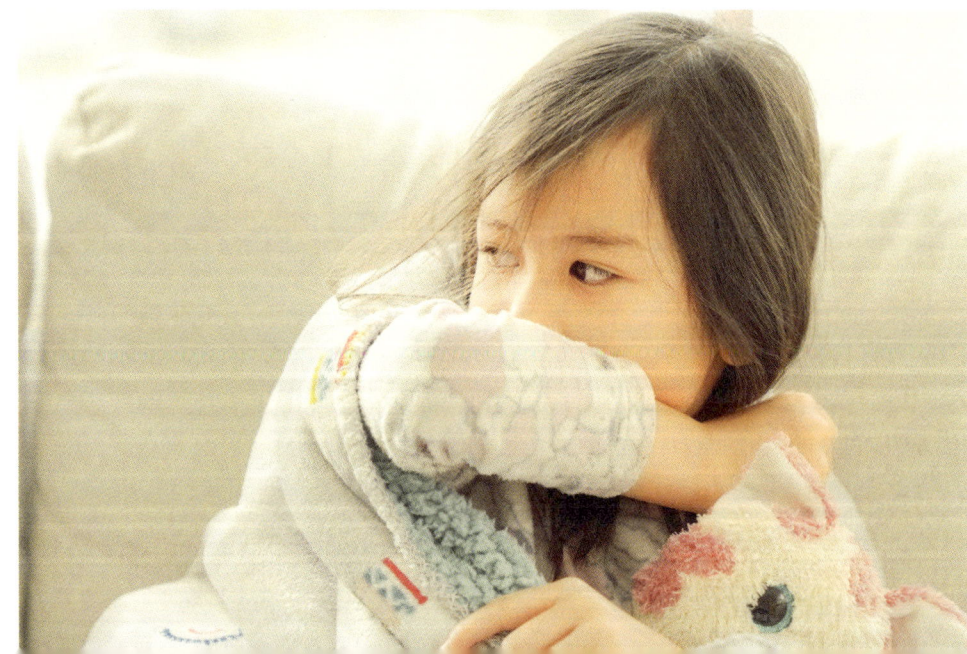

Eine solche normale Bindehautentzündung muss in der Regel nicht behandelt werden. Mit physiologischer Kochsalzlösung kann man das Auge reinigen und die Beschwerden lindern. Physiologische Kochsalzlösung lässt sich leicht selbst herstellen, man muss keine teuren Fertigpräparate oder die besonders teuren Meersalzlösungen kaufen.

Das Auge von außen nach innen reinigen

So funktioniert es:
- 1 gestrichenen TL Salz (4,5 Gramm) in ½ Liter kochendem Wasser auflösen, anschließend abkühlen lassen. So bekommen Sie eine 0,9-prozentige Kochsalzlösung, die dem Salzgehalt der Körperflüssigkeit entspricht.
- Ein Wattepad in die Flüssigkeit tauchen und das Auge sanft von der Außen-zur Innenseite hin auswaschen.

WICHTIG: Physiologische Kochsalzlösung darf höchstens 24 Stunden verwendet werden. Das gilt für selbst hergestellte Lösung genauso wie für gekaufte Portionspackungen nach dem Öffnen.

Über Nacht kann das Sekret austrocknen und die Augen verkleben. Physiologische Kochsalzlösung hilft, die Augenlider zu lösen.

So funktioniert es:
- Wattepad mit physiologischer Kochsalzlösung tränken und auf die geschlossenen Lider legen.
- Sobald das Sekret aufweicht, die Augen sanft von der Außen- zur Innenseite hin, also nasenwärts, auswaschen.

Eine normale, virale Bindehautentzündung kann von heute auf morgen in eine eitrige Bindehautentzündung umschlagen. Diese gefährlichere Form wird durch Bakterien ausgelöst und ist hoch ansteckend. Sie erkennen die Erkrankung am eitrigen Sekret, einer milchigen, rahmartigen, bräunlich-grünlichen Flüssigkeit, die unter den Lidern hervorquillt. Gehen Sie unbedingt zum Kinderarzt, er verschreibt zur Behandlung antibiotische Augentropfen oder -salbe. Unbehandelt kann eine eitrige Bindehautentzündung gefährlich werden. In früheren Zeiten führte sie häufig zum Erblinden (s. S. 65).

TIPP
Rezept vorab

Kinderärzte geben Eltern manchmal schon bei einer viralen Bindehautentzündung vorsorglich ein Rezept für antibiotische Augentropfen oder -salbe mit. So können sie die Medikamente bei Bedarf schnell besorgen. Wichtig: Bei einer viralen Bindehautentzündung helfen Antibiotika nicht. Die Medikamente sollten wirklich nur dann angewendet werden, wenn sich eine eitrige bakterielle Entzündung bildet.

Gefährliche Erkrankungen

Sie kommen zum Glück selten vor, deswegen werden wir in diesem Buch nicht das
große Spektrum gefährlicher Kinderkrankheiten ausbreiten. Auf einige wichtige
wollen wir Sie aber aufmerksam machen, da sie oft schleichend beginnen, sich nur
mit mäßigen Temperaturerhöhungen ankündigen und plötzlich lebensbedrohlich
werden können.

Diese Erkrankungen sind lebensgefährlich:

Erkrankung	Symptome ›› Was tun? ›› Gefahren
Nierenbecken-entzündung	Infektionen der Harnwege werden leicht übersehen, da sie bei Säuglingen oft nur sehr diskrete Symptome hervorrufen. Wiederholte Fieberschübe gehören dazu, wobei das Fieber häufig kaum über 38 °C steigt. Gehen Sie trotzdem zu Arzt. Eine Nierenbeckenentzündung kann eine Blutvergiftung verursachen (die so genannte Urosepsis).
Late onset sepsis des Neugeborenen	Die spät beginnende Sepsis der Neugeborenen ist sehr selten. Die Kinder infizieren sich während der Geburt mit Streptokokken und zeigen oft wochenlang kaum schwere Krankheitszeichen, sondern vielleicht nur eine Trinkschwäche und Fieberschübe. Innerhalb von wenigen Stunden kann es aber zu einer schweren und unter Umständen tödlichen Blutvergiftung kommen. Jedes Neugeborene, das plötzlich einen kranken Eindruck macht, berührungsempfindlich wird und von einem Moment zum anderen zu schwach ist, um zu trinken, muss umgehend von einem Kinderarzt, eventuell auch in einer Kinderklinik untersucht werden.
Bronchiolitis	Das RSV Virus (Respiratory Syncytial Virus) verursacht bei größeren Kindern und bei Erwachsenen oft nur eine Art Erkältungsschnupfen, manchmal auch eine schwere Bronchitis oder eine lang anhaltende Überempfindlichkeit der Atemwege. Bei Säuglingen kann es passieren, dass die kleinsten Bronchien befallen werden. Es kommt zur sogenannten Bronchiolitis, einer schweren, mitunter lebensbedrohlichen Erkrankung. Die Säuglinge leiden unter extremer Atemnot, können kaum mehr husten, bekommen blaue Lippen und drohen zu ersticken. Sie müssen dringend stationär behandelt und mit Sauerstoff versorgt werden. Zögern Sie nicht, einen Notarzt zu alarmieren (112)!
Lungen-entzündung	Lungenentzündungen kommen auch bei Säuglingen vor, häufiger aber bei älteren Kindern. Warnzeichen und Behandlungsmöglichkeiten sind im Kapitel »Kleinkind« (s. S. 99) beschrieben.

Diese Erkrankungen können gefährlich werden:

Erkrankung	Symptome ›› Was tun? ›› Gefahren
Nabelinfektion	Unsichere Eltern, die sich scheuen, den Nabelstumpf zu berühren und das Nabelbett ausführlich zu reinigen, laufen Gefahr, eine Nabelinfektion zu übersehen. Die Infektion kann sich ausbreiten, Fieber verursachen und zu einer allgemeinen Blutvergiftung (Sepsis) führen. Scheuen Sie sich nicht, den Nabel anzufassen, Sie tun Ihrem Neugeborenen damit nicht weh.
Pseudokrupp	Der erste Kruppanfall des eigenen Kindes kommt für die meisten Eltern aus heiterem Himmel und bringt sie leicht in Panik. Nachdem der Säugling mehr oder weniger unkompliziert eingeschlafen ist, wacht er nach zwei bis drei Stunden unvermittelt unter Gebrüll auf und bekommt keine Luft mehr. Wichtig ist jetzt, dass Sie versuchen, ruhig zu bleiben. Nur so können Sie Ihr Kind beruhigen — eine wichtige Voraussetzung, damit es wieder normal Luft bekommt.
	Nehmen Sie Ihr Kind behutsam auf den Arm, streicheln Sie es, tragen Sie es ans offene Fenster. Oder gehen Sie mit ihm ins Bad und lassen Sie heißes Wasser aus der Duschbrause laufen. Kühle und feuchtwarme Luft lindern die Beschwerden. • Ermutigen Sie das Kind, mit Ihnen zusammen hechelnd zu atmen. • Geben Sie ihm ein Placebo, zum Beispiel 1 TL mit Zucker und Wasser. • Cortisonzäpfchen sorgen dafür, dass der Kehlkopf abschwillt. Die Wirkung setzt nach etwa 20 Minuten ein, als Placebo helfen sie schon vorher. Meistens sind keine Cortisonzäpfchen nötig, es ist aber beruhigend, sie zur Sicherheit im Haus zu haben. • Rufen Sie im Notfall den Notarzt — nicht den Krankenwagen. Vermeiden Sie unbedingt, selbst kopflos mit dem eigenen Wagen durch die Stadt zu fahren.
	Am Tag nach dem Pseudokrupp-Anfall sollten Sie den Kinderarzt aufsuchen, um den Verlauf der Erkrankung zu kontrollieren und Notfallzäpfchen zu besorgen. Pseudokrupp-Anfälle können sich bis weit ins Schulalter hinein wiederholen. Da die meisten Eltern von Mal zu Mal besser damit umgehen können, werden die Anfälle in der Regel immer schwächer.
Eitrige Bindehautentzündung	Bei einer eitrigen Bindehautentzündung tritt eitriges, milchig-rahmartiges Sekret aus den Augen aus. Diese Form der Bindehautentzündung ist sehr ansteckend und muss mit antibiotischen Augentropfen oder -salben behandelt werden. Wichtig: Nach dem Abklingen der Symptome müssen Sie die Medikamente noch drei bis vier Tage anwenden, sonst drohen Rückfälle. *So funktioniert es:* • Am besten sind Sie zu zweit. Einer steht am Kopf des Kindes und lenkt es mit Fingerspielen oder Ähnlichem ab. Der andere steht auf Höhe des Oberkörpers, zieht mit einer Hand den Bindehautsack des Kindes leicht nach unten und gibt mit der anderen Hand die Augentropfen oder einen Zentimeter Salbe hinein. Die Medikamente verteilen sich dann ganz von alleine. • Die Pipette oder die Salbentube immer schräg schalten, nicht senkrecht, weil sich das Kind sonst verletzen kann, wenn es herumstrampelt und sich wehrt. • Geht ein Tropfen daneben, dürfen Sie es noch einmal probieren. Bei Augentropfen oder -salbe droht keine Überdosierung. • Reibt sich das Kind anschließend die Augen, verteilt es das Medikament noch besser.

Magen-Darm-Erkrankungen

Bauchschmerzen

Säuglinge leiden oft unter Bauchschmerzen: Sie ziehen dann ihre Beinchen an, sind unruhig, weinen und wechseln häufig die Körperhaltung. Untersuchen Sie das Bäuchlein ruhig erst mal selbst.

So funktioniert es:
• Legen Sie Ihr Kind auf den Rücken.
• Heben Sie mit der einen Hand beide Beinchen hoch, damit die Bauchdecke entspannt ist.
• Schaukeln Sie das Kind sanft hin und her.
• Tasten Sie gleichzeitig mit der anderen Hand den Bauch ab, zunächst außerhalb der Nabelgegend, dann überall. Gehen Sie zum Arzt, wenn
> das Kind an einer bestimmten Stelle auf Druck reagiert.
> Sie irgendwo eine Verdickung der Bauchorgane (»Resistenz«) ertasten.

Wenn die Schmerzen stark sind, müssen Sie rasch Hilfe organisieren!

• Finden Sie beim Abtasten keine Auffälligkeiten, können Sie den Bauch sanft massieren: Ein paar Tropfen Öl auf die Hand geben und sie im Uhrzeigersinn über den Bauch streichen, bis die Schmerzen abklingen und sich das Kind beruhigt.

Bleiben die Schmerzen bestehen oder kehren sie immer wieder zurück, sollte der Kinderarzt nach den Ursachen suchen. Bauchschmerzen können auf ernst zu nehmende Krankheiten

wie gefährliche Magen-Darm-Infektionen, eine Darmverschlingung, Missbildungen und Harnwegsinfektionen hinweisen.

Blähungen und Dreimonatskoliken

Säuglinge, die häufig schreien, schlucken dabei viel Luft, die dann im Bauch drückt, was weh tut und zu noch mehr Weinen führt. Auch beim Trinken gelangt Luft in den Bauch, je hastiger und gieriger das Kind trinkt, desto mehr. Die Milch schäumt im Magen auf und es dauert etwa 20 Minuten, bis dieser Schaum zu einer großen Blase zusammenfällt. Erst dann kann die Luft aufgestoßen werden oder als Pups entweichen.

Das hilft bei Blähungen:
Polisiloxan lässt den Schaum rascher zusammenfallen. Das Mittel sollte unmittelbar vor dem Trinken (und nicht im Fläschchen) verabreicht werden. Da es nicht vom Körper aufgenommen wird, ist es gänzlich unschädlich.

Tragegriffe, die den Bauch entlasten
Hockgriff: Nehmen Sie Ihren Säugling hoch und drehen Sie ihn mit dem Rücken zu sich, so dass er mit seinem Rücken an Ihrer Brust lehnt. Halten Sie ihn an beiden angewinkelten Oberschenkeln gut fest. Es sieht jetzt aus, als würde er auf einem Töpfchen sitzen. Seine Wirbelsäule leidet darunter nicht, weil sie an Ihrer Brust stabilisiert ist. Achten Sie aber darauf, dass seine Wirbelsäule aufrecht bleibt und das Köpfchen nicht nach vorne kippt. In dieser Haltung können Sie mit

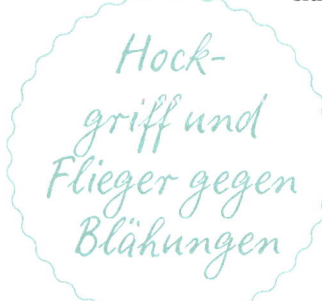

Hock-griff und Flieger gegen Blähungen

dem Kind durch die Wohnung gehen und ihm etwas vorsingen (es spürt die Vibration Ihrer Stimme). Früher oder später kommt der ersehnte Rülpser.

Fliegergriff: Legen Sie sich den Säugling mit dem Bauch nach unten auf Ihren Arm, sodass Arme und Beine locker nach unten hängen. Der Kopf muss abgestützt sein. Tragen Sie Ihr Kind in dieser Haltung durch die Wohnung.

Massage

Mit Kümmelöl pur oder besser im Verhältnis 1:10 mit Olivenöl verdünnt.

Mit Windsalbe aus Anis, Fenchel, Kümmel, Basilikum-, Kirschlorbeer- oder Majoranöl.

So funktioniert es:
Mit Öl oder Salbe im Uhrzeigersinn, dem Verlauf des Dickdarms folgend, sanft den Bauch massieren.

Was hilft wie?
Verschiedene Heilpflanzen und ihre Wirkung

Bei Magen-Darm-Beschwerden helfen folgende Arzneipflanzen — als Tee oder Öl. Bitte achten Sie auf die für jedes Alter angegebenen Rezepturen und Anwendungen.

Anisfrüchte (*Anisi fructus*): enthalten ätherisches Öl, wirken krampflösend.
Enzianwurzel (*Gentianae radix*): enthält Bitterstoffe, regt Appetit und Verdauung an.
Fenchelfrüchte (*Foeniculi fructus*): enthalten ätherisches Öl, wirken krampflösend und entblähend.
Flohsamenschalen (*Psylli semen*): Quellstoff, hilfreich bei Verstopfungen.
Heidelbeerfrüchte (*Myrtilli fructus*): enthalten Gerbstoffe, helfen bei Durchfall. Man benutzt die getrockneten Beeren.
Ingwerwurzelstock (*Zingiberis rhizoma*): enthält ätherische Öle und Scharfstoffe. Wirkt direkt gegen Brechreiz, entleert den Magen, steigert die Darmfunktion, fördert die Verdauung.
Kalmuswurzelstock (*Calami rhizoma*): enthält Bitterstoffe und ätherische Öle, verstärkt die Bildung von Magensaft, wirkt appetitanregend, krampflösend und reizlindernd, fördert die Durchblutung.
Korianderfrüchte (*Coriandri fructus*): enthalten ätherisches Öl, fördern die Verdauung, wirken krampflösend und entblähend.
Kümmelfrüchte (*Carvi fructus*): helfen gegen Blähungen.
Lavendelblüten (*Lavandulae flos*), **Lavendelöl**: helfen gegen Magen-Darm-Beschwerden, Unruhe.
Melissenblätter (*Melissae folium*), **Melissenöl**: mindern Druck- und Völlegefühl, wirken entblähend, fördern den Gallefluss.
Pfefferminzblätter (*Menthae piperitae folium*): wirken krampflösend, entzündungshemmend, entblähend, regen den Appetit an.
Süßholzwurzel (*Liquiritiae radix*): wirkt krampflösend und entzündungshemmend, auch gegen Helicobacter pylori wirksam, den Erreger von Magengeschwüren.

Tee gegen Blähungen und bei Koliken

Rezept:

Kamillenblüten (geschnitten)	30 g
Pfefferminzblätter (geschnitten)	20 g
Kümmelfrüchte (angestoßen)	20 g
Fenchelfrüchte (angestoßen)	30 g

Zubereitung:
1 TL der Mischung mit 100 ml heißem Wasser übergießen, 10 Minuten ziehen lassen, abseihen, abkühlen lassen und dem Kind zu trinken geben.

Unter **Dreimonatskoliken** leiden gestillte und ungestillte Kinder. Die Ursache ist oft unklar, man geht davon aus, dass es sich um Anpassungsstörungen handelt. Wenn leichtes Massieren nicht hilft, sollten Sie zum Kinderarzt gehen und Ihr Kind einmal gründlich untersuchen lassen, um ernsthafte Ursachen auszuschließen.

Gastroösophagealer Reflux

Bei vielen Säuglingen ist der Verschlussmechanismus, der ein Rückfließen von Mageninhalt in die Speiseröhre behindert, noch nicht ausreichend entwickelt. Beim Hinlegen fließt also immer wieder saurer Magensaft in die Speiseröhre, das schmerzt. Die Säuglinge weinen, sobald sie länger liegen. Oft reagieren die Kinder auch empfindlich auf Druck in der Magengrube.

Das hilft:
- **Gründliches Aufstoßen:** Das Kind nach dem Trinken länger auf dem Schoß halten oder im Hockgriff (s. S. 66) tragen.
- **Schräge Lagerung:** Zwei dicke Bücher unter die Bettpfosten am Kopfende legen, ideal ist ein Gefälle von ungefähr 45 Grad.
- **Angedickte Milchnahrung verwenden.**

Gehen Sie rechtzeitig zu Ihrem Kinderarzt, wenn Sie nicht zurechtkommen oder Ihr Säugling nicht zunimmt!

Durchfall – Brechdurchfall

Durchfall kann für Säuglinge schnell lebensbedrohlich werden, weil der Körper viel Flüssigkeit und Salz verliert. Beobachten Sie Ihr Kind genau und achten Sie darauf, dass es viel trinkt.

Das hilft:
Orale Rehydratationslösungen (ORL): Diese Getränke gibt es fertig zu kaufen. Sie enthalten Flüssigkeit, Traubenzucker und Salze in der genau richtigen Menge.

So funktioniert es:
Bieten Sie Ihrem Säugling zwischen den normalen Mahlzeiten immer wieder ein Fläschchen mit ORL an. Normalerweise spürt das Kind, wie viel es braucht. Achten Sie auf die Warnzeichen, die wir weiter unten beschreiben! Parallel dazu stillen oder füttern Sie Ihr Kind wie gewohnt.

Ältere Babys, die schon Beikost bekommen, sollten bevorzugt folgende Nahrungsmittel essen:
- Karottensuppe (kein dicker Karottenbrei, da dieser massive Verstopfungen verursachen kann.)
- Reisschleim
- Karottenreissuppe
- Kartoffelbrei ohne Fett
- geriebener Apfel
- zerdrückte Banane
- Zwieback
- Toast
- Knäckebrot ohne Belag
- Salzstangen
- magere Fleischbrühe mit Reis, Nudeln oder Grieß.

Bei diesen **Warnzeichen** sollten Sie zum Arzt gehen:

- **Verlust von mehr als 5 Prozent** des Körpergewichts innerhalb eines Tages. Das Kind droht auszutrocknen und muss eventuell im Krankenhaus behandelt werden.
- **Verminderter Urin,** d. h. weniger als vier nasse Windeln pro Tag oder mehr als sechs Stunden trockene Windeln; dunkler, konzentrierter Urin.
- **Aceton-Geruch in der Atemluft** oder im Urin. Man kennt diesen Geruch von Lösungsmitteln oder Nagellackentferner. Er weist auf eine schwere, durch Energiemangel entstandene Stoffwechselstörung hin, die Kinder müssen in der Folge immer und immer wieder erbrechen (acetonämisches Erbrechen), was lebensgefährlich werden kann.
- **Große und häufige oder blutige Durchfälle.** Oder wenn die Durchfälle länger als sieben Tage andauern.

Alarmzeichen, die sofort eine **Notfallbehandlung im Krankenhaus** nötig machen:

- Blutige Durchfälle
- Starke Bauchschmerzen
- Das Kind trinkt über mehr als vier Stunden nichts.
- Wenn zum Durchfall Fieber dazukommt (> 38 °C bei Säuglingen unter 3 Monaten, > 39 °C bei älteren Kindern). Fieber kann auf eine Blutvergiftung (Sepsis) hinweisen.
- Eingeschränktes Bewusstsein (Lethargie)
- Kalter Schweiß
- Eingesunkene Augen
- Eingesunkene Fontanelle
- Trockene Zunge
- Fehlende Tränen
- Schlaffe Körperhaltung (Kraftlosigkeit)
- Verlust von mehr als neun Prozent des Körpergewichts

- Sehr tiefe und beschleunigte Atmung
- Abnormal schneller Puls

Infolge einer Durchfallerkrankung kann es zu einer vorübergehenden Laktose-Intoleranz kommen. Der Durchfall dauert dann länger und ist von häufigen Blähungen begleitet. Sprechen Sie mit dem Kinderarzt, er wird die Nahrung gegebenenfalls für einige Woche umstellen (zum Beispiel Verzicht auf laktosehaltige Kuhmilchprodukte). Machen Sie solche Diäten aber bitte nicht eigenmächtig. Zu groß ist das Risiko, dass dem Kind wichtige Nährstoffe fehlen.

Erbrechen

Muss das Kind erbrechen und gibt es Anzeichen für ein Austrocknen (siehe linke Spalte) sollten Sie ihm alle ein bis zwei Minuten 5 ml der oralen Rehydratationslösung (ORL) geben, insgesamt etwa 40 bis 50 ml pro Kilogramm Körpergewicht in vier Stunden.

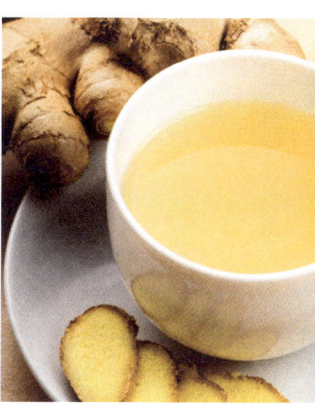

Älteren Säuglingen und Kleinkindern hilft Ingwer-Tee oder Ingwer-Sirup mit Traubenzucker: Ingwer entleert den Magen, der Traubenzucker macht den scharfen Geschmack erträglich und verhindert das acetonämische Erbrechen (siehe linke Spalte).

In diesen Fällen sollten Sie zum **Arzt** gehen:

- Immer bei Säuglingen unter drei Monaten oder acht Kilogramm Körpergewicht
- Fieber höher als 38 °C (bei Säuglingen unter drei Monaten) oder höher als 39 °C (bei Kindern bis drei Jahren)
- Bei Vorliegen schwerer Grunderkrankungen

wie Diabetes mellitus oder Nieren-
erkrankungen
• Wenn das Kind wiederholt erbricht
• Bei Problemen mit der Gabe von
oraler Rehydratationslösung (ORL)

Verstopfung

Voll gestillte Säuglinge können bis zu siebenmal am Tag oder nur einmal pro Woche Stuhl
in der Windel haben — beides ist normal.
Sprechen Sie mit Ihrem Kinderarzt, wenn Sie
sich Gedanken machen. Sehr fester Kot kann
Schmerzen verursachen. Möglicherweise
bekommt der Säugling zu wenig Flüssigkeit
oder zu viel stopfendes Gemüse wie Karotten.

Das hilft:
Nahrungsumstellung: Geben Sie dem
Kind zum Beispiel Kürbis statt Karotten.
Olivenöl: 10 Tropfen ins Fläschchen,
ins Gläschen oder auf die Zunge geben.
Milchzucker kann Erleichterung
schaffen, er wird gegebenenfalls vom
Kinderarzt verordnet (ebenso wie in
Sonderfällen Movicol). Füllstoffe wie
Leinsamen werden für Säuglinge nicht
empfohlen.

Begleitende Bauchschmerzen können Sie
mit Tee gegen Blähungen und Koliken
(s. S. 67) behandeln.

Gefährliche Erkrankungen

Manche Symptome weisen auf ernsthafte Erkrankungen hin. Rechtzeitig erkannt, kann
man den Kindern gut helfen. Sprechen Sie mit Ihrem Kinderarzt.

Erkrankung	Symptome ›› Was tun? ›› Gefahren
Scheinbare Verstopfung bei Unterernährung	Bei Säuglingen, die zu wenig trinken oder essen oder immer wieder erbrechen müssen, kann der Eindruck entstehen, sie hätten Verstopfungen. Fachleute sprechen von einer »Scheinobstipation«. Bitte wenden Sie sich an Ihren Kinderarzt. Es ist wichtig, den Säugling vor und nach jeder Mahlzeit zu wiegen, um die Trinkmenge zu kontrollieren.
Erbrechen im Strahl — Magen-pförtnerkrampf und andere Fehl-bildungen	Bei manchen jungen Säuglingen ist der Magenausgang (Magenpförtner) krampfhaft verengt. Die Kinder müssen fast jede Mahlzeit in weitem Bogen erbrechen, dadurch droht eine massive Unterernährung. Gehen Sie unbedingt zum Arzt. Die Erkrankung lässt sich in der Regel gut mit Medikamenten behandeln. Nur in seltenen Fällen muss operiert werden.
Morbus Hirschsprung	Morbus Hirschsprung ist eine angeborene Erkrankung. Bei den betroffenen Kindern ist die Nervenversorgung im Enddarm gestört, sodass der Stuhlgang kaum oder nur mit großer Anstrengung möglich ist. In der Folge leiden die Kinder unter einer chronischen Verstopfung und haben einen festen, aufgetriebenen Bauch. Sie müssen in der Regel operiert werden. Die Krankheit ist selten und betrifft Jungen häufiger als Mädchen.
Mukoviszidose	Mukoviszidose ist eine Erbkrankheit. Die Kinder haben Bauchschmerzen, können den Darm nur schwer entleeren, haben fettige Stühle und gedeihen schlecht. Normalerweise produzieren die Schleimdrüsen im Verdauungstrakt, den Atemwegen und der Haut einen dünnflüssigen Schleim. Bei der zystischen Fibrose (= Mukoviszidose) ist der Schleim aber zäh und klebrig. Beim Säugling ist zunächst vor allem der Verdauungstrakt betroffen. Später spielen die Atemwege und Erkrankungen der Nasennebenhöhlen eine größere Rolle. Inzwischen werden Kinder beim Neugeborenentest auf Mukoviszidose untersucht. Das erlaubt die frühe Diagnose und Behandlung. Eine Gentherapie scheint möglich zu sein. Die Versorgung bleibt aber spezialisierten Zentren vorbehalten.

Hauterkrankungen

Windeldermatitis

Windeln sind eine praktische Erfindung, sie verursachen aber eine feuchte Kammer, in der die zarte Babyhaut aufgeweicht wird. Durch den Kontakt mit saurem Urin und Reizstoffen im Kot kann sich die Haut leicht entzünden. Sie wird anfälliger für Superinfektionen durch Bakterien und Pilze. Eine Windeldermatitis äußert sich durch Juckreiz, Schmerzen und Rötungen, manchmal bilden sich auch offene, nässende Stellen.

Das hilft zur Vorbeugung:
• Benutzen Sie gut absorbierende Wegwerfwindeln. Sie sind Stoffwindeln überlegen.
• Die Windeln häufig wechseln.
• Die Haut mit Wasser oder Feucht-/Öltüchern reinigen.
• Wenn überhaupt, nur nach dem Stuhlgang Seife benutzen. Keine normalen, sondern synthetische Seifen verwenden.
• Keine fetten Salben auf die Haut auftragen.
• Bei empfindlicher Haut schützende Pasten, zum Beispiel weiche Zinkpaste, verwenden.

Zur Behandlung:
Kristallviolett 0,1 % oder Chlorhexidin-Lösung 3 % in Wasser (s. Kasten Seite 72)

Rezept: Methylrosanilinchlorid-Lösung 0,1 % [NRF 11.69]

So funktioniert es:
• Den Windelbereich reinigen.
• Kristallviolett auf die rote Haut pinseln, danach das Kind normal wickeln.
• Die blau-lila Farbe verschwindet nach ein bis zwei Tagen, dann bei Bedarf die Haut erneut bestreichen. Kristallviolett darf man nicht mehrmals am Tag auftragen, sonst ist die Konzentration zu hoch. Die Grundregel lautet: »Nie Blau auf Blau, nur Blau auf Rot!«

Feuchte Umschläge oder Sitzbad mit gerbstoffhaltigen Zusätzen wie Tannolact
So funktioniert es:
• Gerbstofflösung Tannolact nach Empfehlung des Herstellers zubereiten.
• Ein sauberes Leinentuch oder eine alte Stoffwindel auf passende Größe zurechtschneiden.
• Das Tuch mit der Gerbstofflösung befeuchten.
• Die wunden Stellen im Windelbereich mit dem feuchten Tuch bedecken und möglichst lange offen liegen lassen.
• Alternativ: Tannolact nach Empfehlung des Herstellers zubereiten, in eine Schüssel geben und das Baby hineinsetzen.
• Mit Zinkpaste nachbehandeln.

Antimykotische oder antibiotische Salbe gegen Pilze oder Bakterien: Besprechen Sie mit Ihrem Arzt, wie lange und wie oft Sie die Medikamente anwenden müssen.

Mundfäule

Dabei handelt es sich um eine sehr schmerzhafte Entzündung der Mundschleimhaut. Sie wird in der Regel durch Herpesviren ausgelöst, die viele Menschen in sich tragen, ohne etwas davon zu spüren. Werden die Herpesviren zum Beispiel durch Fieber aktiviert, bilden sich die sogenannten Fieberbläschen. Säuglinge können sich bei älteren Kindern oder Erwachsenen mit Fieberbläschen anstecken, weshalb Betroffene unbedingt Abstand halten sollten.

Kommt es zu einer Ansteckung, bleibt die Infektion meistens ohne Symptome, Fachleute sprechen von einer stillen Feiung. Doch zwei Prozent der infizierten Säuglinge erkranken mitunter schwer (s. u.), am häufigsten an der sehr schmerzhaften Mundfäule. Die Schleimhäute entzünden sich und schwellen an, es bilden sich rasch Bläschen verschiedener Größe an Zahnfleisch, Gaumen, Wangen, Lippen und Zunge. Nach kurzer Zeit platzen die Bläschen auf und bilden zum Teil zusammenfließende Geschwüre. Ist Ihr Säugling davon betroffen, gehen Sie mit ihm unbedingt zum Arzt. Die Schmerzen können so schlimm sein, dass die Kinder jegliche Nahrung verweigern und vorübergehend künstlich ernährt werden müssen.

Das hilft:
Aufgüsse
Zur Mundpflege eignet sich ein Salbeiblätter-Aufguss (oder das Fertigprodukt Salviathymol), auch Kamillenblüten-Aufgüsse sind sinnvoll.

Salbeiblätter-/Kamillenblüten-Aufguss
So funktioniert es:
• 1 TL Salbeiblätter bzw. Kamillenblüten mit 100 ml kochendem Wasser aufbrühen.
• Den Aufguss 15 Minuten ziehen lassen.
• Nach dem Abkühlen die entzündeten Stellen mit einem feuchten Wattepad betupfen.

WICHTIG: Gurgeln oder Spülen können und dürfen Kleinkinder erst ab 4 Jahren.

Fertigarzneien
Man kann die Schmerzen mit Dynexan Gel (Lidocain) oder Herviros lindern, auch

Kristallviolett – alter Wirkstoff zur Behandlung von Hautinfektionen

Kristallviolett ist eine zartlila Tinktur, die das Gewebe der Haut zusammenzieht, sie austrocknet und entzündungshemmend wirkt. Der Wirkstoff gehört zu den Anilinfarbstoffen, die seit etwa 115 Jahren vor allem zur Behandlung örtlicher Hautinfektionen benutzt werden. Gesundheitlich problematisch ist die Herstellung dieser Farbstoffe, nicht aber die Anwendung. Seit Jahrzehnten steht Kristallviolett als Methylrosanilin [NRF 11.69] in Arzneibuchqualität, d. h. in gereinigter und standardisierter Zubereitung, zur Verfügung. Trotzdem kommt es vor, dass Apotheker die Stirn runzeln, wenn sie danach gefragt werden. Kristallviolett ist vielerorts in Vergessenheit geraten, der Nutzen hat sich in der Praxis aber immer wieder gezeigt.

Der Wirkstoff wird bei äußerlicher Anwendung nicht in den Körper aufgenommen. In Tierversuchen, bei denen Kristallviolett den Tieren über den Mund verabreicht wurde, kam es vereinzelt zu bösartigen Erkrankungen. Beim Menschen wurde in 115 Jahren Anwendung nie Vergleichbares beobachtet. Bei Konzentrationen über 1 % (dem Zehnfachen der oben empfohlenen Konzentration) kann es allerdings zu Hautschädigungen kommen. Deshalb ist es wichtig, die Dosierungshinweise zu beachten.

die Kombination von Kamille, Salbei und Lidocain (Infectogingi) ist hilfreich.

Für Säuglinge kann das Herpesvirus sehr gefährlich sein: In seltenen Fällen befallen die Viren das Gehirn. Betroffene Kinder verlieren ihr Bewusstsein und bekommen Krampfanfälle, sie müssen umgehend im Krankenhaus intensivmedizinisch behandelt werden, da sonst eine bleibende Schädigung des Gehirns droht.

Weitere Komplikationen einer Herpesinfektion, die dringend einer intensiven Behandlung bedürfen, sind unter anderem das Eczema herpeticatum (eine massive Verschlechterung einer bestehenden Neurodermitis), eine schwere Hornhautentzündung (Keratokonjunctivitis herpetica) und ein generalisierter Hautausschlag (Erythema exsudativum multiforme).

Mundsoor

Mundsoor ist eine Hefepilzerkrankung im Mund. Meist bildet sich auf der Wangenschleimhaut, der Innenseite der Lippen oder auf der Zunge ein weißlicher, fest haftender Belag, der an Camembert erinnert. Die Erkrankung ist nicht schlimm, sollte aber dennoch dem Arzt gezeigt werden.

Das hilft:
Nystatin-Creme oder -Salbe

So funktioniert es:
Nach jedem Stillen, Trinken oder Füttern einen Streifen Creme oder Salbe auf die Zunge geben. Das Medikament verteilt sich dann von allein im Mund. Nachdem der Belag verschwunden ist, setzen Sie die Behandlung noch zwei bis drei Tage fort. Wird sie frühzeitig beendet, kommt es häufig zu Rückfällen.

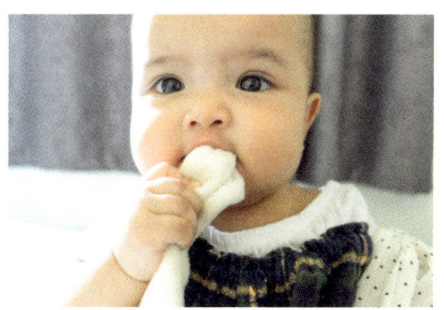

Schmerzen beim Zahnen

Vielen Babys tut es weh, wenn die Zähne durchbrechen. Sie weinen, stecken sich die Finger oder die Faust in den Mund und sabbern stark. Manche Kinder schlafen schlecht, haben wenig Appetit oder bekommen sogar Durchfall oder Fieber.

Das hilft:
Einen Waschlappen auskochen, nass in einer Plastiktüte in den Kühlschrank legen und das Kind später auf dem kühlen Waschlappen herumkauen lassen. Die Kälte bringt Linderung.

Fertigarznei
Man kann die Schmerzen mit Dynexan oder Dentinox-Gel lindern. Beide enthalten den Wirstoff Lidocain. Einfach einen Streifen Gel auf die Zahnleiste geben.

Säuglingsekzem – Seborrhoisches Ekzem

Das Säuglingsekzem beginnt typischerweise vor der sechsten Lebenswoche. Es unterscheidet sich damit vom atopischen Ekzem, das selten vor dem dritten Lebensmonat auftritt. Beide Hauterkrankungen sind schwer voneinander zu unterscheiden. Die genauen Ursachen des Säuglingsekzems sind unklar, möglicherweise wird es durch einen Hefepilz ausgelöst (Malassezia furfur). Neben den Hals- und Beugefalten ist vor allem die Kopfhaut betroffen, auf der sich rasch fettig glänzende Krusten bilden, die entfernt an angebrannte Milch erinnern (der sogenannte Milchschorf). Im Gegensatz zur Neurodermitis jucken die Stellen kaum.

Das hilft:
Wichtig ist, alle fetten Grundlagen tunlichst zu vermeiden. Statt Salben sollten nur wasserhaltige Cremes oder Lotionen verwendet werden. Wo Haut auf Haut liegt (zum Beispiel in den großen Gelenkbeugen) helfen eintrocknende Pasten wie weiche Zinkpaste. An offenen und nässenden Stellen können Sie Kristallviolett 0,1 % (s. S. 71) anwenden. Zur Pflege empfehlen wir eine Borretsch-samenöl-Zubereitung:

Borretschsamenöl-Zubereitung
Rezept:

Borretschsamenöl	10 g
Alfason Basiscreme	90 g

So funktioniert es:
Die vom Apotheker hergestellte Pflegecreme mehrfach täglich dünn auftragen. Die betroffenen Hautstellen ggf. mit Kristallviolett 0,1 % vorbehandeln.

Bei offenen und nässenden Stellen helfen auch feuchte Umschläge mit gerbstoff-haltigen Lösungen.

Gerbstoffhaltiger Aufguss zur Behandlung nässender Hautveränderungen
Rezept:

Salbeiblätter	30 g
Tormentillwurzel	30 g

Zubereitung:
1 bis 2 EL der Mischung mit 150 ml siedendem Wasser übergießen, bedeckt etwa 10 Minuten ziehen lassen und dann durch ein Teesieb geben.

- Ein sauberes Baumwoll- oder Leinentuch mit der abgekühlten Mischung tränken und auf die Hautstellen legen.
- Den **Milchschorf** am behaarten Kopf über Nacht mit Olivenöl einweichen. Das Köpfchen am Folgetag mit einem handelsüblichen Baby-Shampoo waschen.

Atopisches Ekzem – Neurodermitis

Die Neurodermitis beginnt typischerweise zwischen dem dritten und sechsten Lebensmonat, aber nicht jede Hautrötung im Babyalter weist gleich auf diese Erkrankung hin. Bei Säuglingen sind vor allem die Wangen und die Außenseiten von Armen und Beinen betroffen. Wenn Sie den Verdacht haben, Ihr Kind könnte unter einem atopischen Ekzem leiden, sollten Sie zum Arzt gehen. Er kann die Erkrankung sicher diagnostizieren.

Neurodermitis ist vorwiegend erblich bedingt. Es gibt Hinweise darauf, dass Kinder, die gestillt werden, ein etwas niedrigeres Erkrankungsrisiko haben. Bei nicht gestillten Kindern, deren Eltern oder Geschwister an einer Allergie leiden, wird hypoallergene Anfangsnahrung (HA-Nahrung) empfohlen.

Nur bei jedem dritten Kind sind Allergien beteiligt. Nahrungsmittelallergien können bereits im Säuglingsalter auftreten und sollten möglichst früh behandelt werden. Als Allergenquellen kommen nicht nur Nahrungsmittel in Betracht, die ein Baby direkt zu sich nimmt. Auch die Muttermilch kann Allergene enthalten. Beobachten Sie Ihr Kind und erzählen Sie Ihrem Arzt davon. Das ist für die Diagnose sehr hilfreich. Beginnen Sie nicht eigenmächtig mit Diäten! Die Gefahr ist groß, dass Sie sich oder Ihr Kind dadurch gefährden. Das atopische Ekzem behandeln wir ausführlich im Kapitel »Kleinkind« (s. S. 108ff.).

Erkrankungen des Bewegungsapparats

Kletterfüßchen – Sichelfüßchen

Im Mutterleib ist es manchmal etwas eng. Es kann vorkommen, dass die Füße des Ungeborenen verbogen werden. Normalerweise entfalten sie sich nach der Geburt rasch, manchmal bleibt die Verformung aber länger bestehen. Die Füße sehen dann aus, als wollte das Neugeborene an einem Baum hochklettern (Kletterfüßchen), oder die Zehen bleiben einwärts gebogen (Sichelfüßchen).

Den Säugling immer wieder umlegen!

Das hilft:
Sanfte Massagen

So funktioniert die Massage beim Sichelfuß:
- Fassen Sie mit der einen Hand die Ferse und biegen Sie mit der anderen Hand den Fuß sanft nach außen, bis die Linie am äußeren Fußrand von der Ferse bis zur Zehe nahezu eine Gerade bildet.
- Aktivieren Sie zusätzlich die Fußheber, also die Muskulatur, die vom Unterschenkel auf die Fußrücken greift: Dafür streichen Sie kräftig mit einem Finger an der Außenseite des Fußes entlang, bis der Säugling die Zehen nach oben (kniewärts) zieht.

Kletterfüßchen sind etwas schwerer in Form zu bringen. Lassen Sie sich von Ihrer Hebamme oder dem Kinderarzt die entsprechenden Handgriffe zeigen.

Klumpfüße müssen immer von einem Kinderorthopäden behandelt werden, je früher, desto besser.

Lagerungsasymmetrie des Schädels

Säuglinge sollten beim Schlafen immer auf dem Rücken liegen. Mittlerweile ist erwiesen, dass diese Lage das Risiko für den Plötzlichen Kindstod senkt. Er kommt zwar glücklicherweise nur sehr selten vor, tritt aber in Bauchlage etwa doppelt so häufig auf wie in Rückenlage. Liegt das Baby immer auf dem Rücken, kann sich der weiche Knochen des Hinterkopfes seitlich abflachen und asymmetrisch werden. Dieser Fehlentwicklung muss man früh begegnen, da sie sich mit der Zeit verstärkt. Der Arzt verschreibt eine Physiotherapie, wenn die Bewegungsfähigkeit des Kopfes eingeschränkt ist. Bei einem schweren Verlauf müssen die Kinder eine individuell angefertigte Kopforthese – eine Art Helm – tragen. Sie können selbst dazu beitragen, eine Lagerungsasymmetrie zu vermeiden.

Das hilft:
Das Kind häufig umlegen.

So funktioniert es:
Drehen Sie Ihr Kind tagsüber, wenn es wach ist, immer mal wieder auf den Bauch oder auf die Seite. Stützen Sie den Rücken durch ein zusammengerolltes Frotteehandtuch seitlich ab. Ihr Kinderarzt zeigt Ihnen, wie Sie Ihr Baby sicher lagern, und kann bei Bedarf fertige Hilfsmittel (zum Beispiel Keilkissen) verordnen.

**Bewegungsübungen für
mehr Kopfkontrolle**

Darüber hinaus ist es sinnvoll, die Kopfkontrolle des Säuglings aktiv zu trainieren. *So funktioniert es:*

- **Langsame Drehung des Köpfchens:** Ihr Baby liegt auf dem Rücken, Sie fassen es an beiden Händen und führen es nach rechts und links. Der Kopf dreht mit.
- **Langsames seitliches Kippen:** Das Baby sitzt mit Unterstützung auf Ihrem Bauch. Sie kippen es langsam zur einen und dann zur anderen Seite.
- **Der Flieger** (s. S. 77, Übung 2)
- **Training in Bauchlage:** Legen Sie Ihr Baby auf Ihren Oberschenkel. Bewegen Sie ein Spielzeug in seinem Blickfeld hin und her und motivieren Sie es so zur Kopfdrehung.

Das Video »Hausübungen für Säuglinge« zeigt, wie die Übungen funktionieren: https://vimeo.com/363238595

Muskulärer Schiefhals

Während der Geburt kann die Halsmuskulatur einreißen, betroffen sind vor allem die Muskeln, die vom Brustbein zum Felsenbein (dem harten Knochen hinter dem Ohr) führen. Durch allmähliche Vernarbung verkürzt sich der betroffene Muskel, sodass der

Kopf zur Schulter hin kippt, das Kinn jedoch auf die gegenüberliegende Seite gedreht wird. Durch diese Zwangshaltung ist die Beweglichkeit stark eingeschränkt, jede Bewegung schmerzt. Ihr Kinderarzt wird wahrscheinlich eine krankengymnastische Behandlung verordnen. Durch spezielle Lagerungstechniken, Krankengymnastik und Dehnübungen lässt sich der Schiefhals meistens korrigieren. Nur etwa ein Prozent der betroffenen Kinder muss operiert werden.

Bewegungsasymmetrie

Eine Geburt ist anstrengend, es kann beim Säugling zu Zerrungen und sogar zu Muskelrissen kommen (> muskulärer Schiefhals), die dazu führen, dass sich das Kind wenig oder einseitig bewegt. Ärzte sprechen in diesen Fällen von Bewegungsarmut und Bewegungsasymmetrie. Zögern Sie nicht, Ihren Kinderarzt oder Ihre Hebamme nach geeigneten Übungen zur Behandlung zu fragen, auch wenn die Symptome nur schwach ausgeprägt sind.

Schon Neugeborene haben einen natürlichen Bewegungsdrang, den Sie nach Kräften fördern können! Zum Beispiel beim Wickeln:

- Greifen Sie die Beine Ihres Kindes und schaukeln und strampeln Sie damit.
- Turnen Sie mit den Ärmchen. Lassen Sie Ihr Baby alle möglichen Gegenstände ertasten und berühren.
- Drehen Sie Ihr Kind langsam auf den Bauch: Dafür die Knie zur Seite drehen, das untere Bein bleibt gestreckt, das obere ist angewinkelt. Das obere Bein langsam über das untere drehen, bis sich das Kind allmählich auf den Bauch dreht.
- In Bauchlage: Halten Sie Ihre Hand an die Fußsohlen, so dass sich Ihr Kind abstoßen und nach vorne robben kann.

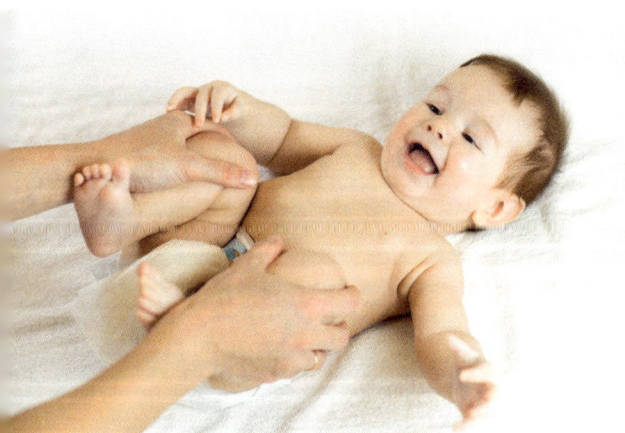

Allgemeine Koordinationsstörung

Säuglingen mit einer auffälligen Körperhaltung kann man durch gezieltes Üben helfen, ihre Koordination zu verbessern. Bauen Sie die Übungen am besten mehrmals täglich in die Spiel- und Aktivitätsphasen Ihres Kindes ein.

So funktioniert es:
• Führen Sie alle Bewegungen langsam aus.
• Wiederholen Sie jede Übung fünfmal pro Seite.

Das Kind sollte dabei Freude haben. Wenn es quengelt oder weint, ist es vielleicht der falsche Augenblick. Versuchen Sie es etwas später noch einmal.

Für Säuglinge im Alter von 5 bis 12 Wochen
Übung 1: Halten Sie Ihren Säugling mit beiden Händen unter den Achseln und stabilisieren Sie dabei sein Köpfchen mit den ausgestreckten Fingern. Neigen Sie den Körper langsam zur einen und dann zur anderen Seite.

Übung 2: Halten Sie Ihren Säugling mit beiden Händen und lassen sie ihn in der Luft schweben (Flieger). Neigen sie ihn abwechselnd zur einen oder zur anderen Seite.

Übung 3: Legen Sie den Säugling auf den Rücken, fassen Sie seine Händchen und ziehen Sie den Körper leicht seitlich, sodass sich das Köpfchen passiv in die eine oder andere Richtung dreht.

Übung 4: Legen Sie Ihren Säugling in Bauchlage schräg auf Ihren Schoß. Zeigen Sie ihm ein interessantes Spielzeug, sodass er sein Köpfchen mal in die eine, mal in die andere Richtung dreht.

ACHTUNG: Bei Säuglingen ist der Kopf relativ schwer und die Halsmuskulatur schwach. Achten Sie unbedingt darauf, den Kopf zu stützen. Falls er bei den Übungen unkontrolliert nach hinten fällt, können schmerzhafte Verletzungen entstehen.

Für Kinder im Alter von 3 bis 6 Monaten
Übung 5: Lassen Sie Ihren Säugling mit Unterstützung sitzen. Sie können ihn zum Beispiel gegen ein dickes Kissen lehnen. Neigen Sie ihn abwechselnd zu einen und zur anderen Seite.

Übung 6: Ihr Kind krabbelt. Halten Sie ein interessantes Spielzeug oder Ähnliches neben ihn, damit es sein Köpfchen weit nach links oder rechts dreht.

Übung 7: Legen Sie ihren Säugling vor sich auf den Rücken, halten Sie sein Becken fest. Locken Sie ihn mit den Händen oder einem Lieblingsspielzeug, den Kopf seitlich nach links oder rechts zu drehen.

Vorsicht mit der Diagnose KiSS
An dieser Stelle möchten wir vor Panikmache warnen: In manchen Stadtvierteln übersteht kaum ein Säugling die ersten Lebenswochen, ohne dass an ihm ein KiSS-Syndrom (die Abkürzung steht für »**K**inetic **i**mbalance due to **S**uboccipital **S**train« oder »**K**opfgelenk-**i**nduzierte **S**ymmetrie-**S**törung«) vermutet oder diagnostiziert wird. Die Eltern werden zu einer Kraniosakraltherapie, einer osteopathischen oder kinesiologischen Behandlung geschickt.

»Ich habe in all den Jahren
als Kinderarzt nur sehr
selten die Verdachtsdiagnose
KiSS gestellt, dann aber eine
Manual- bzw. Kraniosakraltherapie als hilfreich erlebt.«

Walter Dorsch

Manche Therapeuten behaupten, dass
50 Prozent aller Neugeborenen an einem
KiSS-Syndrom leiden. Die Folgen eines
inadäquat behandelten KiSS seien gravie-
rend, reichten bis ins Erwachsenenalter
hinein und stellten mitunter die Haupt-
ursache einer Aufmerksamkeitsdefizit-
Hyperaktivitätsstörung (ADHS) dar. Diese
Übertreibung schadet.

Was stimmt: Viele Säuglinge zeigen eine
leichte Bewegungsasymmetrie. Aber nicht
jedes Kind, das sich etwas asymmetrisch
bewegt, eine bestimmte Haltung bevorzugt, schlecht schläft oder Schwierigkeiten
beim Stillen hat, leidet unter einem KiSS-

Hintergrund

Die Deutsche Gesellschaft für Neuro-
pädiatrie hat zum KiSS-Syndrom
Stellung bezogen: D. Karch et al:
*Manualmedizinische Behandlung des
KiSS-Syndroms und Atlastherapie nach
Arlen.* Das Dokument ist im Internet
frei verfügbar.

Syndrom und muss zum Osteopathen
oder Kraniosakraltherapeuten. Oft reichen
einfache krankengymnastische Übungen, die
Sie selbst zu Hause anwenden, aus. Manche
Neonatologen und Kinderneurologen zwei-
feln die Existenz des KiSS-Syndroms sogar
grundsätzlich an.

Diagnose und Therapieempfehlung stammen
häufig von Menschen, die ihre Kompetenz
weit überschreiten. Viele Krankenkassen
sind deshalb dazu übergegangen, die Leistungen nur dann zu erstatten, wenn ein
Kinderarzt das Kind untersucht und die
Behandlung für notwendig befunden hat.
Deshalb unser Rat: Sprechen Sie mit ihrem
Kinderarzt, wenn Sie die Diagnose KiSS
bekommen. Fragen Sie ihn nach seiner Einschätzung, bevor Sie auf eigene Faust eine
Behandlung einleiten und eventuell auf
den Kosten sitzen bleiben. Und denken Sie
bitte daran: In den ersten Wochen braucht
Ihr Baby vor allem Zeit mit Ihnen als Eltern.
Lassen Sie sich nicht verunsichern!

Hüftgelenksdysplasie

Bei der Hüftgelenksdysplasie handelt es
sich um eine Reifungsstörung der Hüfte.
Die Hüftgelenkspfanne ist zu flach ausgebildet, sodass der Oberschenkelknochen
keinen stabilen Halt findet. In Europa sind
etwa zwei bis vier Prozent aller Kinder
betroffen. Eine schwere Dysplasie kann
dazu führen, dass der Gelenkkopf des Ober-
schenkelknochens aus der Gelenkpfanne
herausrutscht. Milde Formen verursachen
häufig erst im Erwachsenenalter Abnut-
zungserscheinungen und Schmerzen.

Seitdem die Hüften von Neugeborenen
routinemäßig per Ultraschall untersucht
werden, ist die Hüftdysplasie sehr selten
geworden. Versäumen Sie die Vorsorge-

untersuchung auf keinen Fall, besonders wichtig ist die Untersuchung zur U3 zwischen der vierten und fünften Lebenswoche (s. S. 23). Stellt der Arzt eine Reifungsverzögerung fest, sollte möglichst schnell mit der Behandlung begonnen werden, da die Hüftpfanne bis zur zwölften Lebenswoche stark wächst. Den Kindern wird meist für sechs bis zwölf Wochen eine Spreizhose angelegt, die die Beine in einer abgespreizten Stellung hält und den Hüftkopf weit innen in der Hüftpfanne zentriert. Die Hüftpfanne passt sich dann im weiteren Wachstum dem Hüftkopf an. In fast allen Fällen normalisieren sich die Hüftgelenke im Zuge der Behandlung.

Kleine Auffälligkeiten

Im Laufe der kindlichen Entwicklung verändern sich die Beine immer wieder stark. Bei Säuglingen sind die Unterschenkel in der Längsachse leicht nach innen gedreht, wodurch automatisch der gesamte Fuß nach innen zeigt. Zusätzlich sind die Unterschenkel nach innen gebogen, sodass O-Beine entstehen. Auch die Oberschenkel sind durch eine Innenbiegung an den O-Beinen beteiligt. Da sie außerdem in der Längsachse nach innen gedreht sind, »schielen« die Kniescheiben.

Säuglinge und Kleinkinder, die schon laufen können, drehen ihre Beine nach außen, um das Gleichgewicht halten zu können. Sie erinnern dabei manchmal an betrunkene Erwachsene oder den berühmten Charlie Chaplin.

Auch im Kleinkindalter ist der Unterschenkel oft nach innen gedreht, die Kinder gehen typischerweise einwärts und stolpern manchmal sogar über ihre großen Zehen. Im dritten und vierten Lebensjahr werden aus den ursprünglichen O-Beinen vorübergehend X-Beine, die sich in der Regel bis zum Schulalter ausgleichen. Rund um das sechste Lebensjahr entwickelt sich die endgültige Drehrichtung des Unterschenkels: Der Fuß zeigt dann ein wenig nach außen (mit einem »Fußöffnungswinkel« von 15 bis 20 °). Beim Oberschenkel kann dieser Prozess bis zum Erwachsenenalter dauern.

Laufen lernen

Alle Eltern freuen sich über die ersten Schritte ihrer Kinder. Aber haben Sie bitte Geduld: Sie können diesen Prozess nicht beschleunigen, indem Sie Ihr Kind an den Händen herumführen. Lauflernhilfen und sogenannte Babywalker sind eine echte Gefahr, immer wieder kommt es damit zu gefährlichen Stürzen und Kopfverletzungen. Jedes Kind hat seine eigene Entwicklungsgeschwindigkeit. Manche Kinder laufen bereits mit einem Jahr, andere erst mit eineinhalb. Das ist normal. Seien Sie aber wachsam, wenn sich die Entwicklung plötzlich verlangsamt oder Ihr Kind bereits Gelerntes wieder verlernt. Sprechen Sie in diesen Fällen unbedingt mit Ihrem Arzt. Stoffwechsel- und genetische Erkrankungen können die Ursache sein.

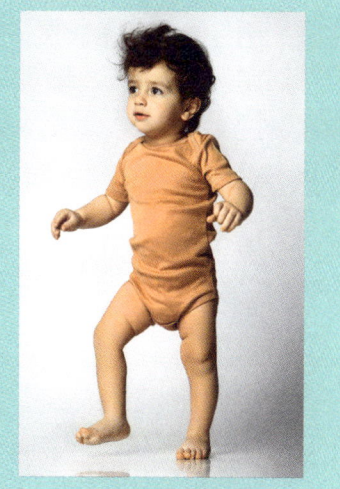

Ich entdecke die Welt!

»Mama, ich will das, aber der Papa sagt Nein!« Kleinkinder sind neugierig. Jeder Tag bringt neue Überraschungen. Sie erkunden jeden Stein, hinterfragen alles, grenzen sich ab. Dabei schützt sie ein gesundes Selbstbewusstsein vor Enttäuschungen. Das ist für Eltern oft anstrengend, für die Kinder aber immens wichtig. Denn so entsteht die Selbstständigkeit, die sie im weiteren Leben brauchen. Körperlich wird das Kind mit vielen, meist harmlosen Infekten konfrontiert.

Allgemeine Auffälligkeiten und Probleme

Auf der Suche nach Autonomie: Die »Trotzphase«

Jeder Lebensabschnitt bringt für Kinder neue Herausforderungen, die sie meistern müssen. Der berühmte Psychoanalytiker Erik Erikson hat unsere menschliche Entwicklung in acht Phasen unterteilt, die jeweils eine Krise darstellen. Die ersten drei Lebensabschnitte betreffen das Kleinkindalter. Jedes Kind muss sie durchlaufen und die spezifischen Probleme bewältigen, denn jede neue Entwicklungsphase baut auf dem erfolgreichen Abschluss der vorausgegangenen Phase (s. S. 82) auf.

Als **Säugling** erwirbt ein Kind normalerweise das Urvertrauen, dass es in seinem ganzen Leben immer genug zuverlässige Bezugspersonen geben wird. Im **zweiten und dritten Lebensjahr** erproben Kinder ihre Selbstständigkeit. Sie testen alle möglichen Verhaltensweisen aus, wollen alles alleine schaffen, können alles, vergewissern sich aber immer wieder des Rückhalts ihrer Eltern. Sie sind allmächtig, wollen aber anerkannt sein und gelobt werden. Diese Phase ist für Eltern mitunter sehr anstrengend. Versuchen Sie trotzdem, Geduld zu haben, und vertrauen Sie darauf, dass Ihr Kind — ganz allmählich! — am Beispiel lernt. Pädagogen sprechen längst nicht mehr von einer »Trotzphase«. Diese Bezeichnung ist ein historisches Missverständnis. Es hat dazu geführt, dass vielen Kindern Trotz und Eigensinn ausgetrieben wurden, was ihre Entwicklung zu aufrechten, verantwortungsbewussten Erwachsenen in hohem Maß gefährdet hat. Kleine Kinder verursachen viel Chaos. Vielleicht gelingt Ihnen ab und zu ein Blickwechsel, sodass Sie sich am Ideenreichtum der allmächtigen Dreijährigen erfreuen können! Denn wann haben Sie zuletzt untersucht, wie sich Backpulver, Mandelsplitter, Olivenöl und Mehl auf dem Küchenboden mischen lassen?

Essen: Warum Kinder auf Süßes stehen und Fremdes erst mal »bäh« ist

Im Säuglingsalter probieren die meisten Kinder bereitwillig, was ihnen ihre Eltern anbieten: Oliven, würziger Käse, gekochter Brokkoli — alles wird in den Mund gesteckt. Doch je älter die Kinder werden, desto mäkeliger sind sie beim Essen. Plötzlich fordern sie Nudeln pur und haben sehr genaue Vorstellungen davon, was sie essen wollen: »Möglichst viel Süßes, nichts Neues, kein Gemüse!« Diese Phase kann sehr anstrengend sein. Sie ist aber evolutionsbiologisch durchaus sinnvoll.

Schon in der Frühzeit der Menschheit konnten Säuglinge alles probieren, was in ihrer Reichweite an Nahrungsmitteln vorhanden war. Die Eltern hatten sie ständig im Blick und konnten sicherstellen, dass ihr Kind nur Genießbares zu sich nimmt. Deshalb sind Kinder in diesem Alter experimentierfreudig. Doch sobald sie mobiler wurden und sich weiter weg bewegten, fiel die elterliche Kontrolle weg. Jetzt musste anderweitig sichergestellt werden, dass sie nichts Giftiges und Ungenießbares aßen: Die Angst vor Neuem ist nichts anderes als ein Schutzeffekt. Kinder handeln in diesem Alter intuitiv nach folgenden Regeln:

- Vermeide alles, was du nicht kennst.
- Iss nur Süßes (reifes Obst zum Beispiel).
- Vermeide Saures (unreifes Obst verursacht Bauchweh).
- Vermeide Bitteres (viele Pflanzen wehren sich mit Bitterstoffen gegen Fressfeinde, manche können auch Menschen schaden).
- Mach einen großen Bogen um alles, womit Du schlechte Erfahrungen gemacht hast.

So haben die meisten Eltern kleine Neandertaler vor sich, die auf Teufel komm raus kein gesundes Gemüse

anfassen, geschweige denn essen wollen und auf süßen Pfannkuchen bestehen. Wenn Sie in dieser bedauerlichen Situation stecken, dann holen Sie einmal tief Luft und halten Sie sich vor Augen: Dieses Verhalten ist normal. Ihr Kind möchte Sie nicht ärgern. Die folgenden Schritte helfen, Ihr Kind zu einem weniger mäkeligen Esser zu machen:

- Beteiligen Sie Ihr Kind an der Zubereitung der Mahlzeiten. So wird es neugierig und probiert eher Neues.
- Kaufen Sie gemeinsam ein, lassen Sie die Kinder mit auswählen.
- Ziehen Sie gemeinsam mit ihren Kindern Nutzpflanzen auf dem Balkon, im Hochbeet oder im Gemüsegarten heran.
- Kochen Sie gemeinsam, delegieren Sie Aufgaben, lassen Sie dabei auch Fehler zu.
- Trainieren Sie den Geschmackssinn Ihrer Familie und stellen Sie möglichst vielfältige Lebensmittel auf den Tisch.

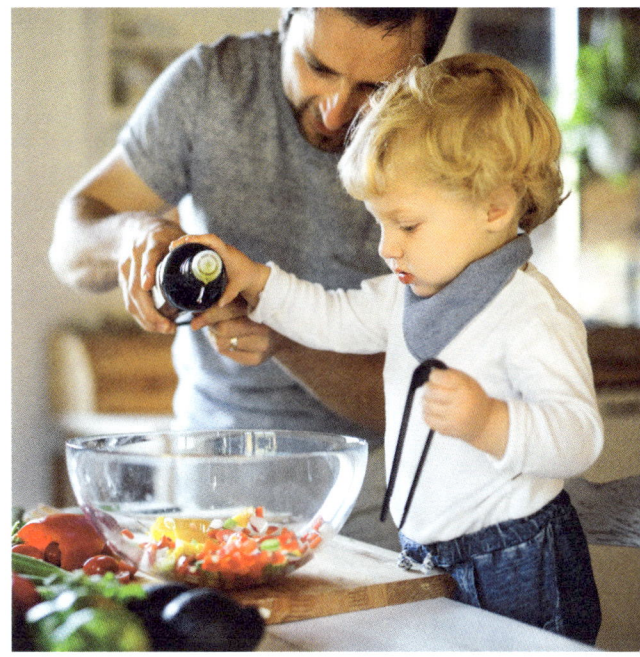

Die ersten drei Phasen nach Erikson:

1. **Urvertrauen vs. Urmisstrauen** (1. Lebensjahr): Die Mutter ist die wichtigste Bezugsperson, die Frage ist: Kann ich der Welt vertrauen? Diese Phase ist geschafft, wenn das Kind keine Angst mehr hat, dass seine zentralen Bedürfnisse wie Nahrung und Zuwendung nicht erfüllt werden.

2. **Autonomie vs. Scham und Zweifel** (2. bis 3. Lebensjahr): Die Eltern sind die wichtigsten Bezugspersonen. Die Frage lautet: Ist es in Ordnung, wenn ich einfach ich bin? Diese Phase ist geschafft, wenn die Autonomie (sich etwas zutrauen, alleine den Küchenschrank untersuchen, selbständig anziehen, was man möchte) gegenüber Scham und Zweifel überwiegt (also dem Gefühl, dass fast alles falsch ist, was man macht, weil die Großen es immer besser wissen).

3. **Initiative vs. Schuldgefühl** (4. bis 5. Lebensjahr): Wichtiger Bezugspunkt ist die Familie. Gefragt wird: Ist es in Ordnung so zu handeln, wie ich handele? Die Phase ist überwunden, wenn das Kind die Initiative ergreifen kann und den Umgang mit den eigenen Schuldgefühlen gelernt hat.

- Seien Sie ein gutes Vorbild. Kinder lernen durch Nachahmung. Wenn ihre Eltern sich Brokkoli oder Erbsen nehmen, steigt die Chance, dass sie auch davon probieren.
- Bleiben Sie tapfer und lassen Sie sich nicht entmutigen: Wenn kleine Kinder Lebensmittel, die sie beim ersten Mal ablehnen, an aufeinanderfolgenden Tagen immer wieder angeboten bekommen, probieren sie sie irgendwann doch. Sie gewöhnen sich daran.
- Denken Sie immer wieder daran, wie wichtig eine gesunde Ernährung ist (s. S. 129f.), und haben Sie Geduld!
- Zu guter Letzt: Lassen Sie sich nicht auf der Nase herumtanzen.

Weitere Ratschläge, die mehr auf ältere Kinder zielen, finden Sie ab S. 128.

Schlafprobleme

Schlafprobleme sind bei kleinen Kindern weit verbreitet, denn mit dem größeren Aktionsradius wächst auch der soziale Stress. Die Auseinandersetzung mit Geschwistern, anderen Kita-Kindern und Erwachsenen kann für Dreijährige sehr anstrengend sein. Einschlafen fällt ihnen dann oft schwer. Kinder, die sich tagsüber nicht austoben konnten, sind abends munter und das Einschlafritual wird ausgedehnt zur stundenlangen Unterhaltung. Elektronische Medien tragen ebenfalls viel zu Schlafstörungen bei.

Das hilft:
- **Ein strukturierter Tagesablauf** mit einem steten Wechsel zwischen Aktivitäts- und Ruhephasen. Gegen Abend sollte das Kind zur Ruhe kommen. Planen Sie nichts Aufregendes mehr ein.
- **Einschlafrituale pflegen,** aber zeitlich begrenzen. Gut geeignet sind Vorlesen oder Vorsingen. Einschlafrituale sollten nicht jeden Abend neu diskutiert werden.
- **In Ruhe die Erlebnisse des Tages besprechen.** Aufmerksam zuhörende Eltern können dabei viel von ihren Kindern erfahren und ihnen Rat und Hilfe bieten.

- **Sie müssen nicht neben dem Bett sitzen bleiben,** bis Ihr Kind eingeschlafen ist. Es reicht zu warten, bis es zur Ruhe kommt. Aber bleiben Sie in der Nähe.
- **Progressive Muskelentspannung nach Jacobson** (s. S. 40), angepasst für Kleinkinder: Statt der beschriebenen sieben werden nur zwei Schritte angewendet, die Igelkugel und der Plattfisch.

Die Igelkugel: In der Anspannungsphase rollt sich das Kind für 30 bis 60 Sekunden möglichst eng zu einer Kugel zusammen.

Der Plattfisch: Nach der Anspannung bleibt das Kind für zwei bis drei Minuten weit ausgestreckt flach liegen. Mehrmals wiederholen.

Beruhigungstees
Rezept 1:

Melissenblätter	20 g
Lavendelblüten	20 g
Hagebutten	20 g
Pomeranzenblüten	10 g
Fenchelfrüchte (angestoßen)	20 g

Rezept 2:

Hopfenzapfen	40 g
Lavendelblüten	20 g
Melissenblätter	30 g
Anisfrüchte (angestoßen)	5 g
Fenchelfrüchte (angestoßen)	5 g

Zubereitung:
2 TL der Teemischung mit siedendem Wasser (ca. 150 ml) übergießen, bedeckt etwa 10 Minuten ziehen lassen und dann durch ein Teesieb abseihen. Eine Tasse vor dem Einschlafen oder häufiger über den Tag verteilt trinken.

Wenn Kinder nachts wach werden, können sie sich oft nicht selbst beruhigen und brauchen dafür ihre Eltern. Vielleicht genügt ein Zuruf oder ein kurzes Streicheln. Es spricht nichts dagegen, den Kindern zu erlauben, nachts zu ihren Eltern zu kommen – das ist oft die zeitsparendste Methode. Im Alter von drei bis vier Jahren hören diese Probleme in der Regel auf. Einschlafen sollten die Kinder aber möglichst im eigenen Bett.

Trocken werden und Einnässen

Zwischen dem zweiten und dem vierten Lebensjahr lernen die meisten Kinder, auf Toilette zu gehen. Das können Sie am besten üben, indem Sie Ihr Kind immer wieder daran erinnern nachzusehen, ob die Blase voll genug ist, um davon etwas abzugeben. Vermeiden Sie Sätze wie »Mach jetzt Pipi!«. Die übliche Antwort lautet: »Ich muss aber gar nicht!« Eltern sind dann in Erklärungsnot. Der Umweg über: »Schau doch mal, ob Pipi kommt!« hat den Vorteil, dass man nichts erzwingt. Ein anderer Grundsatz heißt: Man sollte dann Pipi machen, wenn man kann, und nicht, wenn man muss.

Wenn sich Ihr Kind grundsätzlich weigert, zwischendurch auch die Toilette zu benutzen, können Sie es durchaus in Maßen an der Beseitigung der Folgen beteiligen.

Erst nach dem vierten Geburtstag spricht man von Einnässen, wenn das Kind regelmäßig in die Hose macht. Wichtig ist die Unterscheidung zwischen primärem (das Kind war nie trocken) und sekundärem Einnässen (das Kind war schon trocken und hat es wieder verlernt).

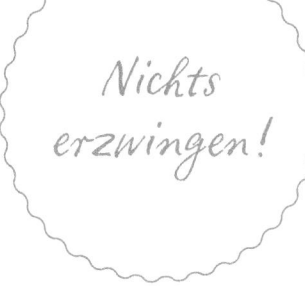
Nichts erzwingen!

Einnässen kann viele Gründe haben, zum Beispiel Eifersucht auf das kleinere Geschwister, das noch Windeln bekommt. Manchmal stecken körperliche Ursachen dahinter. Sprechen Sie mit dem Kinderarzt.

Nachts trocken zu werden dauert länger. Eine Art Bewusstseinstraining kann dabei helfen: Dem Kind wird erklärt, dass der Nachtverstand, der darüber wacht, ob nachts alles in Ordnung ist (Atmen, Träumen usw.), schlicht und einfach vergessen hat, auch für ein trockenes Bett zu sorgen. Man kann dem Nachtverstand helfen, indem man ihn für jede trockene Nacht mit einem wunderschönen bunten Sonnenbild belohnt, nasse Nächte aber mit einem scheußlich grauen Regenbild kommentiert. Die Anzahl der Regen- und der Sonnenbilder wird in einer Tabelle festgehalten.

Dieser Ansatz (die »Pieseltabelle«) hat bei jedem zweiten Kind Erfolg.

Nässt das Kind weiter ein, kann man im nächsten Schritt ein elektrisches Alarmsystem einsetzen (eine sogenannte Klingelhose), das das schlafende Kind beim ersten Tröpfchen weckt und so als Verhaltenstraining wirkt. Aber auch die Klingelhose ist kein Patentrezept: Mancher Tiefschläfer schläft durch, während die ganze Familie wach im Bett sitzt. Schließlich gibt es noch die Möglichkeit, durch Hormone die nächtliche Urinmenge zu verringern. Sie können aber auch einfach abwarten, bis die Reifungsprozesse im Gehirn abgeschlossen sind und das Kind ganz alleine nachts wach wird, um auf Toilette zu gehen. Sprechen Sie mit Ihrem Kinderarzt, welcher Weg für Sie und Ihr Kind geeignet ist.

WISSEN
Mutter-Kind-Kuren: Auszeit vom Trubel

Der Alltag mit Kind kann ziemlich anstrengend sein: Job, Familie, Haushalt — das schlaucht. Mutter-Kind-Kuren bieten die Möglichkeit, eine vorübergehende Auszeit zu nehmen. Eine Kur kommt immer dann infrage, wenn der Alltag so stressig ist, dass gesundheitliche Beeinträchtigungen drohen. Der erste Weg führt daher zum Arzt — und hier heißt es, ehrlich zu sein. Schlaflosigkeit, Weinattacken, Gereiztheit — solche Symptome muss er erfahren. Jagt ein Infekt den nächsten und schmerzt ständig der Nacken, deutet das ebenfalls auf Erschöpfung hin. Sieht der Arzt die Notwendig für eine Kur, stellt er ein Attest aus. Es wird zusammen mit einem Antrag auf eine Mutter-Kind-Kur an die Krankenkasse geschickt, die prüft und — in den meisten Fällen — genehmigt.

Die Kur dauert in der Regel drei Wochen. Auf dem Behandlungsplan stehen unter anderem Gruppen- und Einzelgespräche, Entspannung, Bewegung, Ernährungsberatung, medizinische Behandlungen und psychologische Beratung. Die Kinder werden in dieser Zeit betreut, Schulkinder bekommen begleitenden Unterricht.

Mittlerweile werden auch Väter-Kind-Kuren und reine Mütter-Kuren angeboten. Ausführliche Informationen stellt das Müttergenesungswerk bereit: https://www.muettergenesungswerk.de/kuren

Infekte der Atemwege

Spätestens rund um den ersten Geburtstag endet für das Kleinkind der Nestschutz: Es muss fortan ohne den Schutz des mütterlichen Immunsystems auskommen. Jetzt beginnt eine anstrengende Zeit, denn das kindliche Immunsystem wird intensiv trainiert — mit bis zu zwölf fieberhaften Infekten der Atemwege pro Jahr. Die eine Hälfte dieser Infekte betrifft die oberen Atemwege, also Mund- und Nasenhöhle, Nasennebenhöhlen, Rachen und Kehlkopf. Die andere Hälfte zielt auch auf die tieferen Atemwege wie die Bronchien. Oft genügt es, den natürlichen Verlauf der Erkrankung abzuwarten.

Allgemeine Erkältungssymptome

Erkältungen werden in aller Regel durch Viren ausgelöst. Sie beginnen normalerweise mit Jucken, Kribbeln und Brennen der Nase, kurz darauf setzt wässriger Schnupfen ein, das Kind muss öfter niesen, hat Halsschmerzen, Husten und eventuell Kopf- und Gliederschmerzen. Es fühlt sich schlapp und fröstelt leicht. Manche Kinder fiebern bei einer Erkältung bis 39 °C oder 40 °C. Nach drei bis sechs Tagen ist das Schlimmste in aller Regel überstanden und die Erkältung heilt von alleine wieder aus. Das Kind sollte sich trotzdem noch einige Tage schonen. Ein grippaler Infekt hat nichts mit der echten Grippe (Influenza) zu tun, auch wenn die sprachliche Nähe das fälschlicherweise nahelegt. Eine Grippe ist eine schwere Erkrankung, ein grippaler Infekt hingegen zwar lästig, aber in aller Regel harmlos.

Das neuartige Coronavirus (COVID-19) ruft bei Kleinkindern oft keinerlei Symptome hervor, trotzdem sind die Kinder ansteckend. Hochverdächtig — vor allem bei älteren Kindern, Jugendlichen und Erwachsenen — ist die Kombination von Husten, hohem Fieber und dem Verlust des Geschmacks- und Geruchssinns.

Lange wurde gerätselt, woher der volkstümliche Begriff »Erkältung« kommt. Man ging davon aus, dass Atemwegsinfekte nichts mit Kälte zu tun haben. Neuere Forschung zeigt aber, dass sich Viren (vor allem Rhinoviren) in kalten Schleimhäuten sehr viel besser vermehren als in warmen. Außerdem lässt sich beobachten, dass zwei bis drei Tage nach einem Wetterumsturz die Häufigkeit von Infekten der oberen Atemwege deutlich zunimmt. Es ist nicht die Kälte selbst, die Erkältungen auslöst. Sie vermindert aber unsere Abwehr und wir stecken uns leichter bei anderen an. So erklärt sich, warum Erkältungen im Herbst zunehmen: Wenn alle frierend, hustend und niesend beieinander stehen, sitzen und spielen, haben die Viren leichtes Spiel.

Eine spezifische Therapie gegen Erkältungen gibt es nicht, die Symptome lassen sich aber lindern. Natürliche Heilverfahren bieten hier viele Möglichkeiten.

Das hilft bei allgemeinen Symptomen:
Ansteigend heißes Fußbad
Ein ansteigend heißes Fußbad sorgt dafür, dass die Schleimhäute der Atemwege gut durchblutet werden. Viren vermehren sich in diesem Umfeld langsamer (s. S. 31). Bereiten Sie Ihrem Kind das Fußbad am besten gleich zu Beginn einer Erkältung zu. Abends angewendet, führt es außerdem zu einem tiefen, erholsamen Schlaf.

So funktioniert es:
Den Ablauf in der Badewanne beschreiben wir auf S. 29f.

Alternativ können Sie eine große Schüssel mit angenehm warmem Wasser füllen. Die Knöchel des Kindes müssen bedeckt sein.

- Nach und nach heißes Wasser zugießen. Unbedingt darauf achten, dass das Kind nicht mit dem heißen Wasser in Berührung kommt.
- Das Fußbad nach 10 bis 15 Minuten beenden, die Füße abtrocknen und dicke Socken überziehen.

Erkältungstees
Sie können die Tees selbst anmischen oder das Rezept in der Apotheke abgeben und dort zusammenstellen lassen (s. S. 39).

So funktioniert es:
Teemischungen bei Infekten der oberen Atemwege

Rezept 1:

Holunderblüten	30 g
Schlüsselblumenblüten	10 g
Enzianwurzel	10 g
Wollblumenblüten	10 g

Rezept 2:

Holunderblüten	30 g
Lindenblüten	10 g
Pfefferminzblätter	10 g
Melissenblätter	10 g

Zubereitung:
1 beziehungsweise bei älteren Kleinkindern 2 TL der Mischung mit 150 ml heißem Wasser übergießen, 15 Minuten ziehen lassen, abseihen und möglichst heiß trinken.

Beide Tees wirken ähnlich. Probieren Sie aus, was Ihrem Kind schmeckt. Süßen ist erlaubt, am besten mit Fenchelhonig.

Schnupfen

Das hilft bei Schnupfen:
Nasentropfen mit physiologischer Kochsalzlösung
Die Kochsalzlösung sorgt dafür, dass sich zähes Sekret auflöst. Es kann besser abfließen, dem Kind fällt das Atmen leichter.

So funktioniert es:
- 1 gestrichenen TL Salz (4,5 g) in ½ Liter kochendem Wasser auflösen, anschließend abkühlen lassen.
- Die Kochsalzlösung mit einer Pipette in die Nasenlöcher träufeln.

WICHTIG: Die Pipette immer nur für eine Person benutzen.

Fieber

Das hilft bei Fieber:
Waschungen mit warmem Wasser
Fieber ist die stärkste Waffe unseres Körpers gegen Erkältungsviren. Lassen Sie Ihr Kind fiebern, aber sprechen Sie mit dem Arzt, wenn das Fieber länger anhält (s. S. 57). Fiebersenken ist vor allem dann notwendig, wenn das Kind Glieder- oder Kopfschmerzen hat oder nicht zur Ruhe kommt.

TIPP
Vorsorgen & Behandeln

Ein frühzeitiges Kneippsches Immuntraining halbiert die Häufigkeit und die Schwere von Atemwegsinfekten (s. S. 26ff.). Kneippsche Verfahren wie das ansteigend heiße Fußbad eignen sich aber auch zur Behandlung von akuten Infekten.

Die schonendste Technik sind wiederholte Waschungen des nackten Oberkörpers mit warmem Wasser (s. S. 31). Wadenwickel helfen weit weniger gut, vor allem, wenn unsinnigerweise kaltes Wasser benutzt wird. Achten Sie darauf, dass Ihr Kind viel trinkt. Es darf keine kalten Füße bekommen. Falls doch, sollte es ein ansteigend heißes Fußbad nehmen (s. S. 31).

Der Kinderarzt verordnet gegebenenfalls Fiebersaft oder Zäpfchen mit den Wirkstoffen Paracetamol und/oder Ibuprofen. Diese Medikamente sind frei verkäuflich. Achtung: Bitte die exakten Dosierungsempfehlungen einhalten! Sonst drohen schwere Vergiftungen.

Halsschmerzen

Das hilft bei Halsschmerzen:
Salbeitee zum Trinken und Gurgeln
Bei einer normalen Erkältung spürt man meistens nur ein Kratzen im Hals. Die Schleimhaut im Rachen ist leicht gerötet und die Oberfläche ist nicht wie sonst glatt, sondern von vielen kleinen glasigen Erhebungen durchsetzt. Kleinen Kindern fällt es häufig schwer, zu gurgeln. Sie können den Tee stattdessen trinken. Beides bringt Linderung. Auch Fertigarzneimittel helfen.

So funktioniert es:
Teemischungen bei Mund- und Rachenerkrankungen *(Fortsetzung auf S. 89)*

Wann ist es notwendig, die Mandeln zu entfernen?

Zunächst muss zwischen den **Gaumen- und den Rachenmandeln** unterschieden werden. Die **Gaumenmandeln** (Tonsillen) liegen zwischen den vorderen und hinteren Gaumenbögen. Man kann sie teilweise bei offenem Mund sehen. Früher wurden Kindern schnell die Gaumenmandeln entfernt (die sogenannte Tonsillektomie vorgenommen), wenn sie zu groß wurden oder sich immer wieder entzündet hatten. Heute ist man damit zurückhaltender, da diese Mandeln eine wichtige Funktion in der Immunabwehr spielen. Behindern vergrößerte Mandeln die Atmung, sollte allerdings über eine Operation nachgedacht werden (s. S. 134).

Die **Rachenmandel** (Adenoide) befindet sich am Übergang von der Nasenhöhle zum Rachen im Rachendach, man kann sie nicht direkt sehen. Ist sie stark vergrößert, wird die Nasenatmung behindert und die Kinder müssen immer den Mund offenhalten. In diesem Fall kann eine Operation (die Adenotomie) sinnvoll sein. Atmen Kinder immer durch den Mund (man spricht von »chronischen Mundatmern«) kann sich der Unterkiefer nicht richtig ausbilden. Die Kinder bekommen ein sogenanntes Polypengesicht mit einer spitzen Nase, dauernd offenem Mund und einem fliehenden Kinn. Die chronisch verstopfte Nase führt außerdem zu häufig wiederkehrenden Mittelohrenzündungen. Die Kinder hören schlechter, was die Sprachentwicklung verzögern kann. Kann die Nase beim Atmen ihre Filterfunktion nicht erfüllen, besteht außerdem das Risiko, dass die Lunge nachhaltig geschädigt wird. Die Operation ist unproblematisch, allerdings können die Rachenmandeln nachwachsen, sodass man unter Umständen ein zweites Mal operieren muss.

Husten unterscheiden

Husten ist keine Krankheit, sondern eine Schutzfunktion des Körpers. Der Körper befreit sich damit von Verunreinigungen, Krankheitserregern und Schleim. Husten kann aber noch andere Ursachen haben. Für Eltern ist es oft schwierig, einen normalen von einem ernstzunehmenden oder gar gefährlichen Husten zu unterscheiden. Es gibt einige typische Anzeichen.

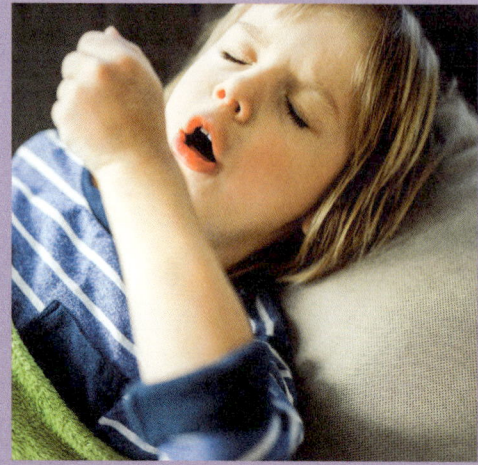

Ein normaler Erkältungs- und Bronchitishusten tritt auf, sobald eine Infektion der Atemwege tiefer wandert und die Bronchien befällt. Zu Beginn ist die Schleimhaut lediglich gereizt. Es entsteht ein trockener, manchmal unangenehmer, wenig produktiver Reizhusten, der mit der Zeit lockerer wird. Schleim löst sich und wird ausgehustet. Die schlimmsten Attacken sind meist nach fünf bis sieben Tagen überwunden. Bis das Kind aufhört zu husten, können aber durchaus drei Wochen vergehen.

Asthma bronchiale: Asthma entsteht durch eine Verengung der Atemwege im Brustkorb (s. S. 91). Betroffene Kinder können Luft relativ leicht einatmen, aber nur schwer ausatmen. Infolgedessen kommt es zu einem leisen Pfeifen, das der Arzt mit dem Stethoskop, die Eltern aber auch im Alltag hören können. Die Kinder müssen oft husten — meist nachts um 3 Uhr, weil die Atemwege dann empfindlicher sind als tagsüber. Außerdem tritt der Husten nach körperlichen Anstrengungen auf (als »Anstrengungshusten«).

Beim Pseudokrupp oder dem Krupp-Syndrom beginnt das Kind plötzlich aus heiterem Himmel zu husten. Die Attacken kommen meistens abends und sind von lauten Atemgeräuschen und Atemnot begleitet. Im Gegensatz zum Asthma fällt beim **Pseudokrupp** das Einatmen schwer. Man hört ein ziehendes Geräusch, Ärzte sprechen von einem »inspiratorischen Stridor«.

Lungenentzündung: Hier ist der Husten oft quälend und wenig produktiv. Das Kind ist deutlich krank, hat Atemnot und atmet schnell und flach. Die betroffene Lungenpartie wird geschont. Bei einseitigem Befall atmet das Kind ungleichmäßig ein. Sind beide Lungenflügel betroffen, kommt es zu einer anstoßenden Atmung, es wirkt, als ob die Atmung zu früh gestoppt würde. Man kann es sich vorstellen wie eine Tür, die sich nicht weit genug öffnen lässt. Kommt es zusätzlich zu einer Rippenfellentzündung, hat das Kind bei jeder Atembewegung starke Schmerzen.

Rezept 1

Kamillenblüten	20 g
Salbeiblätter	20 g
Thymiankraut	20 g

Rezept 2

Kamillenblüten	20 g
Salbeiblätter	20 g
Tormentillwurzel	20 g

Zubereitung:
1 TL der Mischung mit 75 ml siedendem Wasser übergießen, bedeckt etwa 10 Minuten ziehen lassen und dann durch ein Teesieb abseihen. Zwei- bis dreimal täglich eine Tasse trinken und/oder mit dem warmen Tee gurgeln. Salbeitee sollte nicht länger als zwei Wochen am Stück getrunken werden.

Husten

Kinder husten oft. Viele Eltern machen sich Sorgen, weil ihr Kind andauernd oder immer wieder hustet. Dabei ist ein normaler »Reinigungshusten« nicht schlimm.

Das hilft bei Bronchitis-Husten:
• Ansteigend heißes Fußbad (s. S. 31)
• Nasentropfen mit physiologischer Kochsalzlösung (s. S. 86)
• Heiltees:
  Eibisch-Tee hilft vor allem bei Beginn der Erkrankung, wenn trockener Reizhusten quält.
  Süßholz-Tee beruhigt die Schleimhäute, ebenfalls gut am Beginn der Krankheit.
  Fenchel-Anis-Tee lockert zähes Sekret und bringt bei Stockhusten im Verlauf der Erkrankung Linderung.

So funktioniert es:
Geben Sie Ihrem Kind reichlich Tee zu trinken, und zwar möglichst heiß und in kleinen Portionen. Zum Süßen empfiehlt sich Fenchelhonig, der Husten ebenfalls lindert. Wichtig: Manche Heiltees haben eine schweißtreibende Wirkung und belasten dadurch den Körper. Bei hohem Fieber sollten sie daher nur in kleinen Mengen getrunken werden.

Eibisch-Tee bei trockenem Reizhusten
Rezept:

Eibischwurzel	40 g
Isländisch Moos	20 g
Malvenblüten	20 g
Fenchelfrüchte (angestoßen)	20 g

WISSEN
Vorsicht bei ätherischen Ölen

Ätherische Öle reizen die Schleimhäute, die dadurch mehr und flüssigeres Sekret bilden. Menthol aktiviert Kälterezeptoren der Nasenschleimhaut, sodass man das Gefühl hat, frische Luft zu atmen. Das ist angenehm, aber vor allem für Kinder unter zwei Jahren riskant. Lungenfachärzte warnen davor, kleine Kinder mit Kampfer, Menthol, Pfefferminzöl oder Eukalyptusöl einzureiben, weil Vergiftungen, Pseudokrupp, Asthmaanfälle und Atemstillstand drohen. Die Öle sind extrem scharf und reizend. Sie dürfen keinesfalls in die Augen oder in den Mund geraten. Babix, eine Kombination aus Eukalyptusöl und Fichtennadelöl, wird schon bei Säuglingen angewendet, wir empfehlen das nicht. Auch bei älteren Kindern mit überempfindlichen Atemwegen oder einer Neigung zu Pseudokrupp sollte auf ätherische Öle verzichtet werden.

Zubereitung:
2 TL der Mischung mit 150 ml **kaltem** Wasser übergießen. Die Eibisch-Wirkstoffe reagieren empfindlich auf Hitze, deshalb muss der Tee kalt angesetzt werden. Die Mischung unter gelegentlichem Umrühren etwa eine Stunde abgedeckt stehen lassen, absehen und erst dann auf Trinktemperatur erwärmen. Das Kind mehrmals täglich eine Tasse Tee trinken lassen, eventuell mit Honig süßen.

Süßholz-Tee zur Beruhigung der Schleimhäute
Rezept:

Süßholzwurzel	60 g
Schlüsselblumenwurzel	45 g
Anisfrüchte (angestoßen)	35 g
Wollblumenblüten	5 g
Malvenblüten	5 g

Zubereitung:
2 TL der Mischung mit 150 ml siedendem Wasser übergießen, bedeckt etwa 10 Minuten ziehen lassen und dann durch ein Teesieb absehen. Dem Kind mehrmals täglich eine Tasse zu trinken geben, eventuell mit Honig gesüßt.

WISSEN
Früchte vorbereiten

Manche Früchte müssen gequetscht (»angestoßen«) werden, damit sie ihre Wirkstoffe – meist ätherische Öle – freisetzen. Eine Portion der Teemischung in einen Mörser oder ein anderes robustes Gefäß geben, zerdrücken und dann direkt aufbrühen.

Fenchel-Anis-Tee zum besseren Abhusten
Rezept:

Fenchelfrüchte (angestoßen)	10 g
Anisfrüchte (angestoßen)	10 g
Wollblumenkraut	10 g
Spitzwegerichkraut	15 g
Malvenblüten	15 g

Zubereitung:
2 TL der Mischung mit 150 ml siedendem Wasser übergießen, bedeckt etwa 10 Minuten ziehen lassen, durch ein Teesieb absehen. Dem Kind mehrmals täglich eine Tasse zu trinken geben, eventuell mit Honig süßen.

Pflanzliche Fertigarzneimittel
Fertigarzneimittel sind oft stärker wirksam als Teezubereitungen und leichter zu handhaben. Wir nennen hier Prospan und Bronchipret, beide Arzneien sind ab dem Alter von einem Jahr zugelassen. Bronchipret ist eine sinnvolle Kombination von Efeublättern und Thymiankraut, dessen leicht lungenerweiternde Wirkung gegebenenfalls durch Kombination mit synthetischen Betamimetika wie Salbutamol verstärkt werden kann.

Dampfinhalation mit physiologischer Kochsalzlösung (s. S. 91)
Inhalieren löst den Schleim. Er lässt sich dann leichter abhusten.

So funktioniert es:
• Den Küchentisch mit Decken verhängen, eine Taschenlampe bereitlegen.
• 9 g Salz in 1 Liter heißem Wasser auflösen.
• Heiße Flüssigkeit in eine große, stabil stehende Plastikschüssel geben und unter den Tisch stellen.
• Mit dem Kind davorsetzen, Taschenlampe anknipsen, Abenteuergeschichten erzählen und den heißen Dampf einatmen.
• Kann beliebig oft wiederholt werden.

ACHTUNG: Das Kind darf NIE mit dem heißen Wasser alleine bleiben. Binden Sie ihm nach dem Inhalieren für eine halbe Stunde ein Kopftuch um oder setzen Sie ihm eine Mütze auf. Es kühlt sonst schnell aus.

Asthma bronchiale

Asthma bronchiale ist definiert als wiederkehrende, nicht dauerhafte Verengung der Atemwege innerhalb des Brustkorbs. Diese Verengung entsteht, weil die Schleimhäute anschwellen, ein zäher Schleim gebildet wird und sich die glatte Muskulatur der Atemwege zusammenzieht. Dem Asthma bronchiale liegen entzündliche Vorgänge zugrunde, die durch Infektionen der Atemwege oder allergische Reaktionen ausgelöst werden. Bei Kleinkindern stehen Infekte im Vordergrund, das allergische Asthma entwickelt sich meist erst im Schulalter bzw. nach dem zehnten Lebensjahr. Es gibt aber Ausnahmen.

Asthma bronchiale ist bei Kleinkindern zwischen dem ersten und sechsten Lebensjahr sehr häufig. Bis zu 20 Prozent aller Jungen in dieser Altersgruppe leiden darunter, Mädchen sind etwas seltener betroffen. Die Prognose ist gut: Bis zum Schulalter haben die meisten Kinder die Krankheit überwunden. Eltern müssen sich also nicht allzu viele Sorgen machen, andererseits ist es sehr wichtig, dass ihr Kind in der Krankheits-

TIPP
Mehr erfahren

Wissenschaftlich geprüfte Informationen zu Asthma und anderen Lungenkrankheiten stehen auf dem Portal www.lungeninformationsdienst.de

WISSEN
Inhalationsgeräte und Dampfinhalation

Ein Inhalationsgerät wie der Pari Boy ist für diese Dampfinhalation (s. S. 90) ungeeignet! Die elektrischen Geräte produzieren einen Nebel (ein Aerosol), der bis in die kleinen Bronchien eindringt. Die selbstgemachte, erhitzte Kochsalzlösung erreicht hingegen nur die oberen Atemwege und das ist gut so.

phase richtig und sorgfältig behandelt wird. Kinder, die im Vorschulalter an Asthma litten und gut behandelt wurden, sind meist als Jugendliche und Erwachsene lungengesund. Kommen allerdings noch andere Leiden wie Allergien dazu, kann die Krankheit fortbestehen.

Wie erkenne ich Asthma bronchiale?
Um herauszufinden, welche Krankheit einem Husten zugrunde liegt, muss der Arzt die Eltern ausführlich befragen: Seit wann hustet das Kind? Tritt der Husten zu bestimmten Zeiten auf, folgt er einem festen Rhythmus? Wurden spezifische Auslöser beobachtet? Fühlt sich das Kind krank? Hat es regelmäßig Fieber? Rauchen die Eltern? Haben andere Familienmitglieder Allergien oder Asthma bronchiale? Besucht das Kind eine Krippe, einen Kindergarten oder einen Hort? Hat es regelmäßig Kontakt zu anderen Kindern oder Geschwistern, die Infekte mit nach Hause bringen? Die Diagnose eines Asthma bronchiale ist manchmal schwierig, weil der Kinderarzt tagsüber beim Abhören seines Patienten keinerlei Auffälligkeiten feststellen kann.

Verschiedene Heilpflanzen und ihre Wirkung

Die Pflanzenheilkunde kennt verschiedene Wirkungen für unterschiedliche Beschwerden. Man könnte sagen: Gegen (fast) jeden Husten ist ein Kraut gewachsen. Oft wird ein Tee, den Sie selbst zubereiten, ausreichen, manchmal müssen Sie auf Fertigarzneimittel zurückgreifen.

Anisfrüchte (*Anisi fructus*): enthalten ätherisches Öl. Anis wirkt schleimlösend, hilft bei Entzündungen der Schleimhäute und bei Magen-Darm-Beschwerden.

Eibischwurzel, Eibischblätter (*Althaeae radix/folium*): Eibischschleim bildet eine schützende Schicht auf der Schleimhaut und hemmt so den Hustenreiz. Eibischwirkstoffe sind hitzeempfindlich, sie dürfen deshalb nicht aufgekocht werden. Aufgüsse müssen immer kalt angesetzt und langsam erwärmt werden.

Efeublätter (*Hederae helicis folium*): eine sogenannte Seifendroge. Efeublätter sorgen dafür, dass Sekret flüssiger wird und sich leichter abhusten lässt. Wilder Efeu ist giftig, deshalb werden ausschließlich Fertigarzneimittel empfohlen (z. B. Prospan, Bronchipret).

Fenchelfrüchte (*Foeniculi fructus*): enthalten ätherisches Öl. Fenchel wirkt schleimlösend, hilft bei Entzündungen der Schleimhäute und bei Magen-Darm-Krämpfen.

Holunderblüten (*Sambuci flos*): wirken schweißtreibend und entwässernd. Holunder erleichtert das Abhusten von Schleim aus den Bronchien.

Malvenblüten, Malvenblätter (*Malvae flos/folium*): Schleimdroge, wirkt ähnlich wie Eibisch, aber schwächer.

Spitzwegerichkraut (*Plantaginis lanceolatae herba*): bildet Schleim- und Gerbstoffe, lindert den Hustenreiz, wirkt blutstillend, entzündungshemmend und mäßig antibakteriell.

Süßholzwurzel (*Liquiritiae radix*): Seifendroge, fördert das Abhusten, ist krampflösend und entzündungshemmend. Wegen ihres angenehmen Geschmacks wichtiger Bestandteil von Erkältungstees. Bei längerer Anwendung (> vier Wochen) und höherer Dosierung kann es zu unerwünschten Wirkungen kommen.

Thymiankraut (*Thymi herba*): enthält ätherisches Öl, wirkt entzündungshemmend und schmerzlindernd, löst Sekret. Der Hauptinhaltsstoff Thymol zählt zu den stärksten antibakteriellen und antiviralen Wirkstoffen.

Pelargonienwurzel (*Pelargonium sidoides*): Wurzelextrakt, wird als Fertigarzneimittel gegen akute Bronchitis eingesetzt.

Wollblumenblüten (*Verbasci flos*): Schleimstoff- und Seifendroge, wirkt reizlindernd, fördert das Abhusten, angenehmer Geschmack.

Dann gilt: Wenn der Kinderarzt nichts hört, muss er auf das hören, was die Eltern ihm erzählen. Auf Asthma bronchiale deutet es hin, wenn

• das Kind tagsüber nach körperlichen Anstrengungen wie Rennen, Radfahren und Herumtoben Probleme hat zu atmen und die Eltern dann ein leichtes Pfeifen beim Ausatmen hören (das so genannte Anstrengungsasthma),
• das Kind nachts vom Husten wach wird,
• die Eltern nach Mitternacht pfeifende Atemgeräusche hören.

Um 3 Uhr früh ist die Lunge am empfindlichsten, viele Kinder mit Asthma husten sich nachts die Seele aus dem Leib, ohne dass man tagsüber etwas merkt. Das ist ein häufiger Grund, weshalb die Krankheit manchmal übersehen wird.

Was löst Asthma aus?

Im Kleinkindalter sind in aller Regel Infektionen der oberen Atemwege verantwortlich. Auch harmlose Infekte können ein sehr schweres Asthma auslösen. Andererseits kommt es vor, dass ein schwerer Atemwegsinfekt, beispielsweise eine Lungenentzündung, nicht zu einer erneuten Verschlimmerung des Asthma bronchiale führt. Beim Infektasthma sind deshalb immer zwei Diagnosen zu beachten: der Infekt und das Asthma bronchiale. Beide Krankheitsbilder müssen getrennt betrachtet und jeweils spezifisch behandelt werden. Was Sie bei einem Atemwegsinfekt tun können, ist weiter oben beschrieben (s. S. 89f.). Wie Asthma bronchiale behandelt wird, erklären wir im folgenden Abschnitt.

Jeder überstandene Infekt und jede Asthma-Episode können eine bronchiale Überempfindlichkeit verursachen, die bis zu vier Wochen anhält. So entsteht leicht der Eindruck, dass ein Kind ununterbrochen hustet.

Die Behandlung

Eine asthmatische Reaktion auf einen sonst harmlosen Infekt ist keine Schwäche des Immunsystems, sondern eine überschießende Entzündungsreaktion des Körpers. Sie gilt es zu dämpfen. Lungenerweiternde Mittel alleine reichen meist nicht aus, sondern müssen durch entzündungshemmende Medikamente ergänzt werden. Da die Atemwege oft über mehrere Wochen überempfindlich sind, müssen auch die Asthma-Medikamente über einen längeren Zeitraum eingenommen werden. Dabei ist es wichtig, phasengerecht zu behandeln, also Auswahl und Dosierung der Medikamente an den momentanen Zustand des Kindes anzupassen.

Bei Kleinkindern mit Infektasthma lässt sich ein typischer Ablauf beobachten:
• am ersten Tag beginnt ein Schnupfen,
• am zweiten Tag folgt ein tiefer Husten,
• am dritten Tag tritt ein Pfeifen auf, vor allem nachts, sowie tagsüber nach körperlicher Belastung.

> *Infektasthma ist bei Kleinkindern häufig.*

TIPP
Husten aufnehmen

Manche asthmakranken Kinder husten nur nachts. Nehmen Sie den Husten auf und spielen sie die Aufnahme dem Kinderarzt für die Diagnose vor.

Der Stufenplan sieht so aus: Wir raten, bereits beim ersten Schnupfen mit der Inhalation von physiologischer Kochsalzlösung kombiniert mit Salbutamol und Montelukast zu beginnen (Stufe I). Salbutamol wirkt lungenerweiternd, Montelukast antientzündlich. Fängt man schon im Frühstadium mit der Behandlung an, kommt man in der Regel mit weniger Medikamenten aus. Falls dann das sonst übliche Husten und nächtliche Pfeifen ausbleiben, kann die Behandlung allmählich wieder zurückgefahren werden. Verstärken sich die Symptome hingegen, steigern wir die Behandlung und fügen dem Salbutamol ein zweites lungenerweiterndes Präparat zu (Stufe II). Danach beginnen wir mit der Inhalation von Cortisonpräparaten in einer niedrigen (Stufe III) oder höheren Dosis (Stufe IV).

Keine Angst vor Cortison

Cortison hat einen schlechten Ruf — zu Unrecht. Mittlerweile werden in der Asthmatherapie Cortisonpräparate eingesetzt, die fast ausschließlich an der Lunge wirken. Sobald sie die Lunge verlassen, wird der Wirkstoff inaktiviert und ausgeschieden, sodass der restliche Körper keinen Schaden nehmen kann. Das Risiko unerwünschter Wirkungen ist also gering, während ein nicht ausreichend behandeltes Asthma bronchiale zu lebenslangen körperlichen Beeinträchtigungen führen kann.

Kommt es zu einer dramatischen Verschlechterung, müssen Cortisonpräparate als Sirup in flüssiger Form oder als Zäpfchen verabreicht werden. Solche Notfallmedikamente sollten immer in ausreichender Menge zu Hause vorrätig sein.

Sobald der asthmatische Husten in einen Reinigungshusten oder eine banale Bronchitis übergegangen ist, können die Medikamente allmählich reduziert werden. Das sollte aber sehr langsam geschehen. Bekommen die Kinder bei jeder körperlichen Anstrengung Hustenanfälle und können sie nachts wegen ihres Hustens nicht schlafen, müssen sie weiter behandelt werden. **Das Ziel der Behandlung ist, dass das Kind im täglichen Leben keinerlei Einschränkungen mehr hat.**

Richtig inhalieren — so funktioniert es:
Damit Medikamente dorthin gelangen, wo sie wirken sollen, stehen zwei Geräte zur Verfügung:
• elektrisch betriebene Inhalationsgeräte wie der Pari Boy, die einen Sprühnebel erzeugen, der so fein ist, dass er in die Lunge gelangt und dort seine Wirkung entfaltet, sowie
• Dosieraerosole mit einer altersgerechten Inhalierhilfe.

Kinderärzte, auch geschulte Arzthelferinnen oder Asthmatrainer, zeigen dem Kind, wie es inhalieren soll. Mit welchem Gerät es besser klarkommt, muss man ausprobieren. Doch manchmal ist es schwierig, Kleinkinder überhaupt zum Inhalieren zu bewegen. Mit diesen Tipps gelingt es besser:

Inhalieren mit dem Inhalationsgerät:
• Das Gerät auf ein Kissen stellen, damit die Motorengeräusche leiser werden.

• Zuerst nur physiologische Kochsalzlösung einfüllen: Das Kind soll kräftig gegen den »Dampf« anblasen. Nach jedem Blasen wird es unbewusst tief inhalieren.

Sobald Wirkstoffe verabreicht werden, muss das Kleinkind eine Maske benutzen.

• Nehmen Sie Ihr Kind auf den Schoß und drücken Sie es fest an sich.
• Führen Sie die Atemmaske von unten an das Gesicht. Lassen Sie sich nicht vom ersten Protest entmutigen. Die Kinder merken in der Regel schnell, dass ihnen das Inhalieren gut tut.
• Versuchen Sie, ihr Kind ruhig und beharrlich davon zu überzeugen, dass es mitmachen muss. Vergeuden Sie Ihre Zeit nicht mit hektischen Ablenkungsmanövern — über das Anschnallen im Auto wird auch nicht diskutiert. Im Notfall muss das Inhalieren klappen!

Inhalieren mit einer Inhalierhilfe
• Machen Sie das Kind in Trockenübungen mit den Inhalierhilfen (Vortex oder Aerochamber) vertraut: Sie können ein Elefantenrüssel sein oder eine Trompete. Seien Sie kreativ.
• Kleine Kinder können mit der Anweisung »Atme mal tief ein!« wenig anfangen. Hier hilft das Wattebausch-Spiel: Legen Sie Wattebäusche oder Wollknäuel auf den Küchentisch, setzen Sie sich am besten zu mehreren einander gegenüber und versuchen Sie, die Wattebäusche hin und her zu blasen wie beim Tischfußball.

Atemtechniken
Akute Atemnot verursacht schnell Panik, was die Luftnot noch deutlich verschlimmern kann. Deshalb ist es wichtig, dass Sie Ihrem Kind schon frühzeitig Körper-

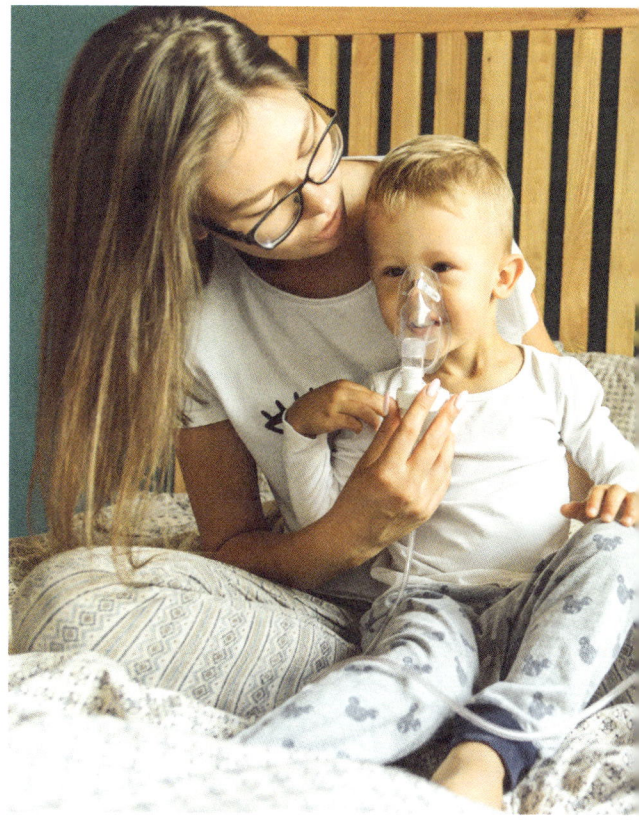

haltungen und Atemtechniken beibringen, die das Luftholen erleichtern.

So funktioniert es:
Kutschersitz: Das Kind sitzt breitbeinig auf einem Stuhl und stützt sich mit beiden Ellbogen auf den Oberschenkeln ab, sodass Bauch und Brustkorb frei schwingen können. Die Schultermuskulatur hilft bei der Atmung.

Hängebauchstellung: Das Kind steht breitbeinig da, beugt den Oberkörper leicht nach vorne und stützt sich mit beiden Händen auf den Knien ab, sodass sich Brustkorb und Hängebauch leicht bewegen können.

Grübelsitz (für etwas größere Kinder): Das Kind sitzt breitbeinig auf einem Stuhl und stützt sich mit beiden Ellbogen an einem Tisch ab. Auch hier haben Bauch und Brustkorb viel Platz, sich zu bewegen.

Lippenbremse: Das Kind atmet mit geschlossenem Mund durch die Nase ein und lässt die Luft beim Ausatmen ganz langsam durch die zusammengepressten Lippen entweichen. Auf diese Weise kann es vermeiden, dass die Luft in der Lunge gefangen bleibt (»Air Trapping«). Kinder verstehen die Übung gut, wenn Sie mit einem Beispiel arbeiten: »Stell dir vor, ganz viele Leute möchten durch eine Drehtür auf die Straße gehen. Wenn sie gleichzeitig losstürmen, bleiben sie stecken, deshalb müssen sie sich anstellen und nacheinander die Drehtür betreten und wieder verlassen. So ist es mit deiner Luft auch.«

Massagen und Lagerungstechniken
Durch geschickte Lagerung können Eltern Lungenpartien überdehnen und so die Atemwege verbreitern. Eine Klopfmassage hilft, Sekret in den Atemwegen zu lockern. Beides erleichtert dem Kind das Atmen.

Verdrillen des Oberkörpers
So funktioniert es:
Das Kind liegt auf dem Rücken im Bett. Sein linkes Bein ist angewinkelt aufgestellt. Drehen Sie mit einer Hand das Knie auf die rechte Körperseite, während Sie mit der anderen Hand die Schultern auf die Unterlage drücken, so dass sie gerade liegen. Einen Moment halten, dann langsam in die Ausgangsposition zurückkehren und zur Gegenseite wiederholen.

Seitliche Lagerung auf einer Nackenrolle mit Klopfmassage
So funktioniert es:
Ihr Kind legt sich in Bauchlage aufs Bett. Unter der einen Körperseite liegt eine Nackenrolle (oder ein dick eingerolltes Badetuch), sodass der Brustkorb an der gegenüber liegenden Seite überdehnt ist. Dort führen Sie die Klopfmassage durch: Eine Hand legen Sie in Hohlhaltung auf die überdehnte Brustkorbseite — gemeint ist, dass nur Ballen und Finger den Rücken berühren, nicht aber die Handfläche. Diese Hand wirkt sozusagen als Stoßdämpfer. Dann legen Sie die zweite Hand auf die erste und führen mit ihr drei Minuten lang rüttelnde Handbewegungen aus. Die Erschütterungen lösen Sekret in der überstreckten Lungenpartie, das dadurch leichter abgehustet werden kann. Dank der Hohlhand tut die Massage nicht weh.

Asthmaschulungen

Betroffene Kinder und ihre Eltern können im Rahmen einer Asthmaschulung lernen, mit der Krankheit sicher und ruhig umzugehen. In mehreren Sitzungen wird besprochen, was bei der Behandlung wichtig ist. Eltern erfahren, wie sie in Notfällen richtig reagieren und wann sie den Notarzt oder einen Krankenwagen rufen müssen. Wer solche Schulungen anbietet und wann eine Kinder- und Jugendrehabilitation in Frage kommt, erklärt der behandelnde Kinder- und Jugendarzt. Die Arbeitsgemeinschaft Asthmaschulung im Kindes- und Jugendalter e. V. stellt unter www.asthmaschulung.de Informationen für Eltern bereit.

Klopfmassage in Bauchlage beim kleinen Kind

So funktioniert es:

Setzen Sie sich aufs Sofa und strecken Sie Ihre Beine aus. Das Kind liegt in Bauchlage auf den Oberschenkeln der Mutter, das Köpfchen liegt zwischen den Knien, die Beine sind seitlich abgespreizt. Die Klopfmassage wie oben beschrieben abwechselnd über der rechten und der linken Brustkorbseite ausführen.

Natürlichen Heilverfahren zur Ergänzung der Therapie

Basis einer wirkungsvollen Behandlung ist immer (!) eine ausreichende pharmakologische Therapie, die sich nach den Empfehlungen der Fachgesellschaften richtet. Natürliche Heilverfahren können diese medikamentöse Behandlung sinnvoll ergänzen. Zu ihnen gehören

• Kneipp'sche Verfahren (s. S. 26ff.),
• die Atemtherapie,
• die Psychotherapie,
• die Bewegungstherapie (s. S. 36),
• Entspannungsverfahren (s. S. 40),
• die Physiotherapie und
• die Pflanzenheilkunde (beispielsweise eine Kombination von Efeu- und Thymianextrakt mit Salbutamol bei leichtem, sporadischem Asthma (s. S. 90)).

Ernährungstherapie und Akupunktur spielen eine untergeordnete Rolle.

Häufige, aber in der Regel harmlose Erkrankungen

Atemwegsinfekte können mit weiteren Erkrankungen einhergehen. Die typischen stellen wir hier kurz vor:

Pseudokrupp

Der Pseudokrupp kommt für viele Eltern wie aus heiterem Himmel: Am Beginn eines Infekts der oberen Atemwege schwillt der Kehlkopf plötzlich stark an. Was dann zu tun ist, wird im Kapitel »Säugling« erklärt (s. S. 65).

Mandelentzündung, Streptokokken-Tonsillitis, eitrige Angina

Die Rachenmandeln spielen bei der Abwehr von Infektionen eine wichtige Rolle, dabei können sie sich entzünden. Typische Symptome sind Halsschmerzen, Schluckbeschwerden und Fieber. Das Kind ist offensichtlich krank. Mandelentzündungen werden durch Viren oder Bakterien verursacht. Sind Bakterien im Spiel, handelt es sich oft um Streptokokken. Sie führen zu einer flächenhaften (scharlachroten) Entzündung der Gaumenschleimhaut und können die klassische Kinderkrankheit Scharlach auslösen, die man an einem in der Leiste beginnenden Hautausschlag erkennt. Eine bakterielle Mandelentzündung muss oft, aber nicht immer mit Antibiotika behandelt werden. Besprechen Sie die verschiedenen Möglichkeiten mit Ihrem Kinderarzt! Und achten Sie auf mögliche Komplikationen: Wenn Sie eitrige Beläge im Rachen sehen, sollten Sie schnellstmöglich einen Kinderarzt oder eine Klinik aufsuchen. Die Eiteransammlung kann sich in das umliegende Gewebe im Hals- und Brustbereich ausdehnen und schwere Komplikationen hervorrufen (s. S. 99).

Atemtechniken lernen

Mittelohrentzündung

Nicht selten treten gegen Ende einer Erkältung Ohrenschmerzen auf, oft von erneutem Fieber begleitet, häufig einseitig, manchmal von einer Seite zur anderen wechselnd. Für einen harmlosen Verlauf spricht, wenn die Schmerzen nach kurzer Zeit verschwinden, das Kind nur leichtes Fieber hat und nicht sichtlich krank wirkt. Lassen Sie die Ohren trotzdem frühzeitig von einem Arzt kontrollieren. Bildet sich eine eitrige Mittelohrentzündung, kann das schwerwiegende Folgen haben (siehe Kasten rechts). Bei einem harmlosen Verlauf reicht meist eine Behandlung mit abschwellenden Nasentropfen und Zwiebelsäckchen aus.

Zwiebelsäckchen

So funktioniert es:
• Zwiebel schälen, in Scheiben schneiden,
• die Scheiben in eine alte Socke füllen, zuknoten,
• die gefüllte Socke quetschen, damit Zwiebelsaft austritt,
• das Säckchen mit einem warmen Tuch ans Ohr binden.
Wirkt etwa zwei Stunden.

WICHTIG: Zwiebeln dürfen nicht erhitzt werden, sonst verlieren sie ihre heilende Wirkung.

Bleibt eine Mittelohrentzündung über Wochen bestehen, spricht man von einer chronischen Mittelohrentzündung. Das Kind hat zwar keine Schmerzen mehr, aber es sammelt sich weiterhin Flüssigkeit im Mittelohr, was die Hörfähigkeit stark einschränken kann. Wenn Sie den Eindruck haben, dass Ihr Kind nach einer Erkältung auf einem oder beiden Ohren schlecht hört, den CD-Spieler immer lauter dreht oder noch weniger als gewohnt auf Anweisungen reagiert, sollten Sie zum Arzt gehen und die Ohren untersuchen lassen.

Das hilft:
Abschwellende Nasentropfen, damit die Flüssigkeit abfließen kann. Die Nasentropfen sollten nicht länger als sieben Tage am Stück angewendet werden.

Trommelfellgymnastik, um die Flüssigkeit aus dem Mittelohr leichter abfließen zu lassen.

So funktioniert es:
Tief Luft holen, Mund schließen, Nase zuhalten und so tun, als ob man ein- und ausatmet. Das Trommelfell wölbt sich leicht nach innen und außen. So erzeugt man einen Unterdruck, der die Flüssigkeit aus dem Mittelohr in den Racheraum saugt. Einige Male wiederholen. Oft hört man nach einigen Versuchen einen Knacks und das Ohr ist wieder frei.

Ist die Flüssigkeit im Ohr sehr zäh, reichen diese Behandlungen nicht aus. Der Hals-Nasen-Ohren-Arzt wird dann vorschlagen, einen kleinen Schnitt ins Trommelfell zu setzen (Parazentese), damit das Sekret abfließen kann. Der Eingriff hört sich dramatisch an, tut aber nicht weh und das Trommelfell wächst schnell wieder von alleine zu. Manchmal ist es notwendig, ein kleines Röhrchen

Zwiebelsäckchen gegen Ohrenschmerzen

einzusetzen, damit das Ohr besser belüftet wird und Sekret abfließen kann. Diese so genannten Paukenröhrchen werden üblicherweise unter Vollnarkose eingesetzt, wandern oft nach einigen Monaten von selbst nach außen und fallen heraus.

Gefährliche Erkrankungen – Komplikationen

Atemwegsinfekte sind meistens harmlos. In seltenen Fällen treten aber Komplikationen auf. Dann gilt: schnell zum Arzt.

Erkrankung	Symptome ›› Was tun? ›› Gefahren
Eitrige Mittel-ohrentzündung – Trommelfell-riss – Knochen-eiterung	Eine eitrige, nicht ausreichend behandelte Mittelohrentzündung kann nach außen durchbrechen. Das Trommelfell platzt und Eiter läuft aus dem Gehörgang aus. Weit schlimmer ist ein Durchbruch nach innen. Er kann zu schwerwiegenden Komplikationen wie einer Knocheneiterung (Mastoiditis) oder einer Zerstörung des Gesichtsnervs führen. Gehen Sie schnellstmöglich zum Arzt, wenn es Ihrem Kind schlecht geht und es bereits auf Berührung am Ohr empfindlich reagiert.
Eitrige Mandel-entzündung – Mandelabszess	Eine verschleppte eitrige Entzündung im Hals kann zu Abszessen führen, die Nerven beschädigen und gefährlich nahe an Gefäße herankommen, die das Hirn versorgen. Ein Abszess hinter den Mandeln (»Retrotonsillarabszess«) kann durch Laien leicht übersehen werden. Warnzeichen sind Schwellungen am Rachenhintergrund und asymmetrische Bewegungen des Gaumensegels. Lassen Sie das Kind »Ahhh« sagen, falls Sie einen Verdacht haben. Rutscht das Zäpfchen zur Seite, statt in der Mitte zu bleiben, sollten Sie unbedingt zum Arzt gehen. Mandelabszesse müssen in der Regel operiert werden.
Lungen-entzündung	Eine Lungenentzündung zeigt sich in der Regel durch hohes Fieber, schweren unproduktiven Husten, ein erschwertes, oft einseitig behindertes Einatmen, Luftnot und eine beschleunigte, aber flache Atmung. Die Erkrankung kann sich langsam aus einer Bronchitis entwickeln oder plötzlich auftreten und innerhalb von Stunden lebensgefährlich werden. Bei ersten Anzeichen sollten Sie umgehend Ihren Kinderarzt oder die nächste Klinik aufsuchen.
Woran sonst noch zu denken ist	Bei einem lang anhaltenden einseitigen Schnupfen steckt möglicherweise ein Fremdkörper in der Nase. Wenn das Kind sich verschluckt hat und dann lange husten muss, kann ein Fremdkörper in die Lunge gelangt sein. In beiden Fällen sollten Sie zeitnah zum Arzt gehen.

Magen-Darm-Erkrankungen

Bauchschmerzen

»Mama, ich habe Bauchweh!« Manche Kleinkinder kommen mehrfach am Tag zu ihren Eltern und klagen über Bauchschmerzen. Oft verschwinden die Beschwerden rasch wieder, trotzdem sollten Sie Bauchschmerzen ernst nehmen, da sich dahinter schwerwiegende Krankheiten verbergen können.

- **Lassen Sie sich zeigen, wo der Bauch** wehtut. Wenn das Kind mit der flachen Hand auf den Nabel fasst, zeigt es diffuse Schmerzen um den Nabel herum an. Solche Schmerzen sind meist harmlos. Deutet Ihr Kind dagegen mit dem Zeigefinger immer wieder auf die gleiche Stelle, beschreibt es einen umschriebenen Schmerz, der weiter abgeklärt werden muss.
- **Bitten Sie Ihr Kind, sich auf den Rücken** zu legen und die Beine gebeugt aufzustellen. So ist die Bauchdecke entspannt und Sie können den Bauch gut untersuchen.
- **Tasten Sie den äußeren Rand des** Bauches ab. Am besten verwandeln Sie diese Untersuchung in ein Spiel, bei dem Sie gemeinsam mit Ihrem Kind nach der versteckten Schokolade oder den Pommes suchen, die das Bauchweh auslösen.

- **Gehen sie anfangs sanft vor und hören** Sie sofort mit der Untersuchung auf, wenn der Druck an einer Stelle Schmerzen verursacht. In diesem Fall muss der Kinderarzt Ihr Kind genauer untersuchen, um schwerwiegende Ursachen auszuschließen.
- **Reagiert Ihr Kind nicht, können Sie** den Druck allmählich verstärken.
- **Lässt sich der Schmerz nicht auf eine** umschriebene Stelle eingrenzen, ist er meistens harmlos und Sie können versuchen, ihn wegzumassieren (s. S. 67).

Klagt das Kind immer wieder über Bauchschmerzen, sollten Sie ein Bauchwehtagebuch führen, in dem Sie festhalten, wann und unter welchen Umständen die Bauchschmerzen auftreten:

- Hatte das Kind besonders viel Stress (in der Kita, am Wochenende, gab es einen Streit oder hat eine Betreuungsperson gewechselt)?
- Welche Nahrungsmittel hat das Kind vorher gegessen oder getrunken (Kuhmilchprodukte, Smoothies, Obst)?
- Wie fühlt sich der Schmerz an (dumpf, stechend) und wo tritt er auf (überall oder an einer bestimmten Stelle)?

WISSEN
Ärztliche Leitlinien

Ärzte orientieren sich bei ihren Behandlungen an Leitlinien, die von den Fachgesellschaften auf Basis wissenschaftlicher Erkenntnisse erstellt werden. Die Leitlinie »Akute infektiöse Gastroenteritis im Säuglings-, Kindes- und Jugendalter« kann im Internet heruntergeladen werden unter www.awmf.org. In die Suchmaske »Gastroenteritis Kinder« eingeben.

• Wie ist der Stuhl beschaffen (weich, fest) und leidet das Kind unter Blähungen?

Diese Informationen helfen dem Kinderarzt, die Schmerzen einzuordnen. Wiederkehrende oder plötzlich auftretende Bauchschmerzen können harmlos sein oder ernste körperliche Ursachen haben, etwa eine Blinddarmentzündung, einen akuten Darmverschluss, eine Darmverdrehung (Volvulus) oder eine Kuhmilchprotein-Unverträglichkeit. Oft sind auch psychische Belastungen die Auslöser: Angst, Streit mit einer nahestehenden Person oder sozialer Stress.

Akute Durchfallerkrankung – Brechdurchfall

Kinder leiden weit häufiger als Erwachsene an Durchfall und Erbrechen, weil sich ihr Körper noch nicht so gut gegen Krankheitskeime wie Adeno-, Rota- oder Noroviren wehren kann, die häufigsten Erreger für Magen-Darm-Erkrankungen. Die Keime greifen die Magen- und Darmschleimhaut an und zerstören die Zellen. Die so geschädigten Schleimhäute geben viel Wasser und Mineralien an den Nahrungsbrei ab, Erbrechen und Durchfall sind die Folge. Bei einem Virusinfekt klingen die Beschwerden in der Regel nach zwei bis drei Tagen von alleine ab. Bakterielle Erkrankungen sind oft langwieriger, aggressiver und gehen häufig mit hohem Fieber einher. Wenn das Kind starken, wässrigen Durchfall hat, sich häufig übergeben muss und der Durchfall lange anhält, droht ein lebensbedrohlicher Flüssigkeitsverlust. Warnzeichen, bei denen Sie unbedingt zum Kinderarzt gehen sollten, stehen im Kasten unten.

Warnzeichen bei akutem Durchfall

• Ihr Kind hat mehr als drei dünne Stühle pro Tag.
• Der Durchfall ist blutig.
• Der Durchfall hält länger als zwölf Stunden an.
• Ihr Kind trinkt länger als drei bis vier Stunden nichts.
• Die Urinproduktion lässt deutlich nach (das Kind macht seltener als alle sechs Stunden »Pipi«).
• Lippen und Zunge sind trocken.
• Ihr Kind hat in sechs Stunden mehr als fünf Prozent seines Körpergewichts verloren.
• Der Durchfall ist von Fieber begleitet.
• Ihr Kind erbricht laufend (mehr als viermal pro Tag).
• Das Kind klagt über Bauchschmerzen.
• Die Bauchdecke ist angespannt.
• Ihr Kind wirkt lethargisch oder ist schwer ansprechbar.
• Ihr Kind leidet zusätzlich an schweren Grunderkrankungen wie Diabetes.
• Sie fühlen sich überfordert oder sind unsicher.

Gehen Sie bei diesen Warnzeichen bitte zu Ihrem Kinderarzt.

Durchfallerkrankungen werden meistens durch Viren ausgelöst. Es gibt nur wenige spezifisch wirksame Medikamente. Am wichtigsten ist, den Verlust von Flüssigkeit, Salz und Zucker auszugleichen.

Das hilft:
Orale Rehydratationslösungen (ORL) aus der Apotheke (s. S. 68)

Das Kind sollte möglichst bald eine leicht verträgliche, fettarme, gerbstoffreiche und lactosereduzierte Kost zu sich nehmen (s. S. 68).

Nahrungsmittel bei Durchfall
Gerbstoffhaltige Nahrungsmittel lindern den Durchfall:
- Grüner Tee: kann auch mit Traubenzucker gesüßt werden.
- Geriebener Apfel: Apfel schälen, entkernen, am besten in der Glasreibe reiben und eine Weile stehen lassen. Die braune Verfärbung entsteht durch Oxidation, der Apfel ist dann nicht verdorben, sondern schmackhafter und besser verträglich.

Karotten enthalten Bestandteile, die die Darmschleimhaut schützen.

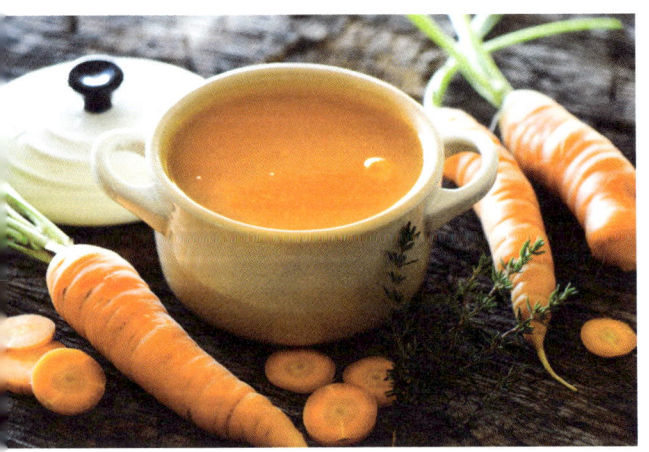

Rezept Morosche Karottensuppe:
500 g geschälte Karotten klein schneiden, in 1 Liter Wasser 90 Minuten lang kochen, pürieren, 1 gestrichenen TL Salz zugeben. Mit 1 TL Butter und 1 EL Zucker schmeckt es besser.

Pflanzliche Arzneimittel:
- **Getrocknete Heidelbeeren** (*Myrtilli fructus*) als Durchfallbonbons

Getrocknete Heidelbeeren mit heißem Wasser überbrühen, abkühlen lassen und kauen. Für Kinder unter vier Jahren beträgt die Tagesdosis 20 g, bei älteren Kindern 30 g.

- **Heidelbeertee**

Rezept:

Heidelbeeren	30 g
Kamillenblüten	20 g
Tormentillwurzel	10 g

Zubereitung:
1 gehäuften TL der Mischung mit 150 ml heißem Wasser übergießen und für 10 Minuten auf kleiner Flamme kochen lassen, abseihen und anschließend schluckweise zum Trinken geben.

Probiotika wie Saccharomyces boulardii (z. B. Perenterol) tragen zur Regeneration der Darmflora bei.

Erbrechen
Übelkeit und plötzliches, schwallartiges Erbrechen sind typisch für Magen-Darm-Infekte.

Das hilft:
Ingwer entleert den Magen, dadurch lässt das Erbrechen schneller nach. Pur ist Ingwer sehr scharf, als Tee oder Sirup

mit reichlich Traubenzucker trinken viele Kinder ihn aber gerne.

So funktioniert es:
• Ingwer schälen und zerkleinern,
• mit wenig kochendem Wasser aufbrühen,
• viel Traubenzucker hinzufügen, bis eine fast sirupartige Konsistenz entsteht,
• abkühlen lassen und dem Kind den Tee löffelweise zu trinken geben.

Chronische Durchfallerkrankung

Lang anhaltende Durchfälle können unterschiedliche Ursachen haben: Infrage kommen zum Beispiel eine Nahrungsmittel- unverträglichkeit oder -allergie, es kann sich um die harmlose »Toddlers Diarrhoe« handeln oder um eine schwere chronisch- entzündliche Darmerkrankung.

Zu den **Nahrungsmittelunverträglich- keiten** gehören die Laktoseintoleranz, eine gestörte Fruktoseaufnahme (Fruk- tose-Malabsorption) und die Zöliakie. Rund jeder dritte Mensch in Deutschland kann Milchzucker (Laktose) nicht in seine zwei Bestandteile zerlegen und verdauen **(Laktoseintoleranz)**. Bei anderen macht Fruchtzucker Probleme **(Fruktose-Mal- absorption)**. Sie leiden unter heftigen Blähungen, Bauchschmerzen und akus- tisch reichhaltig untermalten Durchfällen. Beide Unverträglichkeiten werden vererbt, die Beschwerden beginnen aber selten vor dem dritten Lebensjahr. Meistens ist mindestens ein anderes Familienmitglied betroffen. Wenn Sie den Verdacht haben, dass Ihr Kind unter einer Unverträglichkeit leidet, sollten Sie ein Ernährungstagebuch führen, in dem Sie detailliert festhalten, wann welche Beschwerden auftreten und was vorher gegessen wurde. So lässt sich ein möglicher Zusammenhang mit

Vorsicht mit Weglass-Diäten

Bitte beginnen Sie nicht auf eigene Faust eine Diät, bei der Sie »vorsichts- halber« Eier, Kuhmilch und Gluten weglassen, weil es Milchallergien, Eiallergien, eine Laktoseintoleranz und die Nicht-Zöliakie-Nicht-Weizen- allergie-Weizensensitivität gibt. Ihr Kind ist im Wachsen, einseitige Diäten richten oft großen Schaden an mit schlimmeren Auswirkungen als die ursprüngliche Krankheit! Jede Diät macht Leidensdruck, weil das Kind nicht mehr essen darf, was es will. Es werden diverse unseriöse diagnosti- sche Methoden wie die Bestimmung von IgG-Antikörpern, Bioresonanz oder Elektroakupunktur angeboten. Davor möchten wir Sie warnen. Stu- dien zeigen, dass sie für die Diagnose ungeeignet sind.

bestimmen Lebensmitteln besser erkennen. Für eine gesicherte Diagnose sind meist Provokationstests notwendig, bei denen das Lebensmittel zunächst weggelassen und dann beim Kinderarzt gezielt gegeben wird, um herauszufinden, ob der Körper darauf reagiert. Manchmal werden auch genetische Untersuchungen vorgenommen.

Eine harmlose Sonderform des chronischen Durchfalls ist die **»Toddlers Diarrhoe«**, die im späten Säuglings- bis Kleinkind- alter auftritt. Die Kinder gedeihen normal und haben abgesehen von drei oder mehr

Durchfällen am Tag keine Beschwerden. Der Stuhlgang normalisiert sich spätestens bis zur Einschulung. Bei der »Toddlers Diarrhoe« handelt es sich um eine Ausschlussdiagnose: Der Arzt muss vorher andere schwerwiegende Krankheiten mit ähnlichen Symptomen ausschließen.

Das hilft:
Eventuell eine Umstellung der Ernährung. Einige Nahrungsmittel können Durchfall auslösen und sollten deshalb bei weichem Stuhl vermieden werden. Dazu gehören vorrangig Lebensmittel mit

- starken Säuren (z. B. unreifes Obst),
- viel Fruchtzucker (Fruktose, z. B. in Smoothies und Quetschies, Birnen- und Pflaumensaft, Feigen),
- dem Zuckeraustauschstoff Sorbit (z. B. zuckerfreie Kaugummis oder Süßigkeiten). Fünf Streifen eines »zuckerfreien« (sorbithaltigen) Kaugummis können bereits Durchfall auslösen.

Auch eine **Störung der Darmflora** kann chronische Durchfälle auslösen.

TIPP

Bei Reisedurchfall

Wenn Ihr Kind regelmäßig unter Reisedurchfall leidet, können Sie ihm zwei bis drei Tage vor dem Start Hefeextrakte aus Saccharomyces boulardii (z. B. Perenterol) geben. Die Wirkung ist gut belegt.

Das hilft:
- **Eine probiotische Ernährung mit vielen Ballaststoffen** unterstützt die »guten« Keime im Darm und entzieht den »schädlichen« den Nährboden. Dadurch wird das Abwehrsystem unterstützt: Geben Sie Ihrem Kind viel Obst und Gemüse zu essen, zum Beispiel auch ungeschwefeltes Trockenobst.
- **Zum Aufbau der Darmflora eignen sich**
> **Bakterien:** Joghurt mit lebenden Bifidus- oder Bulgaricus-Kulturen, Durchfallkapseln mit Lactobacillus-Lyophilisate (z. B. Omniflora, Lacteol). Angesichts der Vielzahl verschiedener probiotischer Laktobazillen und ihrer jeweils unterschiedlichen Wirkung gibt es keine eindeutige Empfehlung für einen bestimmten Joghurt oder ein Präparat. Vom Prinzip her wirken sie alle, welches das Beste ist, weiß man aber nicht. Seien Sie kritisch bei großspurigen Werbeversprechen. Einige stark beworbene Joghurts enthalten vor allem eins: viel Zucker.
> **Hefen:** Kefir, Trockenhefe-Präparate mit Saccharomyces boulardii (z. B. Perenterol, Santax S Kapseln).

Nicht nur WAS gegessen wird spielt eine Rolle, sondern auch WIE die Mahlzeiten ablaufen:
- **Bieten Sie Ihrem Kind mehrere kleine Portionen an statt wenige große.** Zu große Portionen führen zu einer übermäßigen Gärung und Fäulnis im Darm, was chronischen Durchfall begünstigt.
- **Morgens und mittags sollte Ihr Kind mehr essen als abends.** Der Darm muss zur Arbeit aufgelegt sein, am Abend nimmt seine Aktivität ab. Daher abends keine schwer verdaulichen Lebensmittel wie fette Speisen anbieten.

- **In Ruhe essen:** Ein hektisch verschlungenes Frühstück mit einer heftigen Debatte, ob das Kind angemessen angezogen ist, stört die Darmtätigkeit.
- **Gründlich kauen,** so wird die Verdauung schon im Mund eingeleitet.

Chronische Verstopfung – Habituelle Obstipation – Einkoten

Viele Kinder leiden unter Verstopfungen. Die Ursachen sind vielfältig: Manche haben am Morgen zu wenig Zeit, um auf Toilette zu gehen, andere ekeln sich vor den Klos im Kindergarten, ernähren sich falsch oder bewegen sich zu wenig.

Oft beginnt es ganz harmlos. Die Kinder waren mit der Familie länger unterwegs und konnten nicht »groß machen«. Danach ist der Stuhl sehr hart, beim Rausdrücken kommt es zu leichten, etwas blutenden Einrissen in der Darmschleimhaut. Solche Verletzungen tun weh, das Kind hat danach große Angst vor der Toilette und hält den Stuhl tagelang, manchmal bis zu einer Woche an. Ein Teufelskreis beginnt, vor allem wenn Eltern versuchen, die Angst durch Ermahnungen oder Zwang zu überwinden.

Auch eine rigorose Sauberkeitserziehung kann dazu führen, dass Kinder ihren Besitz nicht hergeben wollen und zurückhalten. In der Folge dehnt sich der Darm über Monate und Jahre immer mehr auf. Es kommt zu Kotspuren in der Unterwäsche, da die Schließfunktion des Afters außer Kraft gesetzt wird.

Solche Fehlentwicklungen müssen behutsam behandelt werden. Sprechen Sie mit Ihrem Kinderarzt. Oft gelingt es im Rahmen einer Familientherapie, das Problem zu lösen oder wenigstens abzumildern. Druck und Gewalt sind immer schädlich, in diesem Fall besonders. Die notwendige Umstellung der Ernährung kann Monate dauern! Es braucht viel Geduld, wenn sich bereits schlechte Gewohnheiten eingestellt haben.

Das hilft:
- **Eine konsequente Umstellung der Ernährung** – von heute auf morgen und so radikal wie irgend möglich. Bei Kindern ab zwei Jahren empfehlen wir folgendes Vorgehen:
- > **Morgens:** Dörrpflaumenwasser mit Apfelsaft gemischt nüchtern trinken lassen, Naturjoghurt mit Leinsamen und Müsli, Vollkornbrot, Weintrauben und anderes Obst geben. Wichtig: Genug Zeit für den Toilettengang einplanen!
- > **Vormittags:** Leinsamen mit Tee oder Fruchtsaft trinken lassen. Wichtig: Leinsamen muss mit der zehnfachen Menge Flüssigkeit angerührt werden, sonst verklumpt er und wirkt stopfend. Zu stark geschroteter Leinsamen quillt bereits im Magen und ist wirkungslos.
- > **Mittags:** Ballaststoffreiche Kost (Vollkornprodukte, Hülsenfrüchte, Kartoffeln) und faserreiches gedünstetes Gemüse anbieten.
- > **Nachmittags:** Leinsamen mit Tee oder Fruchtsaft trinken lassen.
- > **Abends:** Leichte Kost, Vollkornbrot, Rohkost, Obst anbieten. Dörrpflaumen in Wasser einlegen.

Ergänzt wird dieser Ernährungsplan durch Fertigpräparate (z. B. Movicol, Movicol junior, Lactulose o. ä.), die der Kinderarzt verschreibt. Man will erreichen, dass der Stuhl so weich ist, dass er auf der Zunge zerginge (dies ist – wohlgemerkt –

ein Konjunktiv!). Erst danach wird die Medikamentendosis allmählich reduziert, die Ernährungsempfehlungen bleiben. Außerdem wichtig:

- Sorgen Sie für viel Bewegung.
- Üben Sie keinesfalls Zwang aus.
- Unterlassen Sie jede Form der Manipulation am Po wie Einläufe, Zäpfchen, Fiebermessen.

Wenn Kinder ihren Darm wieder regelmäßig schmerzfrei entleeren, schwindet auch ihre Angst. Haben Sie Geduld.

Nahrungsmittelallergien

Nahrungsmittelallergien äußern sich vielfältig und betreffen zunächst den Verdauungstrakt, aber auch andere Organe wie Haut, Kreislauf, Atemwege und Gelenke. Sogar Verhaltensauffälligkeiten können auf allergische Reaktionen zurückzuführen sein. Die Diagnostik ist aufwändig. Eine Allergie findet man nur, wenn man gezielt danach sucht. Blutuntersuchungen zum

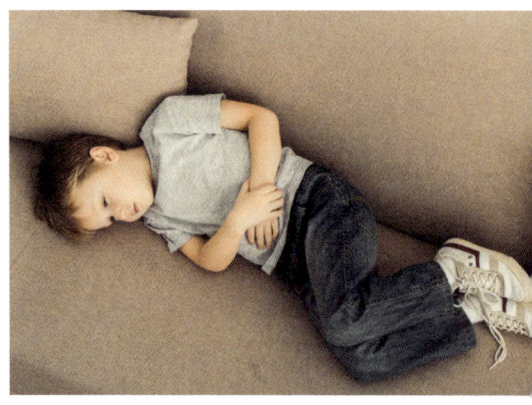

Nachweis spezifischer Immunglobulin-E-Antikörper und Hauttests sind wichtige Hilfsmethoden, können eine Nahrungsmittelallergie aber weder sicher nachweisen noch ausschließen. Die Diagnose ist erst dann gesichert, wenn die Symptome verschwinden, sobald das Kind das Allergen meidet, und wiederkehren, wenn es erneut Kontakt zu dem Allergen hat. Diese gezielte Provokation muss unter ärztlicher Aufsicht stattfinden (s. S. 109).

Gefährliche Erkrankungen

Erkrankung	Symptome ›› Was tun? ›› Gefahren
Zöliakie	Die Zöliakie ist eine Autoimmunkrankheit, bei der Gluten die Darmschleimhaut zerstört. Beschwerden wie Durchfall, Gedeihstörungen und weiche Knochen sind typisch. Knapp ein Prozent aller Kinder in Deutschland leiden unter Zöliakie. Die Krankheit lässt sich sicher diagnostizieren. Dafür sind gezielte Laboruntersuchungen nötig, in der Regel auch eine Darmspiegelung, bei der eine Gewebeprobe entnommen wird. Die Behandlung beruht auf einem konsequenten Verzicht auf Gluten, so haben die Kinder keine Beschwerden. Aber bereits kleinste Mengen des Klebereiweiß sorgen dafür, dass sich die Darmschleimhaut entzündet und nur eingeschränkt Nährstoffe aufnehmen kann. Wenn Sie ein Kind mit Zöliakie haben, müssen Sie deshalb sehr konsequent Lebensmittel trennen.
Morbus Hirschsprung	Die Krankheit ist im Abschnitt Säugling beschrieben (s. S. 70).

Die Kinder-Gastroenterologie

Die Kinder-Gastroenterologie ist ein Spezialgebiet innerhalb der Kinder- und Jugendmedizin, das sich mit Krankheiten der Verdauungsorgane und Ernährungsstörungen beschäftigt. Dazu gehören Erkrankungen der Speiseröhre, des Magens, des Dünn- und Dickdarms sowie der Leber und der Bauchspeicheldrüse. Folgende Krankheiten sollten von einem Kinder-Gastroenterologen behandelt werden:

- Angeborene Fehlbildungen der Speiseröhre, des Magens und des Dünn- und Dickdarms,
- Erkrankungen der Speiseröhre (Ösophagitis, Refluxkrankheit, Schluckstörung),
- Entzündungen des Magens und Zwölffingerdarms (Magenschleimhautentzündung, Geschwüre, Infektionen mit Helicobacter pylori),
- Chronisch entzündliche Darmerkrankungen (Morbus Crohn, Colitis ulcerosa), Zöliakie (Glutenunverträglichkeit),
- Nahrungsmittelallergien,
- Störungen der Magen- und Darmbewegung (Achalasie, Magenentlee-rungsstörungen, Pseudoobstruktion, schwere Verstopfung, Morbus Hirschsprung),
- Polypen im Verdauungstrakt,
- Durchfallerkrankungen,
- Kurzdarm,
- Mukoviszidose,
- Schwere Gedeihstörung, Unterernährung,
- Erkrankungen der Gallenwege (Gallengangsatresie, Steine, Entzündung),
- Erkrankungen der Leber (Infektion, Entzündung, Speicher- und Stoff-wechselerkrankungen, Pfortaderhochdruck),
- Leberzirrhose,
- Erkrankungen der Bauchspeicheldrüse (Pankreatitis, Pankreasinsuffizienz),
- Verätzungen durch Aufnahme von Säuren und Laugen, Entfernung verschluckter Fremdkörper,
- Anlage einer Magensonde (PEG, perkutane endoskopische Gastrostomie),
- Organersatztherapie: parenterale (künstliche) Ernährung, Lebertransplantation,
- Übergewicht, Adipositas und die Folgen wie eine Fettleber.

Der Kinderarzt kann Ihnen Kontakte zu Kinder-Gastroenterologen vermitteln.

Der Kinderarzt ist der erste Ansprech-partner.

Hauterkrankungen

Atopisches Ekzem – Neurodermitis

Das atopische Ekzem (Neurodermitis) ist die häufigste chronische Hauterkrankung im Kindesalter. Zehn Prozent aller Kinder zwischen null und zwei Jahren leiden an einem atopischen Ekzem. Oft nehmen die Beschwerden mit steigendem Alter ab. 63 Prozent der Kinder, die als Baby oder Kleinkind unter Neurodermitis litten, sind im Grundschulalter beschwerdefrei.

Neurodermitis ist eine genetisch bedingte Krankheit. Wenn beide Eltern an einem atopischen Ekzem leiden, trägt das Kind ein Risiko von 60 bis 80 Prozent, ebenfalls zu erkranken. Seit einigen Jahren ist bekannt, dass bei einigen Patienten eine Mutation in einem Filaggrin-Gen vorliegt, die in vielfacher Weise die Barrierefunktion der Haut beeinträchtigt. Die Haut verliert vermehrt Feuchtigkeit und kann Keime oder allergieauslösende Stoffe schlechter abwehren. Gleichzeitig lockt der Körper

scheinbar grundlos Entzündungszellen an. Die Folge: rote, juckende Hautstellen, Ekzeme. Je gereizter die Haut ist, desto sensibler reagiert sie.

Neurodermitis verläuft schubweise – nach Akutphasen mit Ekzemen beruhigt sich die Haut wieder. Was genau die Schübe auslöst, ist bisher nicht bekannt. Viele verschiedene Faktoren scheinen eine Rolle zu spielen.

Dazu gehören:
- **Infektionen**
  Windpocken-Viren, Herpes simplex-Viren oder Coxsackie-Viren können verheerende Ekzemschübe auslösen. Auch Dellwarzen und vulgäre Warzen nisten sich in der angegriffenen Haut leichter ein. Eine wichtige Rolle spielen bakterielle Superinfektionen, die zu einer massiven Verschlechterung der Krankheit führen. Typische Anzeichen sind nässende Ekzeme, auf denen sich eine honiggelbe Kruste bildet. Auch Pilze können die Haut besiedeln und ihren Zustand verschlechtern.
- **Reize von außen**
  Die Haut ekzemkranker Kinder ist überempfindlich. Wollkleidung oder Kleidungsstücke aus Kunstfaser können sie reizen und Ekzeme verschlimmern.
  > Ziehen Sie Ihrem Kind möglichst glatte Baumwollkleidung an, eventuell auch Seidentextilien oder mit Silber beschichtete Kleidung.
  > Drehen Sie die Unterwäsche des Kindes auf links, damit Nähte oder Bündchen nicht auf der Haut reiben.
  > Spezielle Neurodermitisanzüge reduzieren den Juckreiz und erleichtern den

WISSEN
Mehrere Namen – eine Krankheit

Der Begriff Neurodermitis ist eigentlich veraltet. Er stellt das nervöse Verhalten, das Kinder mit Neurodermitis oft zeigen, in den Vordergrund. Der Begriff Prurigo nodularis zielt auf den Juckreiz ab. Heute sprechen Fachleute üblicherweise von einem atopischen Ekzem, um die Zugehörigkeit zu anderen atopischen Erkrankungen zu betonen.

nächtlichen Schlaf. Bandagen, mit denen man die Kinder am Kratzen hindern wollte, gehören zum Glück der Vergangenheit an. Das waren grausame Methoden.

• **Seelische Faktoren**

Früher dachte man, dass vor allem psychische Probleme für die Hautkrankheit verantwortlich sind. Studien beweisen das Gegenteil: Das auffällige Verhalten, dass manche Kinder zeigen, ist Folge der Hauterkrankung und nicht umgekehrt.

• **Allergien**

Kinder mit atopischem Ekzem entwickeln häufiger Allergien, und zwar an allen Organen. Allergische Reaktionen wiederum können das atopische Ekzem verschlimmern oder schwere Schübe auslösen. Dies trifft ungefähr bei jedem dritten Kind zu. Hier sind Allergene wie bestimmte Nahrungsmittel oder Pollen für die Hautentzündung mitverantwortlich. Deshalb ist es sinnvoll, zur Diagnostik einen Allergietest zu machen (s. rechte Spalte).

Die Diagnose

Typische Anzeichen für ein atopisches Ekzem sind
• Juckreiz,
• ein chronischer oder chronisch wiederkehrender Verlauf,
• rote juckende Stellen in Gesicht oder an den Streckseiten der Arme und Beine (bei Kleinkindern) oder besondere Verdickungen der Haut in Ellbogen und Kniekehlen bei älteren Kindern,
• familiäre Vorbelastung.

Zu beobachten sind außerdem:
• trockene und schuppige Haut,
• doppelte Augenfalten und tiefe Augenringe,
• Lippenekzeme,
• die Neigung zu Hautinfektionen,

• eine auffällige Reaktion der Haut auf oberflächliches Kratzen (weißer Dermographismus),
• Unverträglichkeit von Wolle und Seifen.

Um herauszufinden, ob Allergene die Krankheit auslösen, sind weitere Untersuchungen notwendig. Mit Blutuntersuchungen und Hauttestungen (sogenannten Prick-Tests) lässt sich eine Sensibilisierung gegenüber Nahrungsmitteln nachweisen. Doch nicht jede Sensibilisierung führt auch zu allergischen Reaktionen. Eine Nahrungsmittelallergie ist erst dann nachgewiesen, wenn die Beschwerden verschwinden, sobald das verantwortliche Nahrungsmittel weggelassen wird, und wiederkehren, sobald das Kind das Nahrungsmittel isst (sogenannte Provokationstests). Liegt eine allergische Form der Erkrankung vor, wird das Allergen (zum Beispiel Kuhmilch) konsequent gemieden. Auf diese Weise bilden sich viele Allergien innerhalb der ersten Lebensjahre zurück und die Haut verbessert sich.

Eine eindeutige Diagnose ist sehr wichtig, da sonst die Gefahr besteht, dass man jede zufällige Besserung des Hautzustandes auf das Weglassen des einen oder anderen Nahrungsmittels zurückführt und das Kind unsinnige oder sogar gefährliche Diäten einhalten lässt.

Die Behandlung

Viele Faktoren können Neurodermitis auslösen oder verschlimmern. Daher gibt es nicht ein Allheilmittel oder eine Behandlungsform, die alle Probleme löst. Es macht einen Unterschied, ob ein Baby oder ein Schulkind betroffen ist, die Haut im Sommer oder im Winter behandelt wird, ob Gesicht, Arme oder Rücken jucken und die Haut nur gerötet ist oder Ekzeme quälen.

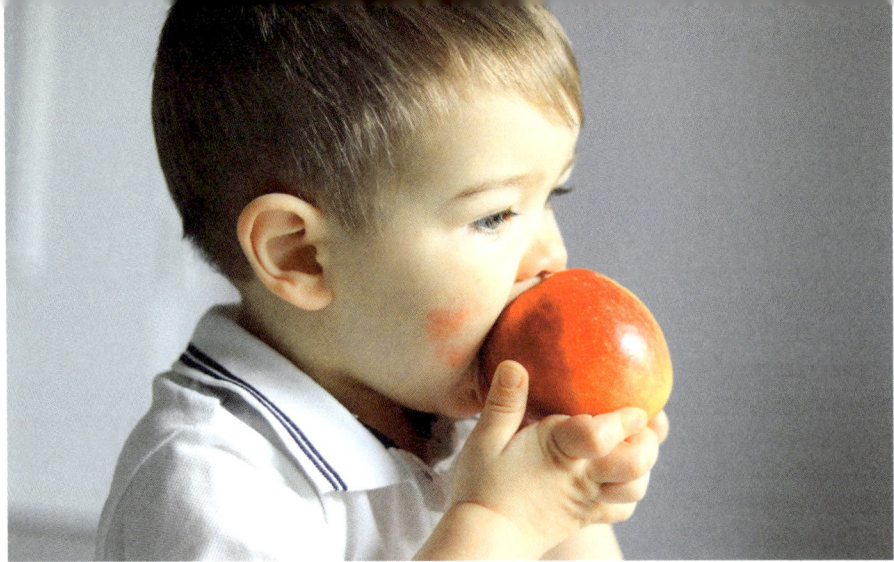

Die wichtigsten Grundregeln

• Die Haut muss (mehrmals) täglich eincremt werden (Basistherapie).
• Je akuter der Hautzustand, desto wichtiger ist die Wahl der passenden Trägersubstanz. Auf nässenden Hautstellen schadet eine fette Creme, auch wenn sie sehr starke Wirkstoffe enthält. Weil sie die Wunde luftdicht abschließt, fängt die Haut an zu schwitzen. So können sich Keime und Entzündungen leichter ausbreiten.
• Ein feuchter Umschlag bewirkt oft viel mehr als eine fette Cortison-Salbe, vorausgesetzt, die Feuchtigkeit kann verdunsten.

• Je akuter die Erkrankung, desto höher ist der Feuchtigkeitsbedarf der Haut.

Die Basistherapie

Kernstück der Neurodermitis-Behandlung ist die Basispflege. Mehrmals täglich wird die Haut großzügig eingecremt, um sie mit Fett und Feuchtigkeit zu versorgen. Wichtig: Die Creme oder Salbe muss je nach Außentemperatur mal mehr und mal weniger fett und wasserdurchlässig sein. Im Sommer führt eine zu fette Creme dazu, dass entzündete Hautareale schwitzen, was ihren Zustand verschlechtert.

Es gibt eine Fülle an Basispflegeprodukten. Die drei folgenden Zusammensetzungen haben sich bewährt:

Bei kälteren Temperaturen
Rezept:

Biomaris® Meersalz	1 g
Eucerin anhydr.	50 g
Aqua dest. ad*	100 g

(* mit destilliertem Wasser auffüllen bis)

Bei wärmeren Temperaturen
Unguentum emulsificans aquosum DRF: Salbe ohne Farb- und Konservierungs-

---

WISSEN
Harnstoff bei Kleinkindern

Harnstoff (Urea) ist ein Zusatz, der die Haut mit Feuchtigkeit versorgt. Bei Vorschulkindern kann Harnstoff in der üblichen Konzentration von fünf Prozent unangenehm brennen oder jucken. Reduzieren Sie die Konzentration oder weichen Sie auf andere Wirkstoffe wie Glycerin aus.

stoffe, zieht gut ein, schmiert wenig, ist wasserdurchlässig. Die Salbe wird als sehr angenehm empfunden, vor allem in den warmen Sommermonaten.

Basiscreme mit Borretschsamenöl
Rezept:
Borretschsamenöl 10 Prozent in Alfason Basiscreme

Die Salbe kann bis zu sechsmal pro Tag aufgetragen werden, nicht zu dick, um einen Hitzestau zu vermeiden.

Die Behandlung akuter Schübe
Neurodermitis verläuft in Schüben. In akuten Phasen ist die Haut gerötet, juckt und es bilden sich Bläschen, die aufgehen und nässen.

Das hilft:
Gerbstoffe
Gerbstoffe bewirken eine Art sanfte Gerbung der obersten Haut- und Schleimhautschichten. Die Haut wird fester, sie trocknet etwas aus, dadurch können Infektionserreger und Schadstoffe schlechter eindringen. Die Barriere der Haut wird gestärkt, Juckreiz gemindert. Zu den natürlichen Gerbstoffen gehören Eichenrinde und schwarzer Tee. Es gibt halbsynthetische wie Tannosynt und Tannolact und schließlich vollsynthetische Präparate wie Methylrosaniliniumchlorid- oder Kristallviolett-Lösung.

Bewährt hat sich vor allem:
**Methylrosaniliniumchlorid-
(Kristallviolett-) Lösung 0,1 %**
Die zartlila Tinktur trocknet nässende Ekzemherde aus, verhindert das Wachstum von Bakterien und Pilzen, mildert den Juckreiz und die Entzündung. Der einzige Nachteil ist die Farbe. Je nach

Entzündungsaktivität bleibt die Tinktur ein bis zwei Tage in der Haut haften und muss dann erneuert werden. Bitte nicht mehrfach am Tag auftragen, da sonst die Konzentration zu hoch und die Haut geschädigt wird. Wir empfehlen eine 0,1-Prozent-Lösung, schädliche Konzentrationen beginnen bei 1 Prozent, also der zehnfachen Menge. Die Faustregel bei der Anwendung lautet: »Nie Blau auf Blau, nur Blau auf Rot!« Da die Tinktur die Haut trockener macht, sollten die behandelten Stellen etwas nachgefettet werden.

Die frühe und konsequente Pflege der kranken Haut mit Kristallviolett und Borretschsamenöl-Salben mildert den weiteren Verlauf der Krankheit deutlich. Dadurch kann Cortison eingespart werden, weil die Entzündung in vielen Fällen gar nicht erst stark aufflammt.

Kristallviolett: Schon lange bekannt, wenig im Einsatz

Kristallviolett ist, anders als der Name vermuten lässt, kein Naturheilmittel, sondern ein vollsynthetisches Präparat. Der Farbstoff wirkt desinfizierend und antibakteriell, er wird gegen Hefepilze eingesetzt und sorgt dafür, dass sich die Hautoberfläche etwas zusammenzieht. Heute ist Kristallviolett aber nur noch wenig im Einsatz, obwohl es sich nach wie vor bewährt (s. S. 72).

Feuchte Umschläge zur Behandlung nässender Stellen
Die Umschläge halten die Haut feucht und kühl und lindern dadurch den Juckreiz.

So funktioniert es:
Feuchter Umschlag mit physiologischer Kochsalzlösung:
Reizt die Haut weniger als normales Wasser
• Einen gestrichenen TL Speisesalz in 500 ml kochendem Wasser auflösen. Die Flüssigkeit auf Raumtemperatur abkühlen lassen.
• Saubere Leinentücher oder Stoffwindeln passend zuschneiden und mit der physiologischen Kochsalzlösung tränken.
• Die nässenden Hautstellen mit den Tüchern bedecken. Den Verband möglichst so lange offen liegen lassen, bis die Feuchtigkeit verdunstet ist.
• Nach spätestens drei bis vier Stunden den Verband entfernen, damit er nicht mit Gewebsflüssigkeit verklebt.

Feuchter Umschlag mit Gerbstofflösung:
Lindert Beschwerden und stärkt die Barrierefunktion der Haut.

• Gerbstofflösung Tannosynt oder Tannolact nach Empfehlung des Herstellers zubereiten.
• Anwendung wie oben, aber statt physiologischer Kochsalzlösung die Gerbstofflösung auftragen.

Fett-feuchte Lokaltherapie
Diese Lokaltherapie ist besonders wirksam zur Behandlung eines akuten Schubes, vor allem, wenn die Haut zusätzlich mit Kristallviolett-Lösung grundiert wird.

So funktioniert es:
Fett-feuchte Lokaltherapie mit Kristallviolett-Vorbehandlung
• Die betroffenen Hautstellen mit Kristallviolett grundieren.
• Anschließend eine fette, aber trotzdem wasserdurchlässige Creme **ohne Wirkstoff** relativ dick auftragen.
• Einen Schlauchverband, einen flächigen Verband oder glatte Baumwollbinden mit physiologischer Kochsalzlösung, eventuell auch mit Gerbstofflösungen wie schwarzem Tee, Eichenrinde oder Tannosynt anfeuchten und auf die Cremeschicht

Umschläge im Gesicht

Gerbstoffe können auch im Gesicht angewendet werden.
• Ein sauberes Leinentuch in Gesichtsgröße auswählen, Mund und Augen großräumig ausschneiden.
• Die Maske mit Tannosynt-Lösung anfeuchten, gründlich auswringen, sodass keine Flüssigkeit mehr herausläuft.
• Die Maske dem Kind auf das Gesicht legen.

Wichtig: Die Gerbstofflösung darf nicht in die Augen gelangen. Kommt es doch zum Kontakt, sollten Sie das Auge 10 bis 15 Minuten mit klarem Wasser spülen und anschließend einen Arzt aufsuchen.

legen. Wichtig: Der Verband darf nicht zur Schonung der Bettdecke mit Plastikfolie abgedeckt werden, die Feuchtigkeit muss gut verdunsten können.
• Sobald der Verband trocknet, muss er gewechselt oder nachgefeuchtet werden, sonst heizt er die Hautentzündung erneut an.

Fett-feuchte Lokalbehandlung mit gerbstoffhaltiger Salbe und gerbstoffhaltiger Lösung
• Nehmen Sie ein sauberes Leintuch und schneiden Sie es passend zu.
• Bestreichen Sie die der Haut zugewandten Seite des Umschlags mit einer gerbstoffhaltigen Creme (beispielsweise Hametum-Salbe) und benetzen Sie den Umschlag mit einer Gerbstofflösung (Tannosynt, Tannolact).
• Legen Sie den Umschlag auf die betroffenen Hautstellen. Er kann bis zu zwölf Stunden liegen bleiben, sollte aber, wenn er austrocknet, erneut befeuchtet werden.
• Lassen Sie den Umschlag offen liegen, damit die Flüssigkeit verdunsten kann.

Mit dieser altbewährten Methode klingen akute Ekzemschübe auch ohne den Einsatz von Cortisonpräparaten rasch ab.

Fett-feuchte Lokalbehandlung mit Cortisonsalbe und Gerbstofflösung
• Ein sauberes Leintuch passend zuschneiden und mit der rezeptierten Cortisonsalbe bestreichen.
• Die Gerbstofflösung (Tannosynt oder Tannolact) nach Herstellerangaben zubereiten.
• Legen Sie den noch trockenen Umschlag auf die betroffenen Hautareale und benetzen Sie ihn dann mit der Gerbstofflösung.

• Der Umschlag kann bis zu zwölf Stunden liegen bleiben. Trocknet er aus, bitte erneut befeuchten.
• Lassen Sie den Umschlag offen liegen, damit die Flüssigkeit verdunsten kann.

Cortisonsalben und -cremes
Viele Eltern haben Angst vor Cortison, verwenden nicht genügend Creme oder brechen die Behandlung zu früh ab. Zu wenig Creme bringt aber keine Linderung. Und wird nicht lange genug behandelt, kommt der Ausschlag mit hoher Wahrscheinlichkeit zurück, was dazu führen kann, dass erneut gecremt werden muss und am Ende mehr Cortison eingesetzt wird als eigentlich nötig. Bei richtiger Anwendung der Cortisonpräparate ist das Risiko für Nebenwirkungen sehr gering. Nach herrschender Meinung sind keine Nebenwirkungen zu erwarten, wenn man Präparate mit einem therapeutischen Index deutlich über 1 (TIX > 1) verwendet. Der therapeutische Index ist ein Maß für die Sicherheit eines Medikaments.

Die proaktive Behandlung

Früher empfahlen Ärzte Cortison nur bei akuten Schüben: Juckte die Haut, wurde gecremt. Heute wenden sie die Medikamente auch an, um Schüben vorzubeugen. Körperstellen, an denen sich besonders häufig Ekzeme bilden, werden über mehrere (!) Monate hinweg zweimal pro Woche mit Cortison eingecremt. Studien belegen, dass die Kinder dadurch länger beschwerdefrei sind, insgesamt aber nicht mehr Cortison eingesetzt wird.

»Viele Jahre Behandlungs-
erfahrung zeigen, dass
auch der frühzeitige und
konsequente Einsatz von
Basispflege und Gerbstoffen
den Krankheitsverlauf so
weit abmildern kann, dass
kein oder nur wenig Cortison
eingesetzt werden muss.«

Walter Dorsch

Zu dieser Gruppe gehören etwa Mometason, Methylprednisolonaceponat, Hydrocortison-butyrat und Prednicarbat. Die Präparate sollten in aller Regel nur eine Woche lang und maximal zweimal pro Tag angewendet werden. Besprechen Sie die Anwendung bitte genau mit Ihrem Arzt. Im Gesicht und an Körperregionen, wo Haut auf Haut liegt, sollte man generell zurückhaltend sein.

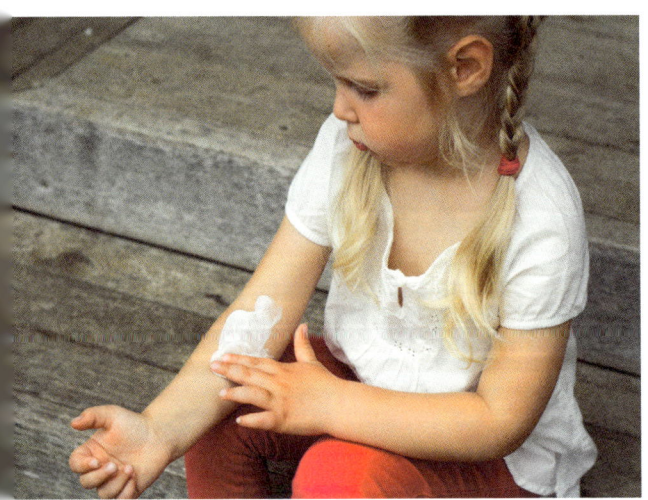

Okklusionsverband
Mit einem solchen Verband steigern Sie die Wirkung der verordneten Salbe.

So funktioniert es:
• Die Salbe möglichst dick auftragen und mit Frischhaltefolie bedecken. Darauf einen normalen Verband legen.
• Der Verband kann bis zu 20 Stunden auf der Haut bleiben.

Immunmodulatoren: Zur Behandlung mittelschwerer und schwerer Erkrankungen
Pimecrolimus und Tacrolimus 0,03 Prozent sind für Kinder ab zwei Jahren zugelassen. Die Wirkstoffe werden bei einem mittelschweren und schweren atopischen Ekzem empfohlen, wenn die Patienten auf die herkömmliche Behandlung nicht ansprechen. Manchmal muss die Haut vorher mit Cortison behandelt werden, damit die Immunmodulatoren wirken können. Die innere (orale) Behandlung bleibt schwersten Fällen vorbehalten.

**Teere und Teerpräparate:
Für verhärtete Ekzeme**
Teer spielte früher in der Behandlung von Ekzemen eine zentrale Rolle. Heute werden die Präparate vor allem zur Behandlung chronischer und verhärteter (lichenifizierter) Ekzeme eingesetzt, die dank einer konsequenten Dauertherapie aber kaum noch zu beobachten sind. Unter Lichenifikation versteht man eine allmählich zunehmende Verdickung und Verhärtung der Haut, fast als würde sie durch viele Entzündungen vernarben. Viele Teerpräparate erhöhen die Empfindlichkeit gegenüber Sonnenlicht (sie sind »phototoxisch«). Für Bituminosulfonate (zum Beispiel Leukichthol) gilt das aber nicht.

Antihistaminika: Zur Linderung des Juckreizes

Antihistaminika werden normalerweise bei Heuschnupfen eingesetzt. Sie sollen den Juckreiz auf der Haut lindern. Der Erfolg ist meist nicht überwältigend, angesichts der geringen Nebenwirkungen spricht aber nichts gegen einen auch länger dauernden Behandlungsversuch.

Capsaicin: Hilft bei extremem Juckreiz

Der Wirkstoff der Paprika Capsaicin kann bei extrem starkem Juckreiz Linderung bringen. Das brennende Gefühl verschwindet nach Tagen, die Stillung des Juckreizes hält länger an. Die (sehr teure) juckreizstillende Creme wird aber vor allem bei älteren Kindern und Teenagern eingesetzt (Rezept: Hydrophile Capsaicin-Creme 0,025 %, 0,05 % und 0,1 %).

Wassertherapie

Bei neurodermitiskranker Haut spielen die Blutgefäße verrückt. Man spricht von einem gestörten Gefäßtonus. Die Wassertherapie (s. S. 26ff.) mit Wechselduschen, Teil- und Ganzkörpergüssen trainiert die Gefäße und lindert die Beschwerden. Der Wechsel zwischen Kalt und Warm darf aber nicht zu heftig sein, denn der Körper reagiert auf heftige Abkühlung mit einem starken Wiedererwärmen der Haut, was Juckreiz auslösen kann. Deshalb werden meist geringe Wärmereize angewendet.

Wassertherapie und Pflanzenheilkunde

In der sogenannten Balneophytotherapie nutzt man die Wirkung pflanzlicher Arzneimittel und den stimulierenden Effekt der Hydrotherapie. Als Badezusätze kommen Mandel-Erdnuss- und Sojabohnenöl zum Einsatz, daneben Salz (vor allem Totes Meer Salz) und Kamille. Aromaessenzen wie

Was macht Salz aus dem Toten Meer so besonders?

Wasser aus dem Toten Meer enthält 30-mal mehr Magnesium als anderes Salzwasser. Auch die Konzentration von Kalzium, Kalium und Phosphat ist hoch. Gemeinsam stärken diese Mineralstoffe die Barrierefunktion der Haut. Hartes Leitungswasser gilt bei Neurodermitis hingegen als schädlich. Einer Studie zufolge verliert die Haut beim Baden in hartem Wasser zusätzliche Feuchtigkeit. Ob weicheres Wasser besser ist, lässt sich anhand der wenigen vorliegenden Studien nicht klar sagen. Es gibt aber Hinweise darauf, dass der Juckreiz anschließend geringer ist.

Melisse oder Baldrian wirken vor allem entspannend und beruhigend.

Das hilft:
Wechselbad mit Meersalz aus dem Toten Meer und Mandelöl

So funktioniert es:
- Balneum Hermal- Ölbad mit 35 °C warmem Wasser ansetzen, in ein Gefäß füllen.
- Totes Meer Salz in etwas heißem Wasser auflösen, mit kaltem Wasser mischen, bis 20 °C erreicht sind. In ein zweites Gefäß füllen.
- Hände, Ellbogen oder Füße ins warme Ölbad tauchen, solange es angenehm ist.

- Anschließend die Hände, Ellbogen oder Füße fünf Minuten ins kältere Meersalzbad tauchen.
- Den Vorgang eine halbe Stunde lang wiederholen, mit drei Minuten im kühleren Meersalzbad abschließen.
- Die Haut anschließend vorsichtig trocken tupfen oder an der Luft trocknen lassen.

Psychosomatik

Die Haut ist unser Kontaktorgan zur Umwelt. Durch sie erleben wir liebevolle Berührung, über sie nehmen wir Kontakt zu anderen Menschen auf. Eine chronische Hauterkrankung bleibt deshalb nicht ohne Folgen für die Psyche: Unser Selbstwertgefühl leidet, wenn wir sichtbar anders sind als die anderen und mitleidige Blicke ernten. Der Kontakt zu Eltern, Geschwistern und Gleichaltrigen wird oft verkrampft.

Alle Kinder mit Neurodermitis wünschen sich »normal« behandelt zu werden.

Auch für Eltern kann das Leben mit Neurodermitis sehr anstrengend sein. Häufige Arztbesuche, ständiges Eincremen und Schlafmangel, weil der Juckreiz das Kind nachts weckt, zehren an den Kräften. Hinzu kommt, dass bei Kleinkindern häufig die Haut auf den Wangen, an den Armen und den Beinen betroffen ist — Stellen, die jeder sieht. Das kann zu Missverständnissen führen: Manche Eltern müssen sich anhören, sie kümmerten sich nicht genug um ihr Kind, andere bekommen ungefragt Tipps, wie sie die Krankheit behandeln sollen. Oft werden sie Opfer messianischer Heilslehren. Hören Sie am besten einfach weg und stellen Sie klar, dass Sie mit Ihrem Kind in Behandlung sind.

WISSEN
Neurodermitis-Schulungen – Den Umgang mit der Krankheit lernen

Neurodermitis-Schulungen haben das Ziel, Eltern für die Erkrankung ihres Kindes kompetent zu machen. In sechs Doppelstunden erfahren sie Einiges über die Hintergründe und die Behandlungsmöglichkeiten der Krankheit. Viel Raum bekommen praktische Anleitungen, damit Eltern wissen, wie sie bei welchem Entzündungsgrad der Haut vorgehen müssen. Daneben bleibt Zeit, Fragen zu stellen, eigene Erfahrungen zu schildern, sich auszutauschen und gegenseitig Tipps zu geben.

Neurodermitis-Schulungen werden bundesweit in Kliniken und Praxen angeboten. Eine Übersicht steht auf der Internetseite der Arbeitsgemeinschaft Neurodermitis-schulung (AGNES): www.neurodermitisschulung.de, Stichwort »Zentren«. In aller Regel übernehmen die gesetzlichen Krankenkassen auf Antrag die Kosten. Neben den Elternschulungen gibt es auch Schulungen für Kinder zwischen 8 und 12 Jahren und für Jugendliche ab 13 Jahren.

Entspannungsmethoden

Entspannungsmethoden haben einen hohen Stellenwert in der Behandlung von ekzemkranken Patienten. Für kleinere Kinder eignet sich eine Minimalvariante der Progressiven Muskelentspannung nach Jacobson (s. S. 40). Als Eltern helfen Sie Ihrem Kind, wenn Sie bei der Hautpflege möglichst viel Ruhe ausstrahlen. Das Einreiben, Streicheln, Verwöhnen lässt eine innere Ruhe entstehen, die im Kampf gegen den Juckreiz hilft.

Entspannung lindert Juckreiz.

Ernährungstherapie

Es gibt keine »Neurodermitisdiät«, die allen Kindern helfen kann! Andererseits können Verdauungsstörungen den Hautzustand verschlechtern. Folgende Empfehlungen haben sich bewährt:

- **Vollwertkost anbieten:** viel Obst, Gemüse und Hülsenfrüchte.
- **Lebensmittel schonend zubereiten:** »weniger Braten und mehr Dämpfen«. So bleiben wichtige Bestandteile wie Mineralien, Elektrolyte, Vitamine und pflanzliche Wirkstoffe erhalten.
- **Auf den Biorhythmus achten,** zum Beispiel morgens Müsli essen, um Heißhungerphasen zu vermeiden. Die Energie wird langsam, über den Tag verteilt, freigesetzt. Am Abend leichte Speisen zubereiten und früh zu Abend essen.
- **Vorwiegend basische Lebensmittel anbieten,** das sind zum Beispiel Kartoffeln, Milch, Gemüse und Obst. Saure Lebensmittel wie Milchprodukte, Fleisch, Wurst und Getreide können die Hautprobleme verstärken.
- **Wenig Salz und Zucker verwenden.**

- **Beim Essen gründlich kauen,** um Gärungs- und Fäulnisprozessen im Magen vorzubeugen.
- **Reichlich trinken,** vor allem Mineralwasser, dünne Tees und Saftschorlen.

Sogenannte biogene Amine können pseudoallergische Reaktionen auslösen, also Symptome, wie sie nach allergischen Reaktionen zu beobachten sind: Quaddelsucht, Anschwellen von Haut und Schleimhäuten, ohne dass das Immunsystem beteiligt ist. Folgende Nahrungsmittel haben einen hohen Anteil an biogenen Aminen: Walnüsse, Bananen, Ananas, Tomaten, Avocado, Pflaumen, Himbeeren, Fleischwaren, Wurst (Koch- und Brühwürste sind aminärmer als Rohwürste), Käse (besonders Emmentaler, Tilsiter, Chester, Cheddar, Roquefort, Camembert), Hefeextrakt, Sauerkraut, Schokolade, Kakao. Die Diagnose ist oft schwierig und gehört in die Hand erfahrener Kinderärzte oder Allergologen. Lassen Sie die Lebensmittel nicht einfach weg. Gut gemeinte Diäten ohne fachliche Beratung können bei Kindern großen Schaden anrichten.

> »Konsequent behandelt bleibt die Neurodermitis in der Regel eine Krankheit von Kleinkindern. Die meisten Kinder sind im Erwachsenenalter beschwerdefrei.«

Walter Dorsch

Impetigo contagiosa

Diese hochgradig ansteckende Hauterkrankung wird meist durch Bakterien
aus der Gruppe der Staphylokokken und
Streptokokken ausgelöst. Die Keime befallen die Hautoberfläche, dehnen sich dort
aus und dringen rasch in tiefere Schichten
ein. Besonders gefährdet sind Kinder mit
Neurodermitis, deren Haut vorgeschädigt
ist. Die Bakterien befallen bevorzugt auf-
gekratzte oder irritierte Hautstellen.

Sie können auch Areale befallen, an denen
Haut auf Haut liegt und eine
feuchte Kammer entsteht.
Typische Anzeichen
sind Eiterbläschen
auf rotem Grund,
die rasch platzen
und als honiggelbe
Krusten eintrocknen.
Kratzt das Kind, ver-
teilt sich die Infektion
rasch. Im Extremfall
kann die gesamte Haut
befallen sein. Das ist ein lebensbedrohlicher Zustand, die Kinder sehen
aus, als wären sie in kochendes Wasser
gefallen. Gehen Sie umgehend zum Arzt.

Das hilft:
Oft reicht eine Behandlung der infizierten
Stellen mit Kristallviolett (s. S. 111).
Daneben werden Antiseptika und antibiotische Tinkturen eingesetzt. Bei sehr
ausgedehntem Befall oder wenn zusätzlich
Fieber und Gliederschmerzen auftreten
oder die Lymphknoten anschwellen, müssen Antibiotika eingenommen werden.

So funktioniert es:
Die betroffenen Areale mit Kristallviolett
bestreichen. Die Behandlung wiederholen,

Roter Ring als Warnsignal

sobald die Blaufärbung verblasst (jeden
zweiten oder dritten Tag). Antiseptika und
antibiotische Tinkturen nach den Angaben
im Beipackzettel anwenden.

Lyme Borreliose – Wanderröte

Zecken übertragen verschiedene Erreger,
darunter ein Bakterium (Borrelia burg-
dorferi), das Borreliose verursacht.

In **Stadium I** dieser Erkrankung entsteht
die so genannte Wanderröte, ein oft kreis-
runder Ring, der sich von der Bissstelle der
Zecke allmählich ausbreitet, manchmal
über den ganzen Körper, und nach
Wochen, manchmal Monaten
spontan verschwindet.
Dieses Stadium ist ein
wichtiges Warnsignal:
Man muss es erkennen
und darf nicht zögern,
antibiotisch zu behandeln,
da sonst schwere Komplikationen an Gelenken und dem
Nervensystem drohen.

In **Stadium II** treten blaurote Knoten
an verschiedenen Körperstellen auf, die
spontan nach Monaten, manchmal nach
Jahren verschwinden.

Stadium III gibt es bei Kindern kaum.
Die betroffenen Hautareale sehen dann
aus wie zerknittertes Zigarettenpapier.

Die auslösenden Bakterien sitzen im Darm
der Zecke und können erst nach längerem
Saugen übertragen werden. Wird die Zecke
vorher entfernt, sinkt das Borelioserisiko
deutlich. Suchen Sie Ihr Kind deshalb nach
dem Spielen im Garten oder im Wald nach
Zecken ab, spätestens aber abends, wenn es
ins Bett geht (s. S. 190).

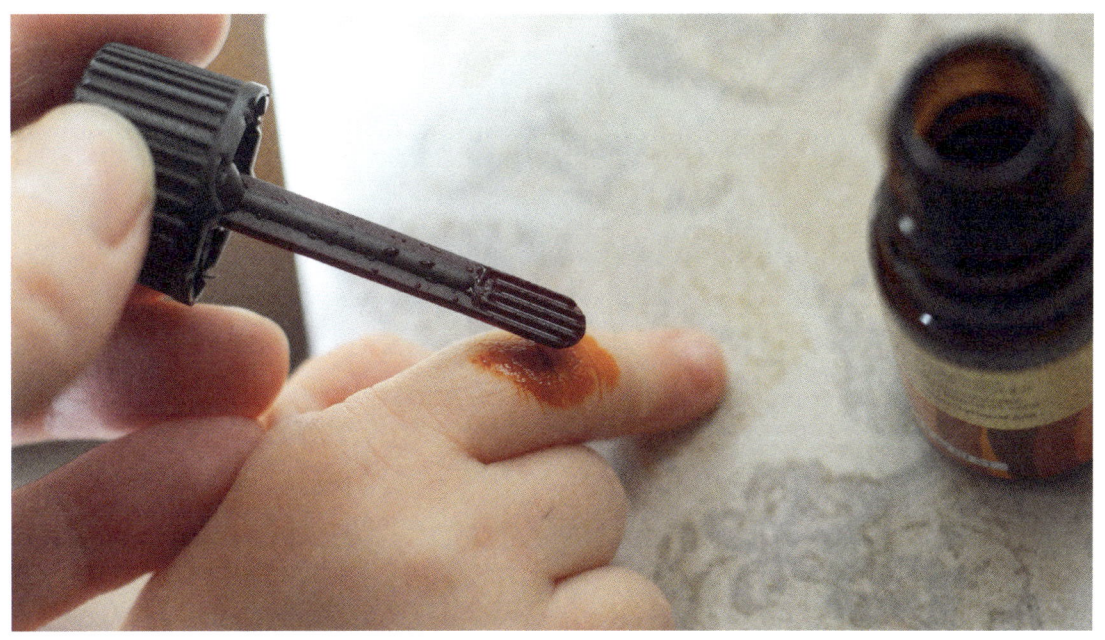

Mollusca contagiosa – Dellwarzen

Dellwarzen sind kleine, oft stecknadelkopf-große Warzen mit einer Delle. Sie werden durch ein Virus verursacht und treten vor allem bei Kleinkindern und Patienten mit atopischem Ekzem auf. Das breiige Material im Inneren der Warze ist sehr ansteckend, juckt und wird durch Kratzen und engen Kontakt zu anderen Kindern übertragen. Erwachsene stecken sich in der Regel nicht an.

Das hilft:
Jede Dellwarze wird nach Wochen bis Monaten eintrocknen, hinterlässt aber vorher eine Vielzahl an Tochterwarzen. Wenn der Leidensdruck nicht zu groß ist, kann man abwarten und eine Placebo-Behandlung versuchen: Manchmal hilft es, eine nicht spezifisch wirk-

same Tinktur aufzutragen. Oder imprägnieren Sie die befallenen Hautareale mit Antiseptika oder Gentianaviolett, um ein Ausbreiten zu behindern.

Einzelne »reife« Dellwarzen kann man unter streng hygienischen Bedingungen mit dem Fingernagel ausdrücken und so zum Eintrocknen bringen. Vorher sollten Sie die Hände und die umliegende Haut desinfizieren.

Warzen: lästig, aber harmlos

Kürettage und Kältetherapie
Bei der Kürettage werden die Dellwarzen abgeschabt, bei der Kältetherapie vereist. Beides ist schmerzhaft, daher bekommt das Kind vorher eine örtliche Betäubung.

Erkrankungen des Bewegungsapparats

Zehenspitzenstand und -gang

Manche kleine Kinder scheinen nicht schnell genug groß werden zu können. Sie laufen ununterbrochen auf den Zehenspitzen durch die Welt. Was anfangs niedlich wirkt, kann zur Angewohnheit werden und dazu führen, dass sich die Achillessehne verkürzt und die Kinder nicht mehr normal laufen können. Manchmal muss der Orthopäde eingreifen, sehr selten sogar der Chirurg. Massieren und dehnen Sie die kleinen Füßchen immer wieder, üben Sie mit den Kindern, auf den Fersen zu gehen und vergessen Sie dabei nicht zu erwähnen, dass Ihr Kleines schon ganz groß ist.

Knick-Senkfuß

Wenn kleine Kinder barfuß über glatte Böden gehen und bei jedem Schritt ein deutliches Plitsch-Platsch zu hören ist, setzen sie wahrscheinlich nicht nur Ferse und Fußballen auf, sondern die vollständige Sohle. Die Ursache ist ein besonders weiches Bindegewebe, das in vielen Familien gehäuft vorkommt und zur Überstreckbarkeit aller Gelenke führt. Diese Eigenheit ist keine Krankheit. Der kindliche Knick-Senkfuß bedarf selten einer besonderen Behandlung. Von Einlagen, die bei Knick-Senkfüßen früher massenhaft verschrieben wurden, ist man heute weg. Sie zwängen den Fuß in eine Form, dadurch muss die Muskulatur weniger arbeiten, was die Probleme eher verstärkt.

Ein einfacher Test zeigt, ob sich der Fuß normal entwickelt: Bitten Sie Ihr Kind, sich auf die Fußspitzen zu stellen und betrachten Sie dann den Fuß. Bildet sich in dieser Position das Fußgewölbe aus und knickt die Ferse leicht nach innen, ist alles in Ordnung.

Wie sich Kinderfüße entwickeln, erklären Schweizer Kinderärzte auf dem Portal www.kinderfuesse.ch

Überstreckbare Gelenke

Manche Kinder ähneln Gummipuppen. Sie kippen zum Spaß in die Brücke, rutschen in den Spagat oder verbiegen ihre Handgelenke. Diese Gelenkigkeit ist angeboren und in den meisten Fällen kein Grund zur Sorge. Die Kinder genießen es, Freunde und Verwandte mit kleinen Kunststücken zu beeindrucken. Manchmal weisen überstreckbare Gelenke aber auch auf schwere Krankheitsbilder hin. Oft kommt es gleichzeitig zu Hautveränderungen und gefährlichen Gefäßmissbildungen. Ärzte sprechen vom Ehlers-Danlos-Syndrom. Man muss daran denken, wenn zwei oder mehr der folgenden fünf Fragen mit ja beantwortet werden:

Kann das Kind
• mit durchgestreckten Beinen seine Handflächen auf den Boden legen?
  ☐ Ja   ☐ Nein
• mit den Daumen den Unterarm berühren?
  ☐ Ja   ☐ Nein
• mit ungewöhnlichen Verrenkungen des Körpers oder mit Spagat seine Freunde belustigen?
  ☐ Ja   ☐ Nein
Ist in der Vergangenheit schon mal die Kniescheibe aus dem Kniegelenk gesprungen oder hat sich das Kind die Schulter ausgekugelt?
  ☐ Ja   ☐ Nein

Wirkt ihr Kind auf Sie wie ein Gummi-
männchen?

☐ Ja   ☐ Nein

Falls mehrere Punkte zutreffen, sollten Sie
Ihren Arzt darauf aufmerksam machen.
In den meisten Fällen fehlt den Kindern
nichts, er sollte aber vor allem Herz und
Kreislauf gründlich untersuchen, um
Risiken rechtzeitig zu erkennen.

Chassaignac

Die Chassaignac-Lähmung ist eine der
häufigsten Verletzungen im Kleinkindalter.
Sie tritt typischerweise auf, wenn Kinder
ruckartig am gestreckten Arm gezogen
werden, zum Beispiel, weil sie mitkommen
sollen und sich heftig dagegen
wehren. Die Speiche – einer
der beiden Knochen im
Unterarm – wird durch
den Ruck in die Hal-
teschlaufe nahe dem
Ellbogen gezogen. Das
tut weh und die Hand
lässt sich hinterher
nicht mehr drehen und
wenden. Gehen Sie sofort
zum Kinderarzt. Ein Hand-
griff, und Ihr Kind kann seinen Arm
wieder bewegen.

Gelenkschnupfen – Coxitis fugax

Immer wieder fangen Kleinkinder nach
einem überstandenen Atemwegsinfekt
einseitig oder auch beidseitig an zu hinken. Sie haben Schmerzen, die vom Hüft-
gelenk ausgehen, oft in den Oberschenkel
und manchmal bis ins Knie strahlen.
Lassen Sie das Kind vom Kinderarzt
untersuchen. Möglicherweise handelt
es sich nur um einen harmlosen Gelenk-

Schmerzen in den Beinen untersuchen lassen

schnupfen: Davon spricht man, wenn sich
infolge eines viralen Infekts Flüssigkeit
in den Gelenken ansammelt. Dauern die
Schmerzen aber länger als 48 Stunden
an oder tritt zusätzlich Fieber auf, sollte
der Arzt schwerwiegende Erkrankungen
wie eine Knocheneiterung (Osteomyelitis)
oder eine aseptische Knochennekrose
(Morbus Perthes, Hüftkopfnekrose)
ausschließen (s. S. 158). Auch wenn sich
der »Gelenkschnupfen« häufig wiederholt, sollte der Kinderarzt genauer
nachsehen.

Benigne funktionelle Bein-schmerzen – »Wachstumsschmerzen«

Kinder leiden immer mal wieder unter
heftigen Schmerzen, für die es
keine klare Ursache gibt. Die
Schmerzen treten in der
Regel in Ruhephasen
nachmittags, abends
oder nachts auf, nicht
selten, nachdem sich
das Kind intensiv be-
wegt hat. Meist sind
beide Beine betroffen.
Der Kinderarzt findet bei
der Untersuchung in der Regel
keinerlei Auffälligkeiten: Die Kinder
gehen normal, hinken nicht und nehmen
keine Schonhaltung ein. Sie haben weder
bei Druck noch bei Bewegungen Schmerzen und es gibt keine sichtbaren oder
tastbaren Veränderungen. Früher sprach
man deshalb ganz allgemein von »Wachstumsschmerzen«. In der Regel lassen
sich gefährliche Diagnosen wie bösartige
Erkrankungen oder eitrige Knochenent-
zündungen rasch ausschließen.

Das hilft:
Sanfte Massage der Beine und Wärme.

Juvenile Arthritis

Schon Kleinkinder leiden unter rheumatischen Gelenkerkrankungen, sogar häufiger als ältere Kinder. Allerdings klagen sie – anders als die Großen – eher selten über Schmerzen, die sonst typische Alarmzeichen sind. Jüngere Kinder scheinen entwicklungsbedingt eine weniger gute Körperwahrnehmung zu haben und können sich zudem noch nicht so gut sprachlich ausdrücken. Es fällt ihnen schwer, Schmerzen zu beschreiben oder gar zu lokalisieren. Das heißt nicht, dass die Kleinen keine Schmerzen haben. Sie sind jedoch Meister darin, schmerzhafte Bewegungen zu vermeiden. Betroffene Kinder fallen daher eher durch merkwürdige Bewegungen und Hinken auf, oder sie verweigern zu gehen. Manche Kinder stützen sich beim Spielen plötzlich auf den Ellbogen statt auf die Hand oder essen und basteln von heute auf morgen mit der anderen Hand. Bei anderen sind große und kleine Gelenke geschwollen. Und bei wieder anderen entwickeln sich rasch und fast unbemerkt Fehlstellungen.

Wenn Sie solche Veränderungen bemerken, sollten Sie unbedingt den Kinderarzt aufsuchen. Er wird Ihr Kind körperlich untersuchen und Blut abnehmen. Allerdings sind die Ergebnisse der Laboruntersuchungen oft nicht eindeutig. Gerade bei der juvenilen Arthritis ist buchstäblich jedes Resultat möglich: Vom völligen Fehlen jeglicher Entzündungszeichen bis zur schwersten entzündlichen Reaktion. Trotzdem sind die Laborwerte notwendig, um das Risiko von Begleiterkrankungen (z. B. der Regenbogenhautentzündung) abzuklären und andere mögliche Diagnosen auszuschließen. Schmerzen an großen und kleinen Gelenken können vielfältige andere Ursachen haben: chronische Entzündungen, einen Vitaminmangel, Stoffwechselstörungen, Bluterkrankungen wie Hämophilie und Leukämie, Missbildungen, neurologische Störungen und Infektionskrankheiten wie die Borreliose. Selbst Allergien können Gelenkschmerzen hervorrufen. Deshalb ist es so wichtig, dass der Arzt gründlich untersucht.

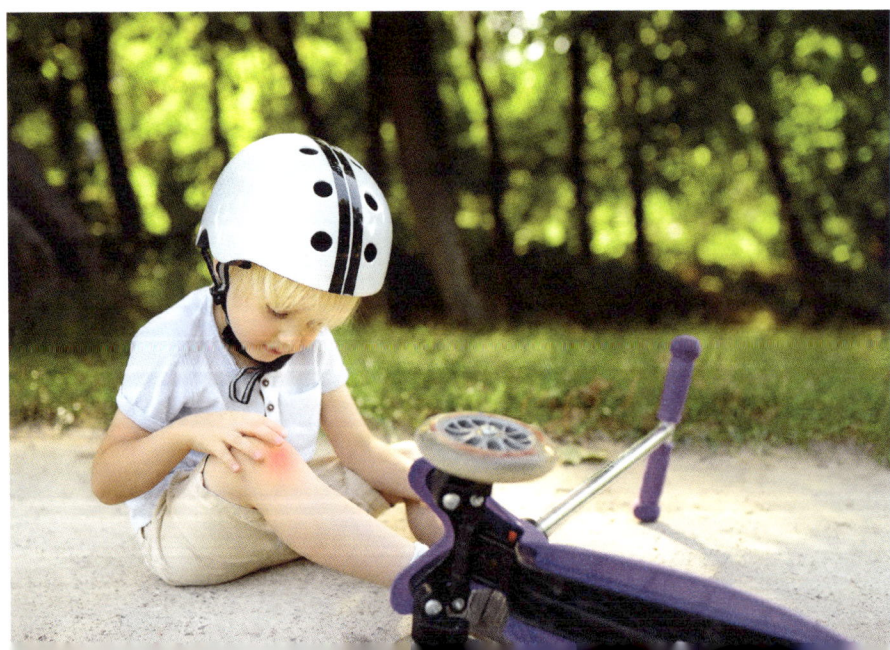

Kleine Probleme

Blaue Flecken, Prellungen, Zerrungen, Verstauchungen

Kinder, die spielen und toben, ziehen sich blaue Flecken, Prellungen und Zerrungen zu. Das ist normal und gehört zum Großwerden dazu. Man wundert sich eher, wenn die typischen blauen Flecken fehlen. **Prellungen** entstehen immer dann, wenn Gewebe gequetscht wird, zum Beispiel nach einem festen Schlag, einem Aufprall oder einem Sturz. Bei **Zerrungen** werden die Muskeln und Bänder überdehnt. Von einer **Verstauchung** spricht man, wenn der Bandapparat eines Gelenks überdehnt wird. Weil Zellen und Blutgefäße zerstört werden, kommt es zu einer Entzündungsreaktion, das Gewebe schwillt an und wird stärker durchblutet.

Solche Verletzungen tun weh. Geben Sie Ihrem Kind vor allem am Anfang großzügig schmerzlindernde Medikamente wie Paracetamol. Als pflanzliche Präparate eignen sich Minz- oder Pfefferminzöl, das Sie mehrfach täglich vorsichtig auf den schmerzenden Stellen verteilen können.

Das hilft bei
- **Prellungen:** Der betroffenen Stelle Wärme entziehen und die Durchblutung verringern.

So funktioniert es:
- Eisbeutel auflegen, die betroffene Stelle unter fließendes Wasser halten oder stark wärmeleitendes Material auflegen, zum Beispiel einen kalten Löffel.

- **Zerrungen:** Kühlen und ruhigstellen.

So funktioniert es:
- Erst mit Kälte behandeln (s. o.), dann den betroffenen Bereich ruhigstellen. Dafür eignen sich Tapeverbände, Stützverbände und Schienen.

- **Verstauchungen:** Kühlen, erst mal ruhigstellen, aber frühzeitig mit Bewegung beginnen.

So funktioniert es:
- Mit Kälte behandeln (s. o.), den betroffenen Körperteil erst mal ruhigstellen, aber früh mit der Hand vorsichtig bewegen. Sobald Schmerzen auftreten, aufhören.

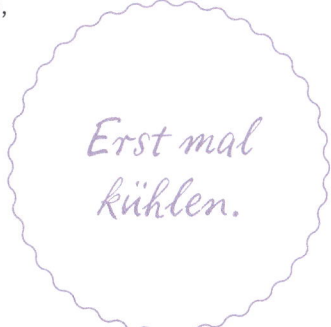
Erst mal kühlen.

Bei lang anhaltenden Beschwerden kann eine Reiztherapie helfen. Wechseln Sie Kälte und feucht-heiße Kompressen ab: Erst mit einem Eisbeutel kühlen, dann einen warmen Heublumensack oder ein Kirschkernkissen auflegen.

Pflanzliche Arzneimittel
- Pfefferminz- oder Minzöle lindern Schmerzen. Sie dürfen allerdings nicht bei Säuglingen angewendet werden.
- Gegen Schwellungen helfen Rosskastaniensalben oder -gele. Als Fertigarzneimittel kommt zum Beispiel Kytta Salbe infrage.

Raus ins Leben

Die Einschulung ist ein Riesenschritt zur Selbstständigkeit. Die meisten Kinder freuen sich auf ihre Schulzeit. Sie sind neugierig, wollen lernen und endlich groß sein. Doch leider verlieren viele ihre anfängliche Begeisterung. Statt Freude bereitet die Schule ihnen Bauch- oder Kopfschmerzen. Zum Glück sind die Kinder jetzt so groß, dass sie ihre Beschwerden benennen können. Hören Sie genau hin und erzählen Sie Ihrem Arzt davon.

~~~~~~~~

Allgemeine Auffälligkeiten und Probleme

Schulprobleme

Fast alle Kindergartenkinder können die Einschulung kaum erwarten und gehen anfangs mit Freude in die Schule. Trotzdem können etwa 10 bis 15 Prozent der Kinder auch bei ausreichender Intelligenz die dort an sie gestellten Anforderungen nicht erfüllen. Manchmal sind Lernstörungen wie eine Lese-Rechtschreib-Schwäche die Ursache, manchmal andere Probleme wie Konzentrationsschwäche, Mobbing, seelische Beeinträchtigungen oder autistische Entwicklungsstörungen. Die Kinder entwickeln eine Lernstörung, die zu Schulangst führen kann und sich in körperlichen oder psychischen Auffälligkeiten äußert. Typisch sind wiederkehrende Bauch- und Kopfschmerzen, Schwindel, Schlaf- und Essstörungen, Einnässen, Aggressivität oder sozialer Rückzug. Manche Kinder kollabieren oder fallen in Ohnmacht, sodass der Verdacht auf epileptische Anfälle entsteht.

In unserer Leistungsgesellschaft lastet ein ungeheurer Druck auf den Kindern, wenn sie die an sie gestellten Anforderungen nicht schaffen. Die Kinder leiden unter Versagensängsten, es gibt Streit in den Familien, manchmal ziehen sich die Kinder völlig zurück. Es ist Aufgabe des Arztes, gemeinsam mit den Eltern und der Schule Wege aus diesem Teufelskreis zu finden und den Kindern wieder Selbstvertrauen zu geben. Jedes Kind hat Stärken, machen Sie sich das immer wieder bewusst. Vielleicht ist Ihr Kind besonders musikalisch, sportlich, künstlerisch oder handwerklich begabt oder verfügt über eine hohe Sozialkompetenz.

Wir können hier nicht ausführlich auf Lernstörungen und soziale Probleme wie beispielsweise Mobbing eingehen, möchten aber zumindest eine Kurzübersicht geben.

Lese-Rechtschreib-Störung und Lese-Rechtschreib-Schwäche

Die Lese-Rechtschreib-Störung oder Legasthenie ist eine anerkannte schulische Entwicklungsstörung. Als mögliche Ursache werden genetische Faktoren vermutet. Die Kinder haben massive Probleme beim Lesen und der Rechtschreibung, die nicht durch eine verzögerte Entwicklung oder mangelnde Intelligenz erklärt werden können. Rund fünf Prozent aller Kinder weltweit sind Legastheniker. Die Lese-Rechtschreib-Störung führt häufig zu mangelndem Selbstvertrauen, Versagensängsten und Schulangst bis hin zur Schulverweigerung. Stumpfes Abschreiben und Üben hilft den Kindern nicht. Sie brauchen eine gezielte Förderung.

Im Gegensatz zur Legasthenie ist eine Lese-Rechtschreib-Schwäche erworben — durch für das Kind ungeeignete Unterrichtsmethoden, familiäre Probleme, Mobbing und andere Probleme. In beiden Fällen gilt: Ohne eine enge Zusammenarbeit von Schule, Elternhaus, Lerntherapeuten, Kinderpsychologen oder -psychiatern kann man den Kindern kaum effektiv helfen.

Dyskalkulie – Rechenschwäche

Die Rechenschwäche tritt ähnlich häufig auf wie die Legasthenie. Den Kindern fehlt das Verständnis für Größen, Mengen und Zahlen. Normalerweise erwerben sie diese Fähigkeiten im Kleinkind- und Vorschulalter, bei Kindern mit Dyskalkulie wurde dieser komplexe Lernvorgang aber gestört. Auch bei einer Rechenschwäche sollten Lerntherapeuten hinzugezogen werden, um das Kind zu unterstützen.

Mobbing

Mobbing ist grausamer Schulalltag, es gibt kaum Schulen ohne Mobbing. Nicht jeder Schüler ist betroffen, aber jeder kennt es. Kinder, die gemobbt werden, wundern sich oft, weshalb ausgerechnet sie zum Opfer wurden. Für mobbende Mitschüler kann jedes Merkmal ausreichen: Mal ist es die falsche Kleidung, der falsche Sportverein, die falsche Herkunft, zu gute Leistung oder schlicht Rivalität in der Klassengemeinschaft. Jedes Kind in einer Schulklasse kann betroffen sein. Niemand ist sicher.

Mobbing entsteht nicht aus Stärke, sondern aus Schwäche! Selbstbewusste Kinder und Jugendliche scheuen nicht den offenen Konflikt oder handeln im Geheimen. Wer mobbt, hat es nötig! Nur wer schwach ist, muss heimlich hetzen. Potenzielle Mobbingopfer sollten deshalb zwei Kardinalfehler vermeiden: Sich zu unterwerfen oder zu versuchen, die Gegner zu demütigen und zu unterwerfen. Denn dadurch wird alles noch schlimmer.

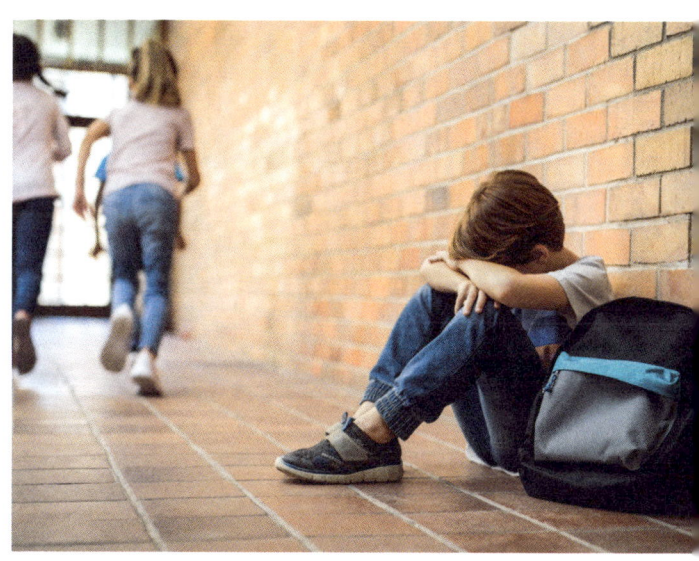

Mehr erfahren:

Ausführliche Informationen zu diesen Themen stehen im Buch *»Schulkinder gleich Sorgenkinder?«* von Walter Dorsch und Klaus Zierer. Kösel Verlag 2020, ISBN 978-3-346-31130-9, 18 Euro.

Schalten Sie früh die Schule ein. Sie spielt bei der Bewältigung von Mobbing eine zentrale Rolle. Sprechen Sie mit dem Klassenlehrer, Vertrauenslehrern oder Schulsozialarbeitern und fordern Sie klare Absprachen über das weitere Vorgehen ein. Mobbing zu dulden geht gar nicht. Lassen Sie sich also nicht abwimmeln. Die Schule ist in gleicher Weise für den Schutz von Mobbingopfern verantwortlich wie Sie als Eltern. Nur wenn Schule und Eltern gemeinsam aktiv werden, können sie etwas erreichen. Im Übrigen gehört es zu den zentralen Aufgaben des Bildungsorts Schule, das soziale Miteinander zu begleiten und zu fördern. Falls Sie mit Ihrem Anliegen auf taube Ohren stoßen oder Absprachen nicht eingehalten werden, können Sie sich an die Schulleitung, das Schulamt oder das Jugendamt wenden.

Die Schule muss vor Mobbing schützen!

Sie als Eltern haben wenig Möglichkeiten, Ihr Kind in der Schule zu schützen. Sie können aber einiges dafür tun, seine Widerstandskraft zu stärken. Fachleute sprechen von Resilienz und meinen damit die Fähigkeit, mit Druck und Belastung fertig zu werden, tägliche Herausforderungen zu bewältigen, sich angesichts von Enttäuschungen und unangenehmen Erfahrungen rasch wieder zu fangen, realistische Ziele zu entwickeln und Probleme zu lösen.

Resilienz ist nicht angeboren, sondern entwickelt sich. Dabei können Sie Ihrem Kind helfen:

• **Zeigen Sie Ihrem Kind,** dass Sie es wertschätzen.
• **Versetzen Sie sich immer wieder in die Lage** Ihres Kindes: Kinder wollen das Gefühl haben, verstanden zu werden.
• **Versuchen Sie, wirksam zu kommunizieren,** also so miteinander zu sprechen, dass sie sich gegenseitig verstehen. Dafür ist wichtig, dass
  > Ihr Kind Raum zum Erzählen hat,
  > Sie ihm aktiv zuhören,
  > Sie es ernst nehmen,
  > Sie ihm vermitteln, dass es Ihnen wichtig ist und Sie sein Anliegen verstehen,
  > Sie zu eigenen Fehlern stehen.
• **Versuchen Sie, Ihr Kind so wahrzunehmen und zu akzeptieren, wie es ist.** Bei allen guten Wünschen, die wir für unsere Kinder haben, dürfen wir nie vergessen, dass jedes ein unverwechselbares Unikat ist.
• **Bieten Sie keine fertigen Lösungen an,** sondern helfen Sie ihm, eigene Lösungen zu finden.
• **Fördern Sie Durchhalten.** Etwas geschafft zu haben macht Kinder stolz.
• **Lassen Sie Ihr Kind helfen.** Wenn man Kindern die Gelegenheit bietet, sich sozial zu engagieren, werden sie sicherer und selbstbewusster.

Aufmerksamkeitsdefizit mit und ohne Hyperaktivität (AD(H)S)

Kaum ein Krankheitsbild hat in den vergangenen Jahren in Deutschland die Gemüter ähnlich erregt wie die mehr oder weniger krankhafte Neigung von Kindern, Erwachsenen einfach nicht zuzuhören. Man könnte aber auch sagen: wie die mehr oder weniger normale Neigung von Kindern, Erwachsenen einfach nicht zuzuhören.

Mit zunehmender Häufigkeit kommen Eltern in Kinderarztpraxen, weil Betreuungspersonen vermuten, ihr Kind würde an einem hyperkinetischen Syndrom oder einem Aufmerksamkeitsdefizit leiden. Es ist erstaunlich, wie häufig diese Verdachtsdiagnosen ausgesprochen werden. Offenbar neigen manche Erwachsene dazu, bereits die normale Unruhe von Kindern als krankhaft zu definieren. Andererseits gibt es tatsächlich Kinder, auf die die Diagnose Aufmerksamkeitsdefizit mit und ohne Hyperaktivität (AD(H)S) in voller Wucht zutrifft. Sie und ihre Familien müssen in aller Ernsthaftigkeit behandelt werden.

Der Übergang vom (noch) Normalen zum Krankhaften ist fließend. Mal reichen zur Behandlung einfache Veränderungen im Alltag aus, mal müssen Kinderärzte, Psychiater, Pädagogen und Psychologen ihr ganzes Können aufbieten, um den Kindern zu helfen.

In Deutschland haben etwa fünf Prozent der Kinder und Jugendlichen im Alter von 3 bis 17 Jahren ADHS. Die Diagnose wird bei Jungen etwa viermal häufiger gestellt als bei Mädchen. Fachleute unterscheiden zwischen einem primären und einem sekundären ADHS. Letzteres ist Folge anderer Probleme wie Entwicklungs- und Wahrnehmungsstörungen, Konflikten in der Familie, Mobbing, Selbstwertverlust oder Depression. Die Abklärung eines ADHS kann sehr zeitaufwändig sein. Oft müssen Psychologen oder Fachleute aus der Kinder- und Jugendpsychiatrie hinzugezogen werden.

Familien mit einem ADHS-Kind geraten häufig an den Rand ihrer Belastbarkeit. Wechselseitiges Missverstehen und Enttäuschungen schaukeln sich hoch. Dieser Teufelskreis kann unterbrochen oder zumindest abgebremst werden. Wichtig ist vor allem, das Selbstwertgefühl der Kinder zu stärken. Sie merken ja auch, dass sie anecken und immer wieder Ärger bekommen.

Sicher ist es anstrengend, Kindern mit ADHS gerecht zu werden. Trotzdem sollten Eltern versuchen, die Stärken Ihres Kindes zu sehen. Es gibt eine Reihe berühmter Persönlichkeiten, die an ADHS litten und dies als besondere Begabung nutzen konnten: Bill Gates, Winston Churchill, Wolfgang Amadeus Mozart und Thomas Edison. Im Alltag kann es helfen, das auffällige Verhalten umzudeuten und positiv zu besetzen: aus »kurzer Aufmerksamkeitsspanne« wird zum Beispiel »jederzeit aufbruchbereit«, aus »chaotisch« »flexibel« und aus »kopflos« »risikofreudig«.

Das alleine reicht natürlich nicht, um mit der Krankheit umzugehen. Die Betroffenen müssen lernen, Kontrolle über ihr Verhalten zu bekommen. Dafür hat

Nicht jeder Störer leidet an ADHS!

sich ein strukturierter Tagesplan bewährt (s. S. 32). Die Kinder werden angehalten, ihre Tätigkeiten im Voraus zu planen und einzutragen. Anschließend überprüfen sie selbst, wie erfolgreich sie dabei waren, das Vorgenommene tatsächlich umzusetzen. Die Kinder müssen sich Gedanken machen, was sie erreichen wollen, sie sehen Erfolge und Misserfolge und können ihr Selbstbild mit der Einschätzung von Eltern und Lehrern vergleichen.

Auch die Eltern sind gefordert: Angefangene Spiele sollten zu Ende gespielt, angefangene Sätze zu Ende formuliert, Antworten des Kindes abgewartet werden. Nur so lernt das Kind, sich nachhaltig auf ein Thema zu konzentrieren und im besten Fall seinen Eltern und Lehrern zuzuhören. Kinder mit ADHS brauchen klare Strukturen. Sie müssen lernen, ihre Impulsivität im Zaum zu halten. Eltern dürfen Konflikten nicht aus dem Weg gehen oder versuchen, ihren Kindern alle Hindernisse aus dem Weg zu räumen.

Angefangenes zu Ende bringen!

Bei der Behandlung kommen unterschiedliche Therapien zum Einsatz: Ergotherapie zur Besserung der Wahrnehmung, heilpädagogische Betreuung, um Lernstrategien zu erarbeiten, Logopädie, Bewegungstherapie Psychotherapie und anderes.

Unterstützend kann man pflanzliche Arzneimittel einsetzen. Baldrian macht müde und lässt gut schlafen, man benutzt in der Regel Kombinationen mit Hopfen und Melisse. Das Schlafhormon Melatonin wird nur für besondere Indikationen empfohlen. Besprechen Sie den möglichen Einsatz mit Ihrem Kinderarzt.

Als Konzentrationsübung eignet sich die Progressive Muskelrelaxation nach Jacobson in verkürzter Form (s. S. 83). In der Anspannungsphase versucht das Kind, sich für 30 bis 60 Sekunden so eng wie irgend möglich zu einer »Igelkugel« zusammenzurollen. Anschließend bleibt es minutenlang weit ausgestreckt als »Plattfisch« auf der Übungsmatte liegen.

Trotz des großen therapeutischen Angebots kann es notwendig sein, auf Medikamente zurückzugreifen. Das betrifft aber nur einen kleinen Prozentsatz aller Kinder mit ADHS. Der Wirkstoff Methylphenidat (der zum Beispiel in Ritalin oder Medikinet eingesetzt wird) gilt bei gesicherter ADHS-Diagnose als Goldstandard in der Therapie. Kindern, die es wirklich brauchen, diese Medikamente vorzuenthalten, kommt einer unterlassenen Hilfeleistung gleich.

Essensregeln: »Zu Tisch bitte« oder »Kinder, das Essen ist fertig, kommt zum Nölen!«

Vielleicht haben Sie in der Kleinkindzeit erreicht, dass Ihr Kind abwechslungsreich isst und offen an neue Speisen herantritt. In diesem Fall (selten genug!): Herzlichen Glückwunsch. Doch oft ist es anders – und das hat vielfältige Gründe:

Kinder müssen sich den Eltern gegenüber abgrenzen, sie müssen lernen, eigene Meinungen zu vertreten. Das Thema Essen ist für solche Auseinandersetzungen wie geschaffen. Es ist einfach großartig, wenn man auch noch als Schulkind mit der einfachen Feststellung: »Das will ich nicht, ich esse das nicht!« die volle Aufmerksamkeit von Mutter oder Vater bekommt und die Eltern dann sogar aufstehen und etwas anderes holen. Besonders schön dabei: Man kann dieses Spiel beliebig oft wiederholen. Es geht in aller Regel nicht um die Beschaffenheit des Essens, sondern um ein Machtspiel.

Versuchen Sie, frühzeitig dafür zu sorgen, dass Essen nicht zum Gegenstand von Familienkonflikten wird.

• Geben Sie nur eine kleine Kostprobe von jedem Teil eines Gerichts auf den Teller und sagen Sie anschließend: »Probier einmal von allem und nimm dir dann, was du möchtest. Teller leer, dann gibt's mehr!« Oft lassen sich so jahrelang andauernde Streitereien am Tisch vermeiden.
• Nur das Beste herauspicken (das ist meistens das weniger Gesunde!) und alles andere liegen lassen gilt nicht.
• Das Kind nicht zum Aufessen zwingen, sonst kann es seinen natürlichen Sättigungsreflex verlieren.
• Hindern Sie Ihr Kind aber auch daran, sich den Teller mit Portionen zu beladen, die es nie bewältigen kann. Gemeinsam zu essen bedeutet, Rücksicht auf andere Familienmitglieder zu nehmen.
• Wenn das Kind behauptet, es sei satt, darf es sich anschließend nicht aus der Süßigkeiten-Schublade bedienen! Es bekommt erst wieder zur nächsten vorgesehenen Mahlzeit etwas. Seien Sie hier unbedingt konsequent.
• Planen Sie genug Zeit fürs Essen ein, auch morgens. Wenn das Kind noch keinen Appetit hat, sollte es zumindest etwas Warmes wie ein Glas Milch trinken.
• Beginnen Sie nicht, Ihr Kind beim Essen mit Fernsehen, Tablet oder anderem abzulenken.

• Machen Sie sich als Koch oder Köchin nicht zum Narren. Wenn Ihr Kind partout eine Mahlzeit ausfallen lassen will, darf es das tun.
• Wenn Ihr Kind Schmerzen oder andere Symptome einer Verdauungsstörung hat, sollten Sie zum Kinderarzt gehen, der körperliche Ursachen ausschließen kann.

Gesundes Essen — Was ist das eigentlich?

Die Regeln für eine gesunde Ernährung sind einfach und leicht anzuwenden:
• Lebensmittel pflanzlicher Herkunft reichlich verzehren,
• tierische Lebensmittel mäßig verwenden,
• mit Fett und verfügbarem Zucker sparsam umgehen.

Die Ernährungspyramide zeigt auf einen Blick, wie eine vollwertige Ernährung aussieht (vgl. auch die Empfehlungen der Deutschen Gesellschaft für Ernährung, www.dge-ernaehrungskreis.de). Allerdings tut die Lebensmittelindustrie viel dafür, übersüßte Kinderlebensmittel auf den Markt zu drücken: grelle Werbung, Marketing mit bekannten Fernseh- und

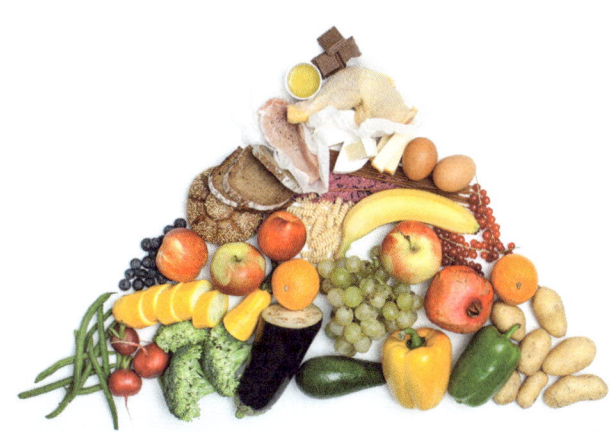

»Die Zuckerindustrie vergiftet unsere Kinder und wir schauen zu!«

Walter Dorsch

Kinohelden, Gewinnspiele und Plastik-spielzeug locken die Kleinen. Für Eltern ist es da oft schwer, standhaft zu bleiben. Versuchen Sie es trotzdem.

Der Ratgeber »Achtung, Zucker« der Ver-braucherzentralen hilft dabei, Zuckerfallen zu erkennen. Internet: www.ratgeber-verbraucherzentrale.de/achtung-zucker

Kinder haben eigentlich einen sehr guten Essinstinkt, der aber verdorben werden kann durch reichlich Zuckerhaltiges. Der Zucker schießt ins Blut, daraufhin schüttet der Körper als Gegenmaßnahme große Mengen Insulin aus, das den Zucker so gründlich aus der Blutbahn beseitigt, dass nun eine Unterzuckerung entsteht, die wiederum Hungergefühl auslöst. Das ist der Grund, warum Süßes immer nach »mehr« schmeckt. Vermeiden sollte man:

- Lebensmittel, die nicht das Hunger- oder Sättigungsgefühl befriedigen, sondern andere Bedürfnisse ansprechen, zum Beispiel den Tastsinn der Zunge, der Lip-pen und des Gaumens. Attraktiv ist alles, was schön weich und wolkig ist wie Soft-eis oder ein kissenartiges Brötchen, was knackt und knuspert wie Salzstangen und Chips oder was man heftig kauen kann wie Gummibärchen.
- Essbares, das die Verdauungsdrüsen mehr anregt als es ihnen Arbeit macht, zum Beispiel Ketchup.

- Teilweise regelrecht suchterzeugende Inhaltsstoffe wie Amine in Schokolade.
- Den Nervenbotenstoff Glutamat, dem klassischen Geschmacksverstärker in Würzmitteln.
- Schlechte Vorbilder: Isst ein Elternteil aus Langeweile, dann wird das Kind das bald nachahmen. Wird zu besonderen Gelegenheiten der Fast-Food-Tempel auf-gesucht, dann muss dem Kind das Essen dort als höchster Genuss erscheinen.
- Schlechte Rahmenbedingungen beim Essen: Muss das Kind immer aufessen, obwohl es satt ist, verlernt es, auf seinen Körper zu hören.

Umgang mit Süßigkeiten

Kinder müssen den Umgang mit dem Über-angebot an Süßem unbedingt lernen, damit sie auch als Erwachsene vernünftig damit umgehen können. Strikte Verbote führen selten zum Erfolg:

- Geben Sie dem Kind nach dem Essen Süßigkeiten. Dann schadet der Zucker am wenigsten, weil er den Blutzuckerspiegel nicht so stark in die Höhe treibt.
- Versuchen Sie Ihr Kind dazu zu bringen, Süßigkeiten, die ihm geschenkt werden, nicht sofort zu essen, sondern sich etwas aufzuheben.
- Reduzieren Sie süßen Geschmack allmäh-lich: etwas weniger Zucker in den Tee, Pud-ding oder selbstgemachten Kuchen geben.
- Lebensmittel mit vielen versteckten Zuckern meiden (zum Beispiel gezuckerte Fruchtjoghurts, fertiges Knuspermüsli, Quetschobst, Fertig-Tomatensoßen.)

Nutzen Sie die Kindheit unbedingt, um den Grundstein für eine gesunde Ernährung zu legen. Bei Jugendlichen folgt nämlich früher oder später die Phase, in der gegessen wird, was cool ist.

Infekte der Atemwege

Nasennebenhöhlenentzündung

Im Alter von drei bis vier Jahren entwickeln sich bei Kindern allmählich die Kieferhöhlen, ab dem Alter von zwölf Jahren die Stirnhöhlen. Von einer Nasennebenhöhlenentzündung spricht man, wenn infolge eines viralen Infekts die Schleimhäute in den Nebenhöhlen stark anschwellen, Sekret dort hängen bleibt und sie nach und nach verstopft. Eine Nasennebenhöhlenentzündung äußert sich typischerweise darin, dass das Kind

• ein bis zwei Stunden, nachdem es ins Bett gegangen ist, anhaltend husten muss,
• beim Bücken ein Schweregefühl zwischen den Augen spürt, als ob es eine schwere Brille tragen würde,
• Schmerzen im Gesicht hat, vor allem, wenn die Eltern leicht mit dem Mittelfinger auf das Jochbein klopfen.

Kinder haben die Angewohnheit, lästiges Nasensekret hochzuziehen und hinunterzuschlucken. So manche Oma hat den Enkeln erzählt, »Nase hochziehen« führe zu Nebenhöhlenentzündungen. Das Gegenteil ist richtig: Beim Schnäuzen entsteht nämlich ein Überdruck, der Nasensekret in die Nebenhöhlen hineinpresst. Das Hochziehen erzeugt hingegen einen Unterdruck und zieht das Sekret aus den Nebenhöhlen heraus. Es ist also weitaus besser, den Kindern ihre natürlichen Angewohnheiten zu lassen. Einfach ausgedrückt: lieber den Rotz hochziehen als ausschnäuzen.

Eine Nasennebenhöhlenentzündung kann langwierig sein und sich über mehrere Wochen hinziehen. Wenn die Beschwerden länger als vier Wochen anhalten, spricht man von einer chronischen Nasennebenhöhlenentzündung.

Die Ursachen sind vielfältig. Manche Kinder sind von Natur aus anfälliger für Entzündungsreaktionen. Entsprechend bekommen sie auch leichter eine Nasennebenhöhlenentzündung. Bei anderen Kindern sorgen eigentlich harmlose Verdickungen oder Wucherungen in den Nebenhöhlen dafür, dass sich Sekret staut und schlecht abfließen kann. Und wieder andere Kinder leiden unter einer Allergie, die zu einer chronisch verstopften Nase führt.

Meistens kommt man ohne stärkere Medikamente aus. Bei einem schweren Krankheitsverlauf mit einer bakteriellen Entzündung muss mit Antibiotika behandelt werden. Das ist aber selten. Manchmal kann es nötig und sinnvoll sein, über längere Zeit ein Cortison-Nasenspray zu benutzen, um die Nasenwege wieder freizubekommen.

Nase hochziehen erlaubt!

Das hilft:
Bewährt haben sich die folgenden Behandlungen. Führen Sie sie am besten in der vorgeschlagenen Reihenfolge durch:

1. Kamillendampf inhalieren
So funktioniert es:
• Wasser in einem Topf erhitzen, Kamillenblüten aus der Apotheke dazugeben. Sie wirken entzündungshemmend auf die Schleimhäute.

• Den Topf auf den Tisch stellen, mit dem Gesicht darüber beugen, ein großes Frotteehandtuch über den Kopf legen, damit der Dampf nicht seitlich entweicht.

WICHTIG: Unbedingt mit dem Kind unter das Handtuch schlüpfen und prüfen, dass der Dampf nicht zu heiß ist.

• Den Dampf stoßweise durch die Nase einatmen und sofort durch den Mund wieder ausatmen. Der Wasserdampf soll nur die Nasenschleimhäute treffen, aber nicht in die Lunge kommen. Möglichst zehn Minuten lang inhalieren.
• Nach dem Inhalieren dem Kind eine Mütze aufsetzen oder ein Handtuch über den Kopf legen, damit es nicht auskühlt.

2. Ansteigend heißes Fußbad (s. S. 31)
In diesem Alter können Sie das Wasser im Fußbad so heiß machen, wie das Kind es gerade erträgt. Das regt die Durchblutung der Schleimhäute noch stärker an, das Sekret wird flüssiger und fließt leichter ab.

Rotlicht
Inhalieren und das ansteigend heiße Fußbad fördern die Durchblutung der Schleimhäute. Rotlicht wirkt genauso, aber schwächer.

So funktioniert es:
Das Kind zehn Minuten vor eine Rotlichtlampe setzen

3. Ruckartiges Einatmen
So funktioniert es:
• Das Kind legt sich auf den Rücken mit einem großen Kissen oder einer Rolle im Nacken. Der Kopf soll so überstreckt sein, dass es »in die Nasenlöcher regnen kann«.
• Mit dem Daumen ein Nasenloch zuhalten und ruckartig durch das andere Nasenloch einatmen. Auf diese Weise entsteht ein Unterdruck im Nasenrachenraum. Man zieht das Sekret aus den Nasennebenhöhlen und kann es hinunterschlucken. Die Viren werden im Magen dann unschädlich gemacht. Das hört sich zwar eklig an, ist aber harmlos und stärkt die Immunabwehr. Das Immunsystem

WISSEN
Immunstimulation – mal anders: eine Anekdote aus der Traditionellen Medizin

Der Vater eines Patienten berichtete von einer besonderen, aber durchaus erprobten Methode, die zu Lebzeiten seiner Großmutter auf einer griechischen Insel praktiziert wurde: Sobald ein Kind sehr häufig an Infektionen der Atemwege erkrankte, ging die Mutter des Kindes auf den Marktplatz und bat alle Männer dort, in ein Stofftaschentuch zu schnäuzen. Das Tuch wurde zu Hause ausgekocht und das Kind musste die Flüssigkeit anschließend löffeln. So war es gegen die gängigen Krankheitserreger in seiner Umwelt gewappnet. Heute wäre das undenkbar. Stattdessen kann man spezielle abgetötete Bakterien kaufen, um die spezifische Immunabwehr zu stärken. Das ist hygienischer, das Wirkprinzip ähnelt sich aber.

des Magen-Darm-Trakts verarbeitet die immunologische Information der abgetöteten Viren und schützt somit den ganzen Organismus vor einer Infektion mit diesen Krankheitserregern.

• Das andere Nasenloch zuhalten und wieder ruckartig einatmen.
• So lange wechseln, bis kein Sekret mehr kommt.

Diesen Ablauf mehrmals am Tag wiederholen. Wichtig ist dabei Ruhe. Das Kind sollte sich auf die einzelnen Behandlungsschritte konzentrieren können und nicht durch Handy oder Tablet abgelenkt sein.

Nasenduschen und -spülungen sehen wir kritisch: Sie erzeugen eher einen Überdruck, der das Nasensekret in die Nebenhöhlen hineindrückt, statt es herauszuziehen. Die oben beschriebene Technik ist effizienter — und kostet nichts.

Mandelentzündung

Die Mandeln (Tonsillen) gehören zum körpereigenen Abwehrsystem (s. S. 87). Sie halten in Rachen und Gaumen Krankheitserreger auf, die durch Nase und Mund eindringen. Kinder leiden weit öfter unter einer Mandelentzündung (Tonsillitis) als Erwachsene, weil ihr Körper die gängigen Erreger noch nicht kennt. Die Erkrankung tritt meist plötzlich auf. Sie äußert sich durch

• Halsschmerzen,
• Schluckbeschwerden,
• geschwollene und stark gerötete Mandeln mit gelblichem Belag,
• geschwollene und schmerzende Halslymphknoten,
• Fieber,
• Kopfschmerzen,
• Abgeschlagenheit und Müdigkeit,
• Mundgeruch.

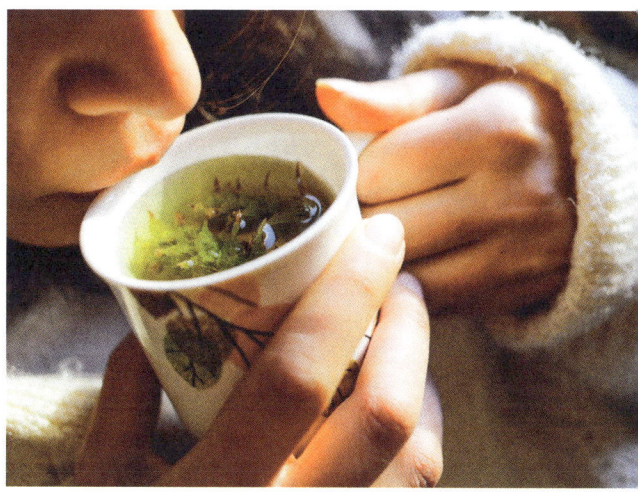

Eine Mandelentzündung kann durch Viren oder Bakterien verursacht werden. Sind Viren im Spiel, kommen meist typische Erkältungsbeschwerden wie Husten und Schnupfen dazu. Virale Mandelentzündungen sind meist harmlos und heilen innerhalb von ein bis zwei Wochen wieder ab.

Das hilft bei einer viralen Mandelentzündung:

Salbeitee zum Trinken und Gurgeln (s. S. 87)
Auch Salbei-Lutschbonbons helfen gegen Halsschmerzen.

Quarkwickel:
Der Quark wirkt abschwellend und schmerzlindernd

Das wird benötigt:
• Magerquark,
• Innentuch aus Leinen oder Verbandmull in Länge des halben Halsumfangs,
• Zwischentuch aus Baumwolle oder Küchenrolle,
• eventuell Heilwolle,
• Wollschal.

So funktioniert es:

- Quark auf das mittlere Drittel des Innentuchs auftragen.
- Ränder des Tuchs über dem Quark zusammenschlagen. Er sollte mit einer Lage Stoff bedeckt sein.
- Den Quark auf Zimmertemperatur (20 bis 22 °C) erwärmen, am besten über Wasserdampf.
- Den Quarkwickel mit der einlagigen Stoffseite vorne auf den Hals legen, dabei auch die Lymphdrüsen bedecken, die Wirbelsäule aber freilassen.
- Mit Küchenpapier oder dem Zwischentuch aus Baumwolle bedecken, darüber die Heilwolle legen und mit dem Wollschal befestigen.

Wenn die Mandeln das Atmen erschweren

Kinder haben in den ersten Lebensjahren häufig Mandelentzündungen. Früher wurde sehr häufig zu einer Entfernung der Mandeln geraten. Heute ist man viel zurückhaltender, weil die Mandeln eine wichtige Rolle bei der Abwehr von Erkrankungen spielen. Allerdings werden bei manchen Kindern die Mandeln so groß, dass sie sich in der Mitte berühren — Ärzte sprechen von »kissing tonsils«. Sie können das Atmen massiv behindern. Diese Kinder bekommen vor allem nachts schwer Luft. Das Einatmen fällt ihnen schwer, sie schnarchen und haben manchmal Atemaussetzer, die gefährlich werden können. Wenn Sie solche Anzeichen bei Ihrem Kind beobachten, sollten Sie unbedingt den Kinderarzt informieren. Er wird wahrscheinlich einen Hals-Nasen-Ohren-Arzt einschalten und unter Umständen eine Untersuchung in einem Schlaflabor vorschlagen.

- Den Wickel etwa ein bis drei Stunden wirken lassen, bis der Quark eingetrocknet ist. Zweimal täglich anwenden.

WICHTIG: Die Haut darf unter dem Wickel nicht kalt werden. In diesem Fall den Wickel sofort abnehmen. Das gilt auch, wenn das Kind anfängt zu frieren.

Eine bakterielle Mandelentzündung verursacht in der Regel stärkere Beschwerden und muss meist mit Antibiotika behandelt werden. Auslöser sind häufig Streptokokken. Diese Bakterien enthalten eine Art Kampfgift, das die immunspezifische Körperabwehr auflöst und es Bakterien ermöglicht, sich schnell auszubreiten. Es kommt zu einer weitflächigen, trockenen Rötung im Hals, die sehr weh tut. Das Kind leidet unter Schluckbeschwerden und bekommt hohes Fieber über 39 °C. Der Erreger kann sich im Körper verteilen und die klassische Kinderkrankheit Scharlach auslösen. Das charakteristische Zeichen dafür ist ein Hautausschlag, der an der Leiste beginnt. Streptokokken sind sehr ansteckend. Mit hoher Wahrscheinlichkeit erkranken Geschwisterkinder nach zwei, drei Tagen ebenfalls.

Eine Mandelentzündung kann auch durch andere Bakterien verursacht werden, etwa durch Bakterien der Haemophilus-Gruppe. Sie fördern eher die Schleimbildung, der Rachen sieht dann rötlich-glasig aus. Für Sie als Eltern spielt es aber keine Rolle, welche Bakterien am Werk sind. Sie sollten das Kind so oder so dem Kinderarzt vorstellen.

Bilden sich **eitrige Beläge im Rachen**, ist es wichtig, dass Sie schnellstmöglich einen Arzt oder eine Klinik aufsuchen. Die Eiteransammlung kann sich ausdehnen und zu schweren Komplikationen führen (s. S. 99).

Antibiotika – mächtige Helfer, aber keine Alleskönner

Antibiotika sind ein Segen. Viele früher oft tödliche Krankheiten wie eine Lungenentzündung lassen sich damit heilen. Aber weil die Medikamente so erfolgreich sind, wurden und werden sie viel zu oft und oft falsch angewendet — auch bei Kindern.

Antibiotika bekämpfen krank machende, aber auch gesundheitsfördernde Bakterien, gegen Viren sind sie grundsätzlich machtlos. Jeder Mensch trägt eine Vielzahl an Mikroorganismen in sich. Dieses sogenannte Mikrobiom ist hoch komplex. Man weiß inzwischen, dass es eine Art Gleichgewicht im Körper gibt. Die Keime halten sich gegenseitig in Schach. Kommt es durch die Einnahme eines Antibiotikums zu einer Störung dieses Gleichgewichts, können bislang harmlose Keime plötzlich Ärger machen und andere krank machende Bakterien Überhand nehmen.

Typische Nebenwirkungen von Antibiotika sind Durchfall, Übelkeit und Hautausschläge. Ein weiteres Problem: Durch den häufigen Einsatz von Antibiotika werden Bakterien zunehmend resistent und damit lebensgefährlich. Aus diesen Gründen ist es wichtig, Antibiotika wirklich nur dann anzuwenden, wenn es notwendig ist. Dafür können Eltern einiges tun, denn häufig sind sie es, die in den Praxen Antibiotika einfordern.

Viele häufige Kinderleiden können sowohl durch Viren als auch durch Bakterien ausgelöst werden. Oft raten Ärzte deshalb, erst mal abzuwarten, das Kind zu beobachten und nach 48 Stunden zu entscheiden, ob antibiotisch behandelt werden muss. Es ist kein Zeichen mangelnder Kompetenz, wenn ein Arzt erst vom Antibiotikum abrät und es dann doch verschreibt, sondern spricht für ein besonnenes Vorgehen.

Kinder bekommen in der Regel Säfte verschrieben. Bei Säuglingen wird die Flüssigkeit mit einer Spritze oder dem der Packung beiliegenden Löffel auf die Wangeninnenfläche gegeben. Kleinkinder können den Saft aus einem Becher oder von einem Löffel einnehmen.

Trockensäfte müssen zu Hause zubereitet werden. Dafür die Flasche erst mal nur bis zur angegebenen Höhe mit Wasser füllen und dann kräftig schütteln, damit sich das gesamte Pulver auflöst. Warten Sie, bis sich der Schaum zurückgebildet hat, und füllen Sie erst dann den Rest Wasser ein. Trockensäfte müssen vor jeder Anwendung kräftig durchgeschüttelt werden.

Früher galt der Grundsatz, dass immer die komplette Packung eingenommen werden muss. Davon ist man heute weg und versucht, so kurz wie möglich mit Antibiotika zu behandeln. Wann welches Antibiotikum wie lange notwendig ist, muss der Kinderarzt entscheiden.

Das hilft:
Eine bakterielle Mandelentzündung wird häufig mit Antibiotika behandelt. Der Arzt kann anhand des Krankheitsbilds oder mithilfe eines Schnelltests ermitteln, welche Bakterien Auslöser sind. Handelt es sich um Streptokokken, hilft Penicillin, bei anderen Bakterien werden andere Wirkstoffe eingesetzt. Gleich ein Breitbandantibiotikum zu verordnen ist selten sinnvoll, diese Medikamente greifen die Darmflora stärker an und es besteht die Gefahr, dass sich immer mehr multiresistente Keime entwickeln.

So funktioniert es:
Das Kind muss das Antibiotikum in der Regel eine Woche lang einnehmen, auch wenn die Symptome früher abklingen. Wenn Sie das Medikament zu früh absetzen, besteht das Risiko, dass nicht alle Keime abgetötet werden und es zu einer kreisenden Infektion in der Familie kommt: Ein Familienmitglied nach dem anderen steckt sich an und gibt die Erreger weiter. Achten Sie daher unbedingt auf die ärztliche Anordnung!

Kinder können mehrfach an einer Streptokokken-Tonsillitis erkranken. In der Regel wird die Erkrankung mit der Zeit aber immer schwächer, weil das Immunsystem besser mit den Erregern zurechtkommt. Wenn ein Kind laufend schwere Halsentzündungen hat, sollte der Kinderarzt genauer nach den Ursachen suchen.

Heuschnupfen – allergische Rhinitis

Heuschnupfen ist eine allergische Reaktion des Körpers auf Pollen in der Luft. Man spricht auch von allergischem Schnupfen (allergischer Rhinitis). Die Symptome sind aber vielfältiger: Neben einer laufenden oder verstopften Nase leiden die Kinder unter tränenden, juckenden und brennenden Augen, einer juckenden Nase, Niesattacken und Schlafstörungen. Auch andere Allergene wie Hausstaubmilben oder Tierhaare können solche Reaktionen auslösen.

Ärzte unterscheiden zwischen einer Sofortreaktion, die unmittelbar eintritt, wenn das Kind mit dem Allergen Kontakt hat, und einer verzögerten Reaktion Stunden später. Jedes Allergen kann beide Reaktionen im Körper auslösen. Manche Kinder reagieren auf Pollen sofort mit Niesattacken, andere merken erst mal nichts, leiden aber an einer chronisch verstopften Nase. Das erschwert die Diagnose und es gleicht manchmal einer Detektivarbeit herauszufinden, worauf genau ein Kind allergisch reagiert.

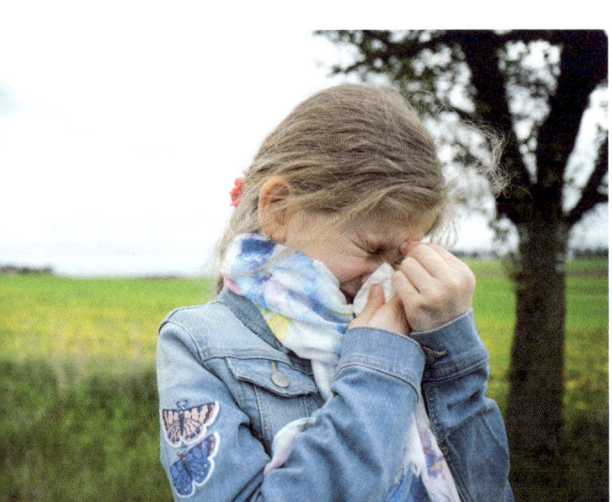

Der Kinderarzt oder Allergologe wird Sie fragen, ob die Beschwerden abhängig sind von
• einer bestimmten Jahreszeit (z. B. in der Hauptpollenzeit im Frühjahr und Sommer),
• der Witterung,
• dem Ort, an dem sich das Kind aufhält,
• dem Kontakt mit Haustieren oder Freunden, die Kontakt mit Haustieren haben,
• dem Genuss bestimmter Nahrungsmittel und vielem anderem mehr.

Zusätzlich wird er Hilfsmethoden anwenden:

Beim **Prick-Test** werden verschiedene Allergene auf die Haut gegeben, um zu sehen, ob das Kind reagiert. Dafür muss man die Haut vorher mit feinen Nadeln einstechen. Der Test verursacht kaum Schmerzen, trotzdem haben manche Kinder Angst davor. Ein Tipp: Malen Sie Gesichter auf die Haut und überlegen sie gemeinsam mit dem Kind, was passiert, wenn der Arzt oder die Ärztin mit der Nadel in die Nase oder die Augen piekt.

Bei der **Blutuntersuchung** wird nach spezifischen IgE-Antikörpern gesucht. Diese Methode kommt vor allem bei der Suche nach Nahrungsmittelallergien zum Einsatz.

WICHTIG: Mit beiden Methoden lässt sich nur feststellen, ob das Kind eine Sensibilisierung für ein bestimmtes Allergen aufweist, nicht aber, ob diese Sensibilisierung auch wirklich allergische Reaktionen auslöst und vor allem, welches Organ betroffen ist. Eine Allergie ist erst dann bewiesen, wenn die Testergebnisse mit den beobachteten Symptomen übereinstimmen.

Die Behandlung

Hier muss man zwischen einer Linderung der Symptome und einer grundsätzlichen (»kausalen«) Behandlung der Allergie unterscheiden.

Das hilft gegen die Symptome:

1. Allergene vermeiden

Das ist vor allem bei einer Pollen- oder Hausstaubmilbenallergie schwierig, oft sogar unmöglich.

2. Auswaschen der Nase

Entfernt Pollen aus der Nase und beruhigt die Schleimhäute.

So funktioniert es:
- Physiologische Kochsalzlösung herstellen: 4,5 Gramm Salz in ½ Liter kochendem Wasser auflösen, die Flüssigkeit abkühlen lassen.
- Mit sauberen Händen etwas Flüssigkeit schöpfen, ans Gesicht halten, die Lösung mit der Nase hochziehen und wieder auslaufen lassen.

3. Medikamentöse Behandlung mit Antihistaminika

Ob und welche Medikamente nötig sind (Tabletten, Saft, Augen- und/oder Nasentropfen), hängt immer von der Schwere der Symptome ab. Besprechen Sie die Einsatzmöglichkeiten mit Ihrem Kinderarzt.

4. Nasensprays mit Cortison

Sie kommen zum Einsatz, wenn die beschriebenen Medikamente nicht ausreichen. Korrekt angewendet, verursachen sie keine Schäden an der Nasenschleimhaut.

5. Montelukast-Tabletten

Medikamente mit dem Wirkstoff Montelukast werden vor allem beim Asthma bronchiale eingesetzt, vermindern aber auch verzögerte allergische Reaktionen der Nasenschleimhaut. In seltenen Fällen kann Montelukast Verhaltensänderungen wie Verwirrtheit auslösen.

»Ich habe solche Verhaltensänderungen in 25 Jahren nur zweimal gesehen. Gleichwohl muss man sie im Auge behalten.«

Walter Dorsch

In der Praxis von Walter Dorsch wurde Montelukast vorsichtshalber nicht zur Dauertherapie eingesetzt. Sprechen Sie mit Ihrem Kinderarzt!

Bei knapp jedem dritten Kind heilt eine Allergie von alleine aus. Es lohnt sich also durchaus, erst mal abzuwarten und nur Symptome zu lindern. Wird die Allergie innerhalb eines Jahres nicht schwächer, sollte sie jedoch behandelt werden, weil sonst eine dauerhafte Verschlechterung droht. Zum Beispiel kann sich die Allergie von den oberen zu den unteren Atemwegen verlagern — Ärzte sprechen von einem Etagenwechsel. Oder das Allergiespektrum wird größer, was bedeutet, dass zu einer Pollenallergie zum Beispiel erst eine Tierhaar- und später noch eine Hausstaubmilbenallergie hinzukommen.

Das hilft zur Behandlung der Allergie:

Hyposensibilisierung (spezifische Immuntherapie)
Bei diesem Verfahren wird der Körper über Jahre hinweg immer wieder mit dem Allergen konfrontiert, damit er eine Toleranz entwickelt. Das Kind bekommt dafür in regelmäßigen Abständen das aufgereinigte Allergen zugeführt. Zur Auswahl stehen unterschiedliche Verfahren.

Bei der subkutanen Verabreichung (SCIT) wird das Allergen unter die Haut gespritzt, erst in niedriger Dosis, dann in steigender, bis die Zielmenge, die sogenannte Erhaltungsdosis, erreicht ist. Die Aufbauphase dauert etwa fünf bis zwölf Wochen. In dieser Zeit wird das Allergen einmal wöchentlich gespritzt. In der anschließenden Erhaltungs-

Akupressur gegen Niesattacken

Für bestimmte Akupunktur- und Akupressurpunkte gibt es eindeutige Wirkungsnachweise, die sich aus der Anatomie des Menschen erklären. Wir können hier nicht im Detail auf die Traditionelle Chinesische Medizin eingehen und beschreiben deshalb nur zwei Anwendungen aus der Akupressur, die bei akuten Niesattacken helfen können.

1. Pressen Sie mit Daumen und Zeigefinger der einen Hand die Muskulatur zwischen Daumengrundglied und dem Mittelhandknochen der anderen Hand nahe dem Handgelenk zusammen, bis ein starkes, durchaus schmerzhaftes Druckgefühl ausgelöst wird.

2. Drücken Sie mit Daumen und Zeigefinger die Nasenwurzel zwischen den Augenbrauen.

Der Niesreiz lässt rasch nach. Zeigen Sie Ihrem Kind diese Druckpunkte.

phase verlängern sich die Abstände auf vier bis sechs Wochen. Da allergische Reaktionen möglich sind, muss die Spritze in der Praxis verabreicht und das Kind nach der Injektion 30 Minuten überwacht werden.

Bei der sublingualen Anwendung (SLIT) wird das Allergen zu Hause in Form von Tropfen oder einer Tablette eingenommen. Das erspart die Spritze und häufige Arztbesuche, verlangt aber Disziplin, weil man täglich daran denken muss.

Nebenwirkungen wie Juckreiz an der Injektionsstelle oder im Mund sind möglich, gefährliche Nebenwirkungen aber selten. Sprechen Sie mit Ihrem Arzt und lassen Sie sich Notfallmedikamente verschreiben.

Die Wirksamkeit der Hyposensibilisierung bei Pollen- und Hausstaubmilbenallergien wurde in vielen Studien belegt. Nach etwa einem Jahr treten erste Verbesserungen auf. Bis die Therapie abgeschlossen ist, dauert es in der Regel drei Jahre. Die Hyposensibilisierung wird auch bei anderen Allergien angewendet, hier sind die Erfolgsaussichten aber zum Teil deutlich schlechter.

Allergisches Asthma bronchiale

Bei Kleinkindern wird ein Asthma häufig durch Infekte der oberen Atemwege ausgelöst (s. S. 91). Mit zunehmendem Alter ändert sich das: Das Infektasthma wird seltener, bei vielen Kindern verschwindet es rund um den Schuleintritt ganz. Dafür gewinnt das allergische Asthma an Bedeutung. Das eine hat mit dem anderen oft nichts zu tun. Es gibt Kinder, die unter ausgeprägtem Infektasthma litten und nie ein allergisches Asthma entwickeln. Und andere, die als Kleinkinder unauf-

Falsches Heldentum

Manche Kinder schämen sich, wenn sie Asthma-Sprays nehmen müssen. Oder sie halten sich für besonders tapfer und glauben, die Krankheit ohne Medikamente durchstehen zu können.

Diese Art von Heldentum ist absolut selbstschädigend. Eine chronisch entzündete Lunge kann nicht richtig wachsen. Ein unzureichend behandeltes chronisches Asthma schädigt die Lunge langfristig. Das erschwert die weitere Behandlung deutlich. Deshalb ist es wichtig, frühzeitig wirksam einzugreifen und den Verlauf regelmäßig zu kontrollieren.

fällig waren und im Schulalter allergisches Asthma bekommen.

Beim allergischen Asthma treten die Symptome meist schon wenige Minuten nach Kontakt mit dem Allergen auf. Manche Kinder reagieren nur ganz leicht mit einem Hüsteln, andere bekommen schwere Atemnot, weil die Schleimhäute in den Bronchien anschwellen, sich zäher Schleim bildet und die Bronchialmuskulatur verkrampft. Die Diagnose ist in der Regel einfach. Die Kinder merken, dass sie beim Rennen nicht mit den anderen mithalten können oder ihre Allergie plötzlich mit Atemnot einhergeht.

Die Behandlung
An erster Stelle muss die Allergie behandelt werden (s. S. 138f.).

Zur Behandlung der Symptome werden in der Regel lungenerweiternde Medikamente wie Salbutamol mit entzündungshemmenden Mitteln wie Montelukast oder Cortison kombiniert. Die Kinder nehmen sie über spezielle Dosieraerosole oder Sprays auf.

Die Behandlungsstrategie richtet sich nach der Intensität der Beschwerden.

• **Bekommt ein Kind nur sehr sporadisch Asthmaanfälle,** reicht es in der Regel, die Medikamente stets dabeizuhaben und bei Bedarf anzuwenden.

Vorsicht, Gewöhnung!

• **Ist absehbar, dass das Kind mit dem Allergen in Kontakt kommen wird,** sollte es seine Medikamente vorsorglich einnehmen und zur Sicherheit dabeihaben.

• **Leidet das Kind regelmäßig unter Atembeschwerden,** geht man zur Dauerbehandlung mit einer festen Kombination aus Salbutamol und Cortison über.

Ziel ist immer, dass das Kind im Alltag keine Einschränkungen hat und sich wie alle anderen Kinder bewegen kann.

Regelmäßige Lungenfunktionskontrollen helfen dem Arzt, den Krankheitsverlauf objektiv zu beurteilen. Mitunter gewöhnen sich Kinder so sehr an die Einschränkung ihrer Leistungsfähigkeit, dass sie ihre Sprays vernachlässigen und nicht merken, wenn es ihnen schlechter geht. Diese Kinder sind besonders gefährdet! Versäumen Sie bitte nicht die verabredeten regelmäßigen Kontrollen, auch wenn es Ihrem Kind vermeintlich ganz gut geht!

Atemtechniken, Massagen und Lagerungstechniken haben wir im Kapitel »Kleinkind« beschrieben (s. S 95ff.).

Akupunktur und Asthma

Akupunktur wirkt nachweislich bei leichtem Asthma, die Effekte sind aber schwach. Die Wirkung ist vergleichbar mit der Inhalation von lungenerweiternden Medikamenten. Vergleicht man Kosten und Nutzen, zieht die Akupunktur den Kürzeren: Eine einzelne Sitzung kostet in etwa so viel wie ein Dosieraerosol, wirkt aber nur kurze Zeit.

Kinder- und Jugendrehabilitation

Die Kinder- und Jugendrehabilitation richtet sich an Kinder, die an chronischen Krankheiten wie Diabetes, Asthma, Neurodermitis, starkem Übergewicht oder psychischen Auffälligkeiten leiden. Sie soll helfen, die Krankheit zu lindern, Spätfolgen zu verhindern und die Teilhabe am gesellschaftlichen Leben zu verbessern.

Die Kinder-Reha kann von jedem Arzt beantragt werden. Voraussetzung ist, dass alle ambulanten Therapiemöglichkeiten vor Ort ausgeschöpft sind. Die Kosten trägt in der Regel die Deutsche Rentenversicherung, manchmal auch die gesetzliche Krankenkasse.

Die Reha dauert vier bis sechs Wochen. Bei Kindern bis zwölf Jahren wird normalerweise die Begleitung durch Mutter, Vater, Oma oder Opa bezahlt. Geschwister dürfen mitkommen, wenn sich zu Hause niemand um sie kümmern kann. Schulkinder bekommen während der Reha Unterricht, sie müssen also nicht befürchten, wichtigen Stoff zu verpassen.

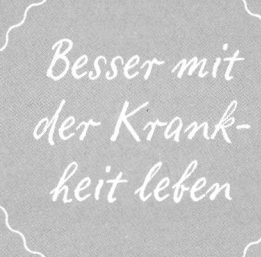

Besser mit der Krankheit leben

Zu Beginn der Reha legen die Ärzte und Therapeuten mit der Familie ein Ziel fest. Bei Neurodermitis könnte es lauten, das Hautbild zu verbessern. Bei Asthma, dass das Kind normal Sport treiben kann. Darauf ausgerichtet wird ein Rehabilitationsplan erstellt: medizinische Diagnostik und Therapie, Entspannungstechniken, Schulungen, Sport und viele andere Einheiten wechseln sich ab, wobei immer das Kind als Patient im Mittelpunkt steht. Das ist der große Unterschied zur Eltern-Kind-Kur, bei der Mutter oder Vater behandelt werden.

Die Eltern sind aber stark eingebunden, sie werden zu Co-Therapeuten. Ziel ist, dass die Kinder und ihre Eltern später zu Hause wissen, was sie in welchem Stadium der Erkrankung tun müssen, was ihnen guttut, und wie sie sich selbst helfen können. Klappt das nicht, können sie die Reha wiederholen.

Auf der Internetseite www.kinder-und-jugendreha-im-netz.de stehen weitere Informationen zur Kinder- und Jugendrehabilitation.

Magen-Darm-Erkrankungen

Bauchschmerzen: Sitzt die Seele im Bauch?

Es gibt viele Ursachen für Bauchschmerzen, harmlose und schwerwiegende. Manche Lehrbücher nennen bis zu 60 verschiedene Diagnosen, die zu Bauchschmerzen führen können (> Kasten). Wir können diese Erkrankungen hier nicht alle nennen — die meisten sind selten. Sie sollten aber die klassischen Warnzeichen kennen, die zu raschem Handeln zwingen.

Das sind:
- Wiederkehrende, umschriebene Bauchschmerzen an der gleichen Stelle (nicht gemeint sind die diffusen Schmerzen um den Nabel herum, s. unten)
- Nächtliches Aufwachen wegen Bauchschmerzen.

- Kolikartige Bauchschmerzen, wellenförmig, mit Schweißausbruch
- Beschwerden beim Wasserlassen (»Pipi machen«)
- Anhaltende oder häufige Durchfälle über eine Dauer von mehr als vier Wochen
- Blut im Stuhl
- Wiederholtes Erbrechen
- Blutfäden oder grüner Gallensaft im Erbrochenen, Blut wird erbrochen
- Deutliche Gewichtsabnahme, fehlende Gewichtszunahme oder Wachstumsstillstand
- Wiederkehrendes Fieber

Gehen Sie bei diesen Symptomen unbedingt mit Ihrem Kind zum Kinderarzt.

Krankheiten, die zu Bauchschmerzen führen

Bauchschmerzen können u. a. auf folgende Krankheiten hinweisen:
- chronisch entzündliche Darmerkrankungen,
- eine Glutenunverträglichkeit,
- Nahrungsmittelallergien,
- Darmverengung,
- Verstopfungen,
- Magenschleimhautentzündung,
- Magengeschwür,
- vermehrte Polypen (Schleimhautausstülpungen) im Dickdarm, auch familiär bedingt,
- Harnwegsinfektionen,
- Nierenfehlbildungen,
- Nieren- und Gallensteine oder
- eine Bauchspeicheldrüsenentzündung.

Bei vielen Kindern mit häufig wieder-kehrenden Bauchschmerzen findet man keine organischen Ursachen. Sie bilden sich die Schmerzen aber nicht ein und sind weder seelisch krank noch psychisch auffällig! Es scheint eine besondere Empfindsamkeit für Darmbewegun-gen, eine Übererregbarkeit des Darms oder eine Reizung der Darmwand zu bestehen. Man spricht von funktionellen Bauchschmerzen oder vom Reizdarm-syndrom. Außerdem reagiert der Körper mit verstärkter Darmaktivität auf Stress. Jeder Erwachsene, der schon einmal zu einer wichtigen Prüfung antreten musste, kennt dieses Phänomen.

Klagt Ihr Kind über Bauchschmerzen, sollten Sie sich zunächst zeigen lassen, wo es wehtut. Wenn das Kind mit der flachen Hand auf den Nabel fasst, also keinen um-schriebenen, sondern eher einen diffusen Schmerz angibt, dann untersuchen Sie den Bauch wie im Kapitel »Kleinkind« beschrie-ben (s. S. 100). Solche Bauchschmerzen sind meistens harmlos.

Umschriebene, genau lokalisierbare Schmerzen können hingegen gefährliche Ursachen haben. Ein Klopfschmerz in der Nierengegend, verbunden mit Fieber, kann zum Beispiel eine Nierenbecken-entzündung andeuten, ein Druckschmerz auf der Blase eine Blasenentzündung. Vom rechten Oberbauch zum linken Oberbauch wandernde Schmerzen, verbunden mit Blähungen und Windabgängen (»Pupsen«), sind ein typisches Anzeichen für Ver-stopfungen oder eine Laktose- und/oder Fruktose-Unverträglichkeit.

Bauchschmerzen sind bei Schulkindern oft Ausdruck seelischer Belastung. Auch

Erwachsene kennen diese Art psycho-somatischer Beschwerden: Der Körper spricht, wenn die Seele leidet. Wir drücken das in Redensarten aus wie »Das liegt mir im Magen«.

Psychosomatische Beschwerden verschlim-mern sich, wenn die Warnsignale des Körpers nicht wahrgenommen oder igno-riert werden. Bleiben Sie offen für die Nöte ihres Kindes, auch wenn Ihnen die wieder-holten Klagen über vermeintlich harmlose Bauchschmerzen auf die Nerven gehen.

Die Deutsche Gesellschaft für Kinder- und Jugendmedizin hat eine Elterninformation zu Bauchschmerzen verfasst: www.dgkj.de/eltern/dgkj-elterninformationen/ elterninfo-bauchschmerzen

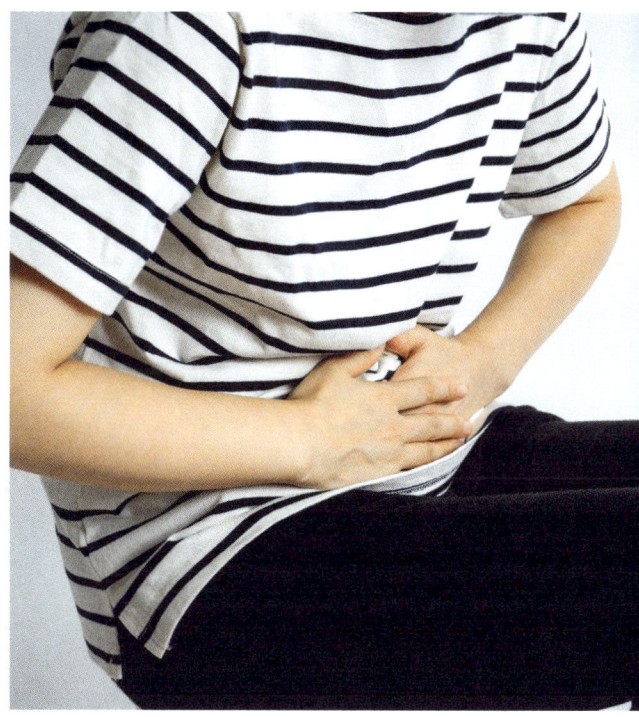

Versuchen Sie herauszufinden, wann genau die Schmerzen auftreten:

- Hängen die Beschwerden mit Aufregung, freudiger Erregung, Angst oder Ärger zusammen?
- Treten die Schmerzen immer vor der Schule auf oder wenn eine bestimmte Lehrkraft unterrichtet?
- Sind die Wochenenden schmerzfrei?
- Hängen die Bauchschmerzen mit Angst vor Schulkameraden zusammen oder
- mit Konflikten innerhalb der Familie?
- Kommen die Schmerzen bei Leistungsdruck oder
- sobald Hausaufgaben erledigt werden sollen?
- Bereitet Mathematik (Physik, Englisch, Deutsch ...) Ihrem Kind Bauchschmerzen?
- Treten die Schmerzen regelmäßig auf, wenn ein Wechsel zum getrennt lebenden Vater, zur getrennt lebenden Mutter ansteht? Wenn das so ist, dann schimpfen Sie nicht und widerstehen Sie bitte dem Trugschluss, dass nur die endgültige Trennung vom Ex-Partner die Lösung aller Probleme ist.

Das hilft:

- Immer wieder zuhören und ehrlich versuchen zu verstehen.
- Pflegen Sie den Bauch mit Massagen, warmen Wickeln und Bädern. Sie streicheln damit auch die Seele.

Verstopfung (Obstipation) – Fehlernährung

Grund für Verstopfungen ist in aller Regel eine Fehlernährung. Auf dem Speiseplan stehen zu wenige Ballaststoffe wie Gemüse, Obst und Vollkornprodukte, dafür viel Weißmehl und Süßigkeiten. In der Folge wird der Stuhl hart und trocken. Der Toilettengang bereitet dem Kind Schmerzen.

Das hilft:

Eine abwechslungsreiche Mischkost mit einem hohen Anteil an pflanzlichen Lebensmitteln. Wichtig: Stellen Sie die Ernährung schrittweise um, weil sich der Darm erst langsam an ballaststoffreicheres Essen gewöhnen muss. Sonst kommt es zu Blähungen und einem Druck- und Völlegefühl.

So funktioniert es:

- Müsli zum Frühstück anbieten: Haferflocken mit Milch, geriebenem Apfel und Honig zubereiten oder ein Fertigmüsli.
- Bei den Hauptmahlzeiten Kartoffeln, Gemüse und Salatbeilagen auf den Tisch stellen.
- Lebensmittel mit geringem Ballaststoffgehalt gegen solche mit hohem tauschen:
  > Weißbrot, Brötchen, Toastbrot gegen Vollkornbrot, -brötchen, Vollkorntoast
  > Kopfsalat, Tomaten, Gurken gegen Paprika, Möhren, Rosenkohl, Brokkoli, Hülsenfrüchte
  > Teigwaren gegen Vollkornteigwaren
  > Pudding, Cremespeisen gegen Früchtedessert, Müsli
  > Kuchen, Torten, Kekse gegen Kuchen, Zwieback, Kekse aus Vollkornmehl, Früchtekuchen
- Joghurt, Kefir, Dickmilch und Buttermilch anbieten.
- Auf regelmäßige Mahlzeiten achten: Drei Haupt- und zwei Zwischenmahlzeiten sind ideal. Abends leicht verdauliche Speisen kochen und nicht zu spät essen.
- Viel trinken: Früchte- und Kräutertees ohne Zuckerzusatz, Wasser, verdünnte Saftschorle (1/10 Saft, 9/10 Wasser).
- Bewegung in den Tag einbauen. Sie regt die Darmtätigkeit an.

Bei akuten Verstopfungen hat sich eine radikale Ernährungsumstellung bewährt (s. S. 129).

Übergewicht – Fettsucht (Adipositas)

Dicksein ist eine Krankheit. Zu viele Pfunde im Kindesalter beeinträchtigen die Gesundheit im Erwachsenenalter. Stark übergewichtige Kinder tragen erhebliche Fettpolster mit sich herum, die ihren Kreislauf belasten und ihnen als Erwachsene große Probleme bereiten werden.

Dicke Kinder können ihre Krankheit nicht verstecken. Oft sind sie ihrer Ess-Sucht hilflos ausgeliefert und stellen sich viele Fragen: Ab wann ist man dick? Wird man dick geboren? Ist Dickwerden ein Schicksal? Warum werden alle anderen nicht dick, nur ich? Und warum sind alle so gemein? Dicke Kinder sind oft in einem bemitleidenswerten seelischen Zustand. Mitleid hilft ihnen aber nicht. Sie brauchen eine umfassende Begleitung, die nicht nur auf das Essen schaut, sondern das Verhalten insgesamt in den Blick nimmt. Versuchen Sie nicht, das Kind auf eigene Faust auf Diät zu setzen, sondern holen Sie sich Hilfe.

Der Kinderarzt wird das Kind zunächst gründlich untersuchen und anschließend die (Ernährungs-)Gewohnheiten in der Familie unter die Lupe nehmen. Radikaldiäten haben auf Dauer keinen Erfolg und mit einer Diät allein ist es nie getan. Ohne körperliche Betätigung und Verhaltensänderungen sind alle anderen Bemühungen vergebens.

Dicke Kinder zu behandeln erfordert großes Engagement. Wunderheilungen gibt es nicht. Kein Alternativverfahren kann den Kindern ersparen, durch eigene Arbeit (wieder) Kontrolle über das eigene Essverhalten zu bekommen, auch keine Wunderdiät. Die Behandlung besteht aus einer Kombination aus Ernährungs-, Bewegungs- und Verhaltenstherapie. Ein Kurzüberblick:

Ernährung:
Die Regeln für eine gesunde Ernährung umfassen drei Themenbereiche (**WWW**-Regel):
1. **W**ann essen wir?
2. **W**ie essen wir?
3. **W**as essen wir?

Die erste Regel betrifft die Tagesordnung: Durch gleichmäßig verteiltes, ausgewogenes Essen lassen sich die gefürchteten Heißhunger-Attacken verhindern. Fünf gut über den Tag verteilte, nicht zu üppige Mahlzeiten sind sinnvoller als der Versuch, tagsüber wenig zu essen. Sonst kommt am Abend der Heißhunger und die Kinder stopfen ein Übermaß an Nahrung in sich hinein. Wichtig: Zwischen den Mahlzeiten wird nichts gegessen. Seien Sie in diesem Punkt konsequent, Sie müssen Ihr Kind vor sich selbst schützen.

Die zweite Regel zielt auf das Essen selbst. Übergewichtige Kinder müssen lernen, bewusst zu essen, statt alles hastig zu verschlingen. Dafür gibt es einfache, für alle Familienmitglieder geltende Tischregeln:
- Nach jedem Bissen, der zum Mund geführt wurde, wird das Besteck neben den Teller gelegt. Dann wird in Ruhe gekaut. Erst wenn der Bissen hinuntergeschluckt wurde, darf das Besteck wieder in die Hand.
- Beim Essen gibt es keine Ablenkung: Kein Fernsehen, kein Computerspiel. Gemeinsames Essen ist ein Familienereignis.

Richtig essen lernen ist Arbeit.

Die dritte Regel bezieht sich auf die Auswahl der Lebensmittel. Eine besondere Abmagerungsdiät wird für Kinder nicht empfohlen, dafür eine energiereduzierte Mischkost mit vielen Kohlenhydraten und wenig Fett. Die fünf wichtigsten Regeln:

- Reichlich Flüssigkeit in Form von energiefreien Getränken anbieten.
- Möglichst oft Vollkornerzeugnisse, Obst, Gemüse und Salat auf den Tisch stellen.
- Eiweißreiche tierische Lebensmittel wie Milch, Wurst und Joghurt nur in fettarmen Varianten kaufen.
- Wenig reines Fett verwenden.
- Auf ausreichend Vitamine und Mineralstoffe achten.

WICHTIG: Die Freude am Essen muss erhalten bleiben. Sonst funktioniert die Umstellung nicht dauerhaft.

Bewegung
Der extrem zunehmende Bewegungsmangel ist ein Grund dafür, dass Kinder immer häufiger übergewichtig werden. Sie sitzen zu Hause vor dem Tablet oder der Konsole, werden mit dem Auto zur Schule und zu Freunden gefahren, haben in ihrer Umgebung kaum Angebote, sich zu bewegen. Die meisten Spielplätze sind für Kleinkinder konzipiert, auf den Straßen herrscht das Auto, viele Sportplätze sind eingezäunt. Bewegung passiert heute nicht mehr nebenbei, sondern man muss sich aktiv darum bemühen. Als Eltern haben Sie eine wichtige Vorbildfunktion. Machen Sie am Wochenende Fahrradtouren, nehmen Sie für kurze Strecken das Rad oder gehen Sie zu Fuß, besuchen Sie Schwimmbäder und nehmen Sie mal den Federballschläger in die Hand. Das wirkt mehr als eine Ermahnung wie »Komm, beweg dich mal!«.

Es gibt inzwischen Sportangebote, die sich gezielt an übergewichtige Kinder richten. Aber viel besser ist es, wenn Ihr Kind in einem Sportverein um die Ecke ein Training findet, das ihm Spaß macht.

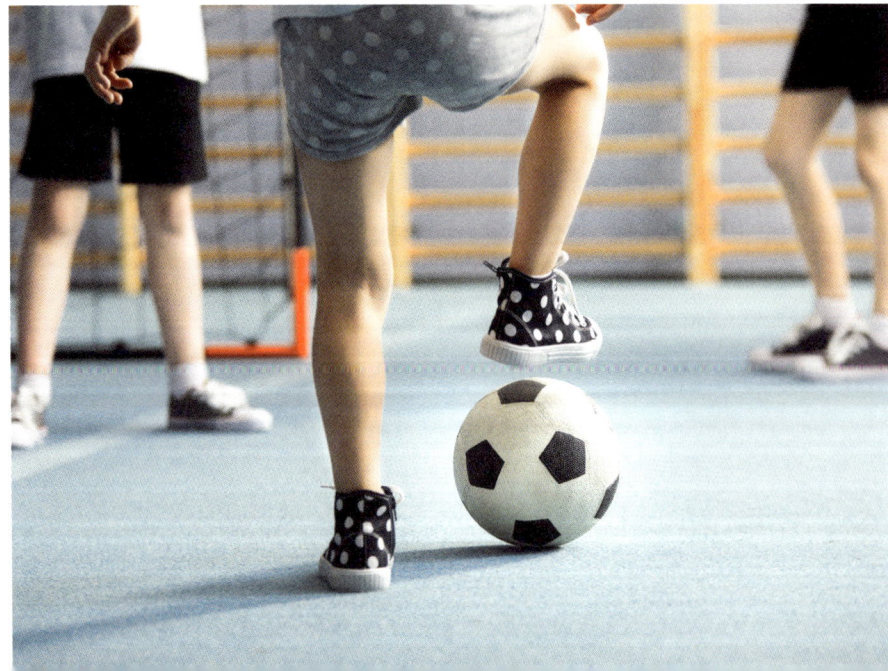

Und wenn nicht: Das Internet bietet inzwischen eine Vielzahl an Online-Trainings für Kinder, zum Teil entstanden während der Corona-Pandemie. Ob allgemeine Fitness, Kraft, Gleichgewicht, Übungen mit dem Hacky Sack, Hip-hop oder Yoga — das Angebot ist vielseitig. Und wieder gilt: Alleine trainieren ist langweilig. Machen Sie mit, schlagen Sie Ihrem Kind vor, Freunde einzuladen, setzen Sie sich als Familie Ziele. Im Internet finden Sie Anregungen u. a. unter folgenden Stichpunkten:

Verbindliche Regeln für die ganze Familie

- Henrietta & Co: WarmUp, Yoga, Hip-Hop
- Sport macht Spaß — Angebot des Basketballteams Alba Berlin
- Bewegung, Spiel und Sport in Zeiten von Corona: Sammlung unterschiedlicher Angebote von Tanz bis Street Tennis

Verhalten

Weder Diäten noch Sport haben Erfolg, wenn es dem Kind nicht gelingt, seine Einstellung zum Essen und sein Verhalten zu ändern. Viele dicke Kinder merken gar nicht, dass sie zu viel essen. Hier gilt es anzusetzen:

- **Führen Sie über drei bis vier Wochen ein Essensprotokoll,** in dem das Kind genau aufschreibt, wann es was und wie viel gegessen hat. Bitten Sie den Kinderarzt oder einen Ernährungsberater, die Nahrungsmittel mit roter, gelber und grüner Farbe zu markieren — je nachdem, ob sie künftig verboten, gelegentlich erlaubt oder erwünscht sind. Das Protokoll hat den Effekt, dass das Kind bewusst zu essen beginnt. Sie können

nachhelfen, indem Sie bei Tisch Essen »gegen Quittung« austeilen. Das Essensprotokoll sollte regelmäßig kontrolliert werden.
- **Sprechen Sie in der Familie verbindliche Essensregeln ab,** denn nur wenn alle mitziehen, haben Diäten und eine Ernährungsumstellung Erfolg: Wann und an welchem Platz wird gegessen? Essen alle zusammen? Wie wird gekocht? Wer kocht? Was gibt es, wenn sich das Kind mittags selbst versorgen muss? Welche Lebensmittel sind im Haus?
- **Stellen Sie Regeln für die Freizeit auf:** Wann und wie oft sind der Fernseher/der Computer /die Spielkonsole in Betrieb? Wie wird die Freizeit gestaltet?
- **Strukturieren Sie den Alltag:** Viele dicke Kinder taumeln durch die Tage, wissen nicht, was sie tun wollen, mit wem sie was unternehmen können, essen aus Langeweile, werden antriebslos. Hier kann die Ordnungstherapie helfen (s. S. 32).

Frustessen — Psychosomatik

Dicke Kinder haben oft ein schwer angeschlagenes Selbstbild. Die ständigen Ermahnungen der Eltern, der Spott der Mitschüler und eigene Versagensängste treiben sie zur Verzweiflung. Es ist immens wichtig, ihr Selbstbewusstsein zu stärken.

- Jedes Kind hat Stärken. Überlegen Sie, was Ihr Kind gut kann, und fördern Sie diese Stärken.
- Versuchen Sie, im Alltag viel mehr zu loben als zu tadeln.

- Machen Sie das Gewicht nicht zum Dauerthema. Das bedeutet für die ganze Familie unnötigen Stress und verbreitet schlechte Stimmung.
- Sprechen Sie mit den Lehrern. Sie werden das Kind geduldiger betreuen, wenn sie wissen, dass es sich auch selbst bemüht.
- Das Kind muss wissen, dass es einen schweren Kampf führt, der ihm Niederlagen bringen wird, den es aber gewinnen kann und muss.
- Sprechen Sie offen mit Ihrem Kind, zeigen Sie Verständnis und ermutigen Sie es freundlich, aber bestimmt, sich an die vereinbarten Regeln zu halten.

- Seien Sie selbst das beste Vorbild in Bezug auf Ernährung, Bewegung, Umgang mit Medien, aktive Freizeitgestaltung und Entspannung!

Der Kinderarzt ist ein wichtiger Ansprechpartner und kann die Familie durch regelmäßige Kontrollen und immer neue Motivation unterstützen. Wenn das nicht reicht, sollten Sie sich an eine auf Übergewicht spezialisierte ambulante Einrichtung oder Kurklinik wenden. Dort haben Therapeuten und Ärzte breitere Behandlungsmöglichkeiten.

HINTERGRUND
Hormone aus der Bahn

Dicke essen mehr als ihr Körper braucht. Normalerweise steuert ein kompliziertes Hormonsystem unser Essverhalten. Die Hormone sorgen dafür, dass wir Hunger bekommen, wenn wir essen sollten, und satt sind, wenn unser Körper erst einmal genug hat. Eine wichtige Rolle spielt Leptin, das Hormon der Fettzellen. Es signalisiert dem Körper, wie viel Fett in den Fettzellen eingelagert ist und hemmt das Auftreten von Hungergefühlen. Der Gegenspieler ist Ghrelin, ein appetitanregendes Hormon. Während Hungerphasen steigt der Ghrelinspiegel im Blut, nach dem Essen sinkt er.

Es scheint so zu sein, dass ab einem gewissen Übergewicht der Körper nicht mehr ausreichend auf Leptin reagiert: Trotz ausreichender Kalorienzufuhr wird das Hungergefühl nicht mehr heruntergeregelt. Die Betroffenen haben ständig Appetit. Außerdem werden weniger Kalorien im Energiestoffwechsel verbrannt, mehr Nährstoffe lagern sich als Fett ein. Den Betroffenen fällt es immer schwerer, ihr Gewicht zu halten oder abzunehmen.

Eine Studie mit 50 übergewichtigen Teilnehmern zeigte, dass Diäten den Hormonspiegel verändern. Der Appetitzügler Leptin sank deutlich ab. Dafür stieg das den Appetit stimulierende Ghrelin stark an. Auch nach einem Jahr signalisierten die Hormone Hunger statt Sättigung. Das scheint ein Grund für den gefürchteten Jo-Jo-Effekt zu sein. Vor allem stark übergewichtige Kinder können ein Lied davon singen, wie nach jeder nur kurzfristig eingehaltenen Diät fast automatisch der nächste Rückschlag kommt. Deshalb ist es so wichtig, früh gegenzusteuern, neue Essgewohnheiten durchzuhalten und langfristig auf Ernährung, Bewegung und Verhalten zu achten.

Gefährliche Erkrankungen

Erkrankung	Symptome ›› Was tun? ›› Gefahren
Blinddarm-entzündung	Eine Blinddarmentzündung tut am Anfang meist um den Nabel herum weh. Stunden später krümmt sich das Kind vor Schmerzen und zeigt im rechten Unterbauch den maximalen Schmerzpunkt an. Der Bauch schmerzt auch bei indirekter Bewegung, wenn das Kind gegen Widerstand das gestreckte Bein anhebt und/oder Darminhalt in Richtung des Blinddarms geschoben wird. Gegen die Schmerzen hilft Kälte: Legen Sie zum Beispiel sanft einen Eisbeutel auf die empfindliche Stelle am rechten Unterbauch. Sie bremsen damit ein wenig die Entzündung. Bei Verdacht auf eine Blinddarmentzündung sollten Sie das Kind sofort zum Arzt oder in die nächstgelegene Klinik bringen. Der Kinderarzt wird den Bauch näher untersuchen. Er spürt es, wenn die Bauchdecke angespannt ist, und kann einen sogenannten Loslass-Schmerz auslösen: Dabei drückt er auf der gesunden linken Seite auf den Bauch. Sobald er dort loslässt, schmerzt die Region um den entzündeten Blinddarm rechts. Den eigentlichen Schmerzpunkt wird der Kinderarzt sehr vorsichtig untersuchen, um seinen Patienten nicht zu gefährden. Eventuell untersucht er den Bauch per Ultraschall, um den entzündeten Blinddarmfortsatz zu sehen und andere Diagnosen auszuschließen. In der Regel wird er Blut abnehmen. Nicht immer muss sofort operiert werden. Falls eine Operation im Raum steht, sollte das Kind wegen der Narkose nichts mehr essen und trinken.
Ulkus — Helico-bacter Pylori	Beim Ulkus handelt es sich um ein Magengeschwür. Früher dachte man, diese Erkrankung komme nur bei Erwachsenen vor – vor allem bei gestressten Managern. Leider sind inzwischen auch Kinder betroffen. Auslöser sind oft Stresssituationen, die Erkrankung kann aber auch durch ein Bakterium, das sogenannte Helicobacter Pylori, verursacht werden. Das Bakterium nistet sich in der Magenschleimhaut ein und ist hocheffizient gegen die Magensäure geschützt. Typisch für die Erkrankung sind plötzlich auftretende, oft lang anhaltende Schmerzen im linken Oberbauch. Betroffene klagen eher in nüchternem Zustand über die Beschwerden, nach einer leichten Mahlzeit verschwinden sie wieder. Ein Magengeschwür muss von einem Facharzt – einem Kinder-Gastroenterologen – behandelt werden (s. S. 107). Er wird eine Magenspiegelung vornehmen und bei einer Bakterieninfektion mit Antibiotika behandeln.
Achalasie	Die Achalasie ist eine Erkrankung der Speiseröhre. Der untere Schließmuskel (Sphinkter) öffnet sich beim Schlucken nicht wie gewöhnlich. In der Folge wird ein Großteil der Speisen unverdaut wieder hochgewürgt. Im Unterschied zu Erbrochenen riechen sie nicht sauer. Betroffene Kinder entwickeln häufig unbewusst eigenwillige Schlucktechniken. Manche drehen den Oberkörper hin und her, bis die Speisen irgendwann durchrutschen. Ingwersirup kann vorübergehend helfen (s. S. 103), die Behandlung gehört aber in die Hand eines Kinder-Gastroenterologen (s. S. 107).

Hauterkrankungen

Läuse

Läuse kommen in den besten Familien vor, sie sind kein Zeichen mangelnder Hygiene. Kopfläuse verbreiten sich immer dort leicht, wo viele Menschen die Köpfe zusammenstecken, zum Beispiel in Kitas und Schulen. Ein Befall ist oft schwer zu erkennen. Manchmal reagieren Kinder mit Juckreiz auf den Läusespeichel beim Blutsaugen, aber nicht immer. Sicher kann man sich erst sein, wenn man eine lebende Laus oder Nissen, die Eier, entdeckt. Nissen kleben nah an der Kopfhaut an den Haaren fest. Am Nacken und hinter den Ohren lassen sie sich meist leichter entdecken als auf dem Kopf. Ausgewachsene Läuse sind graubraun, flach und zwei bis vier Millimeter groß. Sie klammern sich an den Haaren fest und sind auch für Profis schwer zu erkennen. Deswegen wird geraten, die Haare nass auszukämmen.

So funktioniert es:
- Die Haare waschen, eine Pflegespülung auftragen,
- die Haare erst mit einem normalen Kamm, dann mit einem Läusekamm Strähne für Strähne auskämmen,
- nach jedem Strich den Kamm auf Küchenpapier ausstreichen und nach Läusen suchen.
- Findet man auch nur eine Laus, muss behandelt werden. Diese Prozedur ist zwar mühsam, aber wichtig, um herauszufinden, ob ein Kind Läuse hat.

Weißliche Läuseeier deuten auf einen früheren Kopflausbefall hin. Es handelt sich um leere Eihüllen, die keine entwicklungsfähigen Eier mehr enthalten. Leere Nissen und Läuseeier, aus denen noch Nymphen schlüpfen können, sind oft schwer zu unterscheiden. Es gilt die Regel: Nissen, die mehr als einen Zentimeter von der Kopfhaut entfernt kleben, sind in der Regel leer. Kopfläuse legen ihre Eier ein bis zwei Millimeter von der Kopfhaut entfernt ab, die Jungläuse schlüpfen nach sechs bis zehn Tagen, das Haar wächst etwa zehn Millimeter im Monat. Wenn sich also ein Läuseei bereits mehr als zehn Millimeter von der Kopfhaut entfernt hat, ist die Laus längst geschlüpft und die Eihülle leer.

Mittel gegen Kopfläuse müssen immer zweimal angewendet werden, weil die Nissen die erste Behandlung überleben können. Im zweiten Durchgang erwischt man auch die frisch geschlüpften Läuse. Alle Familienmitglieder müssen gleichzeitig behandelt oder kontrolliert werden. Sonst passiert es leicht, dass die Läuse von einem Kopf zum nächsten wandern und man sich gegenseitig neu ansteckt. Kinder mit Läusen dürfen nicht in den Kindergarten oder in die Schule geschickt werden. Erst nach der ersten Behandlung ist der Besuch dort wieder erlaubt. Eventuell fordert die Einrichtung eine Bescheinigung ein.

TIPP
Watte bei dünnen Haaren

Manchmal sind die Haare der Kinder so dünn, dass sie samt Läusen durch den Nissenkamm durchrutschen. Kämmen Sie vorher durch etwas Watte: Das macht den Zwischenraum des Nissenkamms enger.

Das hilft:
- Präparate auf Basis von Silikonöl: Diese bedecken die Haare mit einer Ölschicht, unter der die Läuse ersticken.

So funktioniert es:
- Das Mittel gleichmäßig auf den trockenen Haaren verteilen.
- Je nach Präparat 30 Minuten bis eine Stunde einwirken lassen. Genaue Anweisungen stehen auf der Packungsbeilage.
- Die Haare Strähne für Strähne auskämmen, das Präparat auswaschen.
- Die Behandlung nach acht bis zehn Tagen wiederholen.

Das Robert Koch-Institut empfiehlt:
Tag 1: Behandlung mit Läusemittel, nass auskämmen.
Tag 5: Nass auskämmen, um früh geschlüpfte, noch nicht mobile Larven zu entfernen.
Tag 8, 9 oder 10: Zweite Behandlung mit Läusemittel.
Tag 13 und 17: Nasses Auskämmen zur Kontrolle.

Gewöhnliche Warzen – vulgäre Warzen

Die Hautwucherungen treten vor allem an den Fingern, im Gesicht und an den Fußsohlen auf. Sie sind stecknadelkopf- bis erbsengroß und haben eine raue, schuppige, leicht gewölbte Oberfläche.

Das hilft:
Erst mal abwarten: Bei 50 Prozent der betroffenen Kinder verschwinden die Warzen innerhalb eines Jahres von selbst, bei 70 Prozent nach zwei Jahren.

Hornhautauflösende Mittel (Salicylsäure): Die meisten Produkte sind frei in der Apotheke erhältlich.

WISSEN

Zur Behandlung von Läusen werden auch Insektizide eingesetzt. Verbreitet ist zum Beispiel der Wirkstoff Permethrin. Er tötet Läuse und Larven eigentlich zuverlässig ab, allerdings entwickeln sich immer mehr Resistenzen, sodass die Wirksamkeit nachlässt. Bei häufiger und nicht fachgerechter Anwendung können außerdem Nervenschädigungen auftreten.

So funktioniert es:
- Die Lösung mehrmals täglich auf die Warze auftragen. Es bildet sich ein dünner Film, den Sie vor der nächsten Behandlung entfernen müssen.
- Nach und nach die einzelnen Schichten der Warze vorsichtig ablösen.
Die Behandlung dauert in der Regel einige Wochen.

Vereisung: Der Arzt trägt flüssigen Stickstoff auf die Warze auf. Durch die extreme Kälte werden Zellen in den obersten Hautschichten zerstört. Die Behandlung tut etwas weh und muss mehrfach wiederholt werden. Bei einer zu oberflächlichen Behandlung bleiben oft Warzennester übrig, aus denen erneut Warzen entstehen können. Studien zeigen, dass Warzen an den Händen durch Vereisung schneller abheilen. Bei Warzen an den Füßen blieb der Effekt aus. Diese Beobachtung hängt möglicherweise mit dem bei jeder Art von Warzenbehandlung beträchtlichen Placebo-Effekt zusammen.

Warzen und die Selbstheilungskräfte des Körpers

Als junger Arzt sollte Walter Dorsch in einer Münchner Hautklinik einen Patienten behandeln, der im Gesicht und an den Händen von Hunderten Warzen entstellt war. Er betäubte die Haut rund um eine Warze und entfernte sie. Weil die Behandlung wehtat und der Patient blass wurde, unterbrach Dorsch die Prozedur und erklärte, am nächsten Tag weitermachen zu wollen. Am Morgen danach waren sämtliche Warzen vertrocknet und konnten abgezupft werden. Der Patient hatte sich in der Nacht ausgemalt, wie lange er noch in der Klinik bleiben müsste, um alle Warzen einzeln betäubt und entfernt zu bekommen. Das stresste ihn offenbar so sehr, dass der Körper seine Selbstheilungskräfte mobilisierte und die Warzen von einem Tag auf den anderen abtötete.

Herpes labialis – Fieberbläschen

Herpesviren bleiben nach einer Infektion ein Leben lang im Körper, verursachen aber in der Regel keine Beschwerden. Nur gelegentlich werden sie wieder aktiv und lassen an den immer gleichen Hautstellen kleine, sehr unangenehme Bläschen entstehen. Typische Auslöser sind Fieber (»Fieberbläschen«), starke Sonneneinstrahlung und psychische Faktoren wie Ekel, große Anspannung oder Stress. Diese von innen kommenden Neuinfektionen treten typischerweise an Ober- und Unterlippe und in deren unmittelbarer Umgebung auf.

Das hilft:
Die Bläschen werden mit austrocknenden Substanzen wie Pasta exsiccans (DRF – Deutsche Rezeptformel), Virudermin Gel (Zinksulfat) oder mit gerbstoffhaltigen Präparaten oder Umschlägen behandelt (Tannosynt, Eichenrindenextrakt u. a.). Manchmal hilft auch Kristallviolett, aber natürlich nicht auf den Lippen (s. S. 111).

Unter den pflanzlichen Arzneimitteln ist Melissenextrakt am wirksamsten, Fertigarzneimittel gibt es für Kinder ab einem Jahr. Außerdem werden Wirkstoffe wie Fusidinsäure eingesetzt, die eine Superinfektion mit Bakterien verhindern. Besprechen Sie die genaue Behandlung mit Ihrem Arzt.

Quaddelsucht – Urticaria

Die Quaddelsucht tritt häufig als Begleiterscheinung eines Infekts auf. Das Kind sieht aus, als sei es in Brennnesseln gefallen. Die Quaddeln sind meist über den ganzen Körper verteilt. Jede einzelne Quaddel verschwindet in der Regel nach 24 Stunden. Nur in Ausnahmefällen kommt es zu Begleiterscheinungen wie einem allergischen Schock.

Das hilft:
Antihistaminika, die den Juckreiz stillen.

Manchmal sind Allergien die Auslöser. Beobachten Sie, ob die Quaddeln auftreten, nachdem das Kind bestimmte

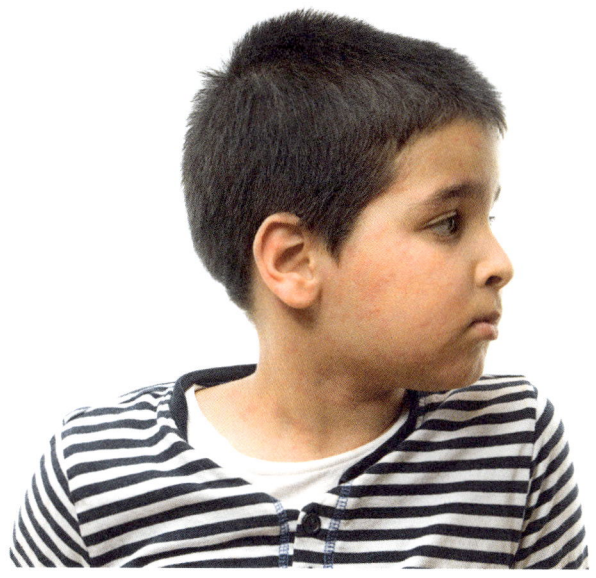

Nahrungsmittel gegessen hat. **Nahrungs-mittelallergien (NMA)** sind schwierig zu diagnostizieren, weil sie in ganz unter-schiedlicher Weise in Erscheinung treten. Neben dem Verdauungstrakt sind auch andere Organe wie die Haut, der Kreislauf, die Atemwege und die Gelenke betroffen. Manchmal werden Kinder verhaltens-auffällig, wenn sie mit dem Allergen in Berührung kamen.

Typische Symptome einer Nahrungsmittel-allergie:
- Der Mund- und Rachenraum fängt an zu jucken, nachdem das Allergen gegessen wurde. Lippen und Rachenmandeln (Ton-sillen) schwellen an, mitunter auch der Kehlkopf und die Ohren. Ärzte sprechen von einem oralen Allergiesyndrom. Vor allem Pollenallergiker leiden darunter, wenn sie Nahrungsmittel wie Haselnüsse oder Kiwi essen, die mit bestimmten Pol-len verwandt sind.
- Quaddeln: Man sieht aus, als wäre man in Brennnesseln gefallen. Die Hauterschei-nungen sind flüchtig, bleiben nie länger als 24 Stunden an einer Stelle, treten dafür an anderen Stellen neu auf. Der Juckreiz ist oft quälend.
- Erbrechen: Es kommt vor, dass sich Kinder erst mehrere Stunden, nachdem sie das Allergen gegessen haben, über-geben müssen.
- Blähungen
- Durchfälle
- Geschwollene Haut und Schleimhäute im Gesicht (Quincke-Ödem)
- Verstopfte Nase
- Kopfschmerzen, Migräne
- Herzrhythmusstörungen
- Neurodermitis-Ausschläge
- Asthma-Symptome
- Verhaltensstörungen, Aggressivität, Unkonzentriertheit
- Gedeihstörungen: Das Kind entwickelt sich nicht altersgemäß.
- Allergischer Schock. Achtung, Lebens-gefahr! Lassen Sie sich vom Kinderarzt möglichst vorsorglich Notfall-Medika-mente verschreiben.

Denken Sie bei solchen Symptomen immer auch an eine Nahrungsmittelallergie und informieren Sie Ihren Arzt.

Ein Fallbericht:
Wenn die Nuss aggressiv macht

Ein vierjähriger Junge wurde manchmal aus heiterem Himmel aggressiv, vor allem, wenn er vorher Haselnüsse gegessen hatte. Eine Blutuntersuchung zeigte tatsächlich eine Sensibilisierung gegen Haselnüsse. Der Junge wurde im Krankenhaus aufgenommen und weiter untersucht. Dort bestätigte sich der Verdacht: Etwa vier Stunden, nachdem er zwei Nüsse gegessen hatte, war er kaum noch zu bändigen, rannte aus dem Zimmer und biss der Stationsschwester, eine ihm unbekannte Person, in den Po. Zwei Stunden später war der Spuk vorbei. Ohne Haselnüsse verhielt sich der Junge friedlich.

Bei einem solch auffälligen Verhalten gelten Kinder schnell als »hyperkinetisch«. Mit dieser Diagnose wird viel Unfug betrieben. Beileibe nicht jedes Kind, das seinen Eltern auf die Nerven geht, ist hyperkinetisch. Wenn ein Kind — wie im beschriebenen Fall — am liebsten »aus der Haut fahren« will, hat das oft ganz andere Gründe. Stellen Sie sich vor, Sie müssten auf einem Ameisenhaufen sitzen. Wahrscheinlich würden Sie wild herumrennen, um sich schlagen und toben. Genauso ergeht es diesen Kindern.

Zur Diagnose wird in der Regel das Blut auf spezifische Immunglobulin-E-Antikörper hin untersucht. Der Nachweis bestätigt aber nur eine Sensibilisierung und keine Allergie. Bei manchen Kindern findet der Arzt nichts, obwohl eine Nahrungsmittelallergie vorliegt. Bei anderen schlägt der Test an, aber die Kinder sind gesund. Hauttests können helfen, sind für Kinder aber oft belastend.

Beide Untersuchungen sind wichtige Hilfsmethoden, können aber eine NMA weder sicher nachweisen noch sicher ausschließen. Die Diagnose steht erst fest, wenn die verdächtigen Symptome verschwinden, sobald das Kind die Allergene meidet, und wiederkehren, sobald es sie erneut isst. Probieren Sie bitte nicht eigenständig herum. Die Diagnostik gehört immer in die Hände von Fachleuten.

Kinder mit einer Nahrungsmittelallergie müssen die Allergene meiden. Manche Allergene, zum Beispiel Apfelallergene, können durch Erhitzen zerstört werden. Rohen Apfel verträgt das Kind nicht, Apfelkuchen aber schon.

In manchen Fällen, zum Beispiel bei Pollenallergikern, hilft eine Hyposensibilisierung (spezifische Immuntherapie) (s. S. 138f.).

Erkrankungen des Bewegungsapparats

Haltungsschwäche – Haltungs-schäden – Rundrücken

Etliche Kinder, die ohne entsprechenden Bewegungsausgleich stundenlang versunken vor Laptop, Computer, Spielkonsole oder Tablet sitzen, haben massive Rückenprobleme und Nackenschmerzen. Eine solche ungesunde Körperhaltung würde an keinem Arbeitsplatz geduldet. Oft sind die Muskelpartien entlang der Brust- und Halswirbelsäule und im Schulter- und Nackenbereich steinhart. Die Kinder können sich vor Schmerzen kaum bewegen, nehmen eine Schonhaltung ein, was die Muskelverhärtungen weiter verstärkt. Kopfschmerzen, Schlaf- und Konzentrationsstörungen sind typische Folgen.
> Lassen Sie trotzdem von einem Arzt ausschließen, dass krankhafte anatomische Veränderungen die Schmerzen auslösen.

Den geschilderten Teufelskreis zu durchbrechen ist schwer. Schmerzmittel helfen nur kurzfristig, in der Regel nicht ausreichend und können zu einer Abhängigkeit führen. Um die Schmerzen zu lindern, werden verschiedene passive und aktive Behandlungen eingesetzt. Langfristigen Erfolg erzielt man aber nur durch eine Verhaltensänderung.

Das hilft:
Der Schwerpunkt der **passiven Behandlung** liegt auf der physikalischen Therapie, die muskelentspannend, durchblutungsfördernd und schmerzlindernd wirkt: Massagen (auch unter Wasser), Fangopackungen, Reizstrombehandlung, elektrische Heizkissen und tiefenwirksame Heizgele kommen zum Einsatz. Besonders bewährt

haben sich feucht-heiße Umschläge (»Heiße Rolle«). Sie helfen bei Verspannungen und einem steifen Nacken, aber auch bei Kopfschmerzen und sogar trockenem Husten.

So funktioniert die Heiße Rolle:
Die Handhabung erfordert Aufmerksamkeit, Sie können sich und Ihr Kind leicht verbrühen.
Sie benötigen ca. 750 ml kochendes Wasser, ein Küchenhandtuch (Halbleinen) und zwei bis drei Frotteehandtücher (50 × 100 cm groß).
• Alle drei Tücher der Länge nach falten.
• Wickeln Sie das Halbleinentuch nun zu einer festen Rolle zusammen und zwei Frottee-Tücher leicht schräg außen herum, so dass ein Trichter entsteht.
• Gießen Sie das heiße Wasser vorsichtig in den Trichter. Die Heiße Rolle wird von innen erwärmt, ohne außen nass zu werden.
• Prüfen Sie die Wärme am Handgelenk. Erscheint Ihnen der Stoff zu heiß, dann wickeln Sie ein weiteres trockenes Handtuch außen herum wie ein Bonbonpapier. Die überstehenden Zipfel eignen sich gut zum Festhalten.
• Berühren Sie die Haut des Kindes erst mal vorsichtig mit der Heißen Rolle und fragen Sie, ob die Temperatur in Ordnung ist.
• Rollen Sie die Heiße Rolle ausgehend von der Schulter über die Wirbelsäule. Tupfen Sie mit ihr auf den Rücken, massieren Sie mit der Rolle. Ihr Kind wird sich wohlfühlen und entspannen.
• Wenn die Rolle kühler wird, können Sie die äußerste Schicht Stoff abnehmen und weitermachen.
• Lassen Sie das Kind nach der Massage gut zugedeckt noch eine Weile ruhen.

WICHTIG: Bei einer akut entzündlichen Nervenreizung, einer Gürtelrose oder Hautentzündungen darf die Heiße Rolle nicht angewendet werden.

Zur **aktiven Behandlung** gehört vor allem die Krankengymnastik. Durch gezielte Übungen wird versucht, krampfartige Verhärtungen zu lösen und die Muskulatur zu stärken. Wichtig ist, dass das Kind selbst aktiv wird und sich ein rückenfreundliches Verhalten angewöhnt (s. S. 179ff.).

Mit einer Kombination der oben beschriebenen Behandlungen lassen sich akute Beschwerden lindern. Für einen langfristigen Erfolg muss man aber an den Ursachen ansetzen und mehr Sport und Bewegung in den Alltag einbauen. Das Kind sollte grundsätzlich am Schulsport teilnehmen. Versuchen Sie, eine Sportart zu finden, die ihm Spaß macht. Besonders gut geeignet sind Schwimmen, Rudern und alle Sportarten, die bei Skoliose empfohlen werden (s. S. 158). Eher ungeeignet sind alle ruckartigen Dreh- oder Stoßbewegungen (zum Beispiel Tennis, Trampolinspringen, verschiedene Kampfsportarten) und Hochleistungssportarten wie Gewichtheben.

Außerdem ist wichtig: Der Arbeitsplatz des Kindes muss an seine Körpergröße angepasst werden, damit es ergonomisch arbeiten kann.

Unsere Körperhaltung ist auch Ausdruck unserer **inneren Verfassung:** Vor allem ältere Schulkinder, die nach einem Wachstumsschub im eigenen Körper noch nicht so recht zu Hause sind, präsentieren sich häufig mit Hohlkreuz, Rundrücken und hochgezogenen Schultern. Es wirkt, als wollten sie die letzten zehn Zentimeter Längenwachstum rückgängig machen. Diese Fehlhaltungen führen oft zu extremen Nacken- und Kopfschmerzen.

Manche Kinder machen in dieser Zeit Entwicklungskrisen durch, die ihr Selbstbewusstsein und damit auch ihr Erscheinungsbild beeinträchtigen. Sie bieten sich förmlich als Ziel von Mobbing an. Die gut gemeinte Ermahnung »Stell dich gerade hin!« hilft solchen Kindern wenig. Es

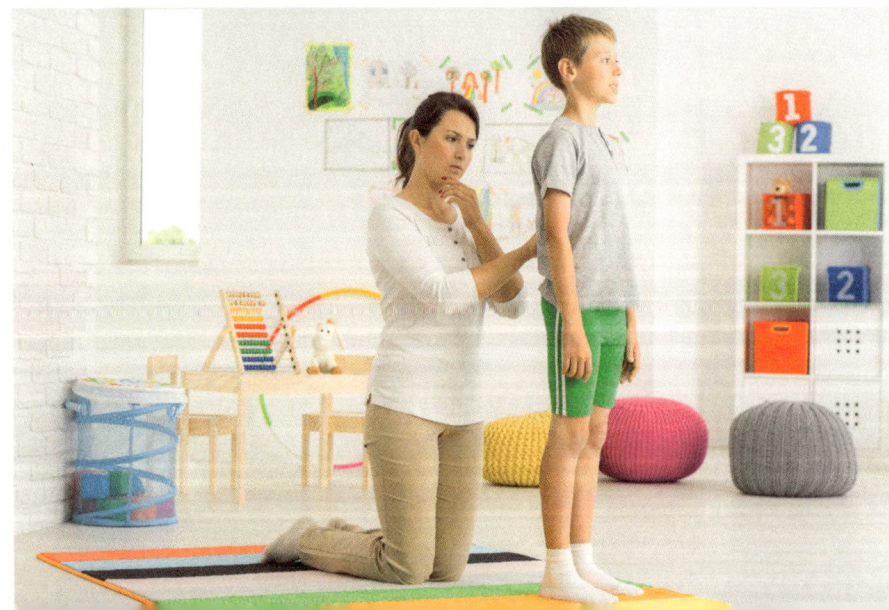

kommt vielmehr darauf an, die innere Haltung zu verbessern — und damit auch das Auftreten. Ermutigen Sie Ihr Kind, vor dem Spiegel eine Körperhaltung einzuüben, die Selbstbewusstsein signalisiert und dadurch deutlich macht, dass es nicht für eine Opferrolle zur Verfügung steht. Auf S. 179ff. stellen wir Übungen vor, die den Rücken stärken und bei Rückenschmerzen helfen.

Auch die innere Haltung zählt!

Skoliose

Skoliosen sind häufig und werden oft spät erkannt. Die Wirbelsäule krümmt sich zur Seite (einfache Skoliose), zusätzlich verdrehen sich die einzelnen Wirbelkörper in der Längsrichtung (Torsionsskoliose). Im Verlauf der Krankheit kann es durch die dauerhafte Fehlstellung zur Abnutzung der Wirbelsäule kommen. Bleibt die Skoliose unbehandelt, besteht die Gefahr, dass die Kinder im Verlauf ihres Lebens erhebliche Beschwerden bekommen. Eine Skoliose kann bereits im Alter von drei Jahren auftreten (infantile Skoliose), im Schulalter bis zehn Jahren (juvenile Form) oder beim Übergang ins Erwachsenenalter. Die Ursache ist in der Regel nicht bekannt. Der Erkrankung lässt sich nicht sicher vorbeugen. Tritt sie auf, gibt es aber verschiedene Möglichkeiten, den weiteren Verlauf zu beeinflussen. Von zentraler Bedeutung ist die frühe Diagnose. Wird die Skoliose schon im Anfangsstadium erkannt, lässt sie sich deutlich leichter behandeln.

Achten Sie darauf, dass Ihr Kind regelmäßig vom Arzt untersucht wird. Schauen Sie auch selbst auf den Rücken. Eine einfache

Skoliose erkennen Sie an der S-Form der Wirbelsäule, die Torsionsskoliose an einem sogenannten Rippenbuckel in Beugehaltung: Beugt sich das Kind nach vorne, stehen die Rippen auf beiden Seiten des Rückens unterschiedlich hoch.

Das hilft:
Die Skoliose wird üblicherweise mit Physiotherapie behandelt. Welche Übungen genau zum Einsatz kommen, hängt vom Zeitpunkt des Auftretens und dem Stadium der Erkrankung ab. Aufgrund der unterschiedlichen Ausprägungen fehlen allgemeingültige Richtlinien für die Therapie. Den Standard bilden Dehn- und Kräftigungsübungen für die Rückenmuskulatur kombiniert mit Übungen zur besseren Beweglichkeit der Wirbelsäule.

Die Behandlung gehört in die Hände erfahrener Physiotherapeuten. Weit verbreitet sind folgende Ansätze:

Kriechübung nach Klapp
Der deutsche Chirurg Rudolf Klapp entwickelte bereits im Jahr 1905 Übungen zur Behandlung der Skoliose. Sie werden im Vierfüßlerstand ausgeführt. Filz- oder Schaumstoffpolster schützen Hände, Füße und Knie.

Beispiele für Übungen für zu Hause:
Das Kind geht in den Vierfüßlerstand.
• **Übung 1:** Das Kind kriecht auf Händen und Knien durch die Wohnung.
• **Übung 2:** Das Kind schiebt sich durch Strecken und Heranziehen der Arme nach vorne (Rutschhalte).

Machen Sie daraus ein Spiel. Wer ist schneller: Mama oder Kind? Kann man beim Krabbeln und Rutschen ein Kuscheltier auf dem Rücken tragen, ohne dass es herunterfällt?

Die Übungen kräftigen und dehnen die Rumpfmuskulatur und machen die Wirbelsäule beweglicher.

Dreidimensionale Skoliose-Übungen nach Schroth

Diese Methode wurde von der Gymnastiklehrerin Katharina Schroth entwickelt. Das Kind betrachtet sich im Spiegel und korrigiert dabei zusammen mit dem Therapeuten seine falsche Körperhaltung bestmöglich. Anschließend soll es versuchen, sich diese Haltung zu merken. Es übt außerdem, ungünstige Körperpositionen zu erkennen und zu vermeiden (zum Beispiel krummes Sitzen bei den Hausaufgaben). Diese Skoliose-Übungen schulen Koordination, Haltung und Bewegungen, müssen aber zunächst intensiv therapeutisch begleitet werden.

Mehr erfahren:

Gute Informationen zu Skoliose mit aufschlussreichen Bildern stehen im Internet unter: https://primary-hospital-care.ch. »Skoliose« in die Suchmaske eingeben. Viele Kinderkliniken unterhalten eigene Skoliose-Ambulanzen und bieten Skoliose-Sprechstunden an.

Drehwinkelatmung:
Zu den Skoliose-Übungen nach Schroth gehört auch die sogenannte Drehwinkelatmung. Durch bewusstes Einatmen (bei Drehung und Streckung des Oberkörpers) sollen die Rippen auf der Seite, an der die verdrehte Wirbelsäule den Brustkorb abflacht, wieder nach vorne gedrückt werden. Idealerweise dreht sich zeitgleich auch die Wirbelsäule mit. Diese Übung muss ebenfalls angeleitet werden.

Das hilft auch:
Sport ist essentiell! Allerdings sollten alle Sportarten mit ruckartigen Stoß- und Drehbewegungen vermieden werden. Dazu zählen beispielsweise Tennis, Trampolinspringen, Handball oder Reiten. Besonders gut geeignet sind Klettern, Inlineskaten, allgemeines Rollschuhfahren, Schlittschuhlauf, Radfahren, Schwimmen (insbesondere Rücken- und Kraulschwimmen), Rudern und therapeutisches Reiten. Tanzen und allgemeines Geräteturnen können ebenfalls einer Skoliose entgegenwirken. Im Kunstturnen und Balletttanz tritt die Erkrankung jedoch gehäuft auf.

Aseptische Knochennekrosen

Unter einer Knochennekrose (auch Knocheninfarkt genannt) versteht man das Absterben eines Knochens oder eines Knochenabschnitts. Grund ist eine unzureichende Durchblutung des Knochens. Dadurch kommt es zu einer mangelnden Versorgung mit Sauerstoff, Nähr- und Mineralstoffen. Der betroffene Knochen beziehungsweise Knochenabschnitt stirbt ab und wird anschließend umgebaut. In der Knochenstruktur verbleibt eine geschwächte Stelle. Die Knochennekrose tritt vor allem an der Schienbeinvorderkante knapp unterhalb des Knies, am Hüftkopf

des Oberschenkels und an einzelnen Wirbel-
körpern auf. Wird die Erkrankung frühzeitig
behandelt, kann sie folgenlos ausheilen.
Die Knochen werden in ihrer alten Form
wieder aufgebaut.

Betroffene Kinder klagen über Schmerzen,
die meist aber nicht stark ausgeprägt sind.
Sie treten eher in Ruhephasen auf und
nur selten unter Belastung. Lassen Sie
Knochenschmerzen immer gründlich vom
Arzt abklären. Auch Entzündungen, bösartige Tumore, Fehlbildungen und Erkrankungen, die den ganzen Körper betreffen,
können die Ursache sein.

Morbus Osgood Schlatter

Der Morbus Osgood Schlatter ist die häufigste Erkrankung im Bereich der Knie
bei Kindern und Jugendlichen. Betroffen
sind vor allem Jungen im Alter zwischen
12 und 15 Jahren, die viel Sport treiben.
Während der Pubertät ist die Region, an
der die Kniescheibensehne (Patella-Sehne)
ansetzt, weniger belastbar. Da die gesamte
Oberschenkelmuskulatur an diesem Punkt
zieht, kann es schnell zu einer Reizung und
Überlastung kommen. Die Stelle schmerzt,
man tastet einen weichen Knochen.

Das hilft:
Der Orthopädie wird das Kniegelenk für
eine Weile ruhigstellen. Hausmittel oder
Heldentum nutzen nichts.

Morbus Scheuermann

Bei dieser Wachstumsstörung verkrümmt
die Wirbelsäule, die Kinder bekommen
einen Rundrücken. Die Erkrankung tritt
vor allem bei älteren Schulkindern und
Jugendlichen auf. Warum genau, ist weitgehend unklar. Hochwuchs und Haltungsschwäche scheinen eine Rolle zu spielen.

> **TIPP**
> # Haltungsproblem oder Morbus Scheuermann?
>
> Ein Rundrücken ist meistens ein Haltungs-
> problem und keine ernst zu nehmende
> Krankheit. Bitten Sie Ihr Kind, den Kopf
> zum Himmel zu strecken und die Schul-
> tern nach hinten zu nehmen. Gelingt es
> ihm, auf diese Weise die Brustwirbelsäule
> aufzurichten, müssen Sie sich in aller
> Regel keine Sorgen machen. Die krumme
> Haltung ist mit hoher Wahrscheinlichkeit
> Folge einer zu schwachen Muskulatur.
> Auf S. 179ff. beschreiben wir einfache
> Übungen die helfen, die Rückenmusku-
> latur zu stärken.

Die Verkrümmung entsteht, weil die Wirbel
zwischen dem 5. und 11. Brustwirbel in
ihren vorderen Anteilen langsamer wachsen als in den hinteren. Außerdem sind die
Deckplatten der Wirbelkörper teilweise
instabil. Mit dem Ende des Wachstums um
den 18. Geburtstag ist der Prozess meist abgeschlossen. Es kommt zu keiner weiteren
Verschlimmerung der Erkrankung.

Die meisten Betroffenen haben keinerlei
Symptome, nur ein kleiner Teil von ihnen
leidet unter Rückenschmerzen.

Das hilft:
Krankengymnastik und Sport. Geeignet
sind alle Sportarten, die bei Skoliose empfohlen werden (s. linke Seite).

Weichteilrheumatismus

Unter Weichteilrheumatismus versteht man Schmerzen, die nicht von Knochen oder Gelenken ausgehen, sondern von Sehnen, Bändern, Faszien, der Muskulatur oder vom Bindegewebe. In der Kinder-Rheumatologie zählt man auch Krankheitsbilder dazu, die als Schmerzverstärkungssyndrom bezeichnet werden und die keine organisch sicher fassbare Ursache haben (beispielsweise die sogenannten Wachstumsschmerzen).

Feuchte Wärme und Massagen

Tendomyosen sind gut tastbare, oft sehr schmerzhafte Verhärtungen der Muskulatur. Sie werden vor allem bei älteren Schulkindern in der Rückenmuskulatur beobachtet. Typische Ursachen sind Fehl- oder Überbelastungen, kleinste Verletzungen der Muskulatur (Mikrotraumata), Kälte und Wettereinflüsse. Auch psychische Faktoren spielen eine Rolle.

Als Myalgien werden Muskelschmerzen bezeichnet, die als Begleitsymptom innerer Erkrankungen auftreten können, zum Teil ohne erklärbaren Grund.

Das so genannte Fibromyalgiesyndrom kommt eher bei älteren Jugendlichen vor.

Das hilft:
Eine sanfte physikalische Behandlung, die zu Muskelentspannung führt; feuchte Wärme, eine Heiße Rolle (s. S. 155), elektrische Wärmekissen. Aber auch Kälte wirkt wohltuend. Lockerungsmassagen, krankengymnastische Haltungsübungen helfen ebenfalls.

Schmerzlindernde Medikamente wie Paracetamol und sogenannte Nichtsteroidale Antirheumatika sind in ihrer Wirkung oft enttäuschend. Die Pflanzenheilkunde benutzt Eukalyptusöl und Kiefersprossen in alkoholischen Lösungen, Ölen oder Salben. Auch diese Präparate wirken nur schwach.

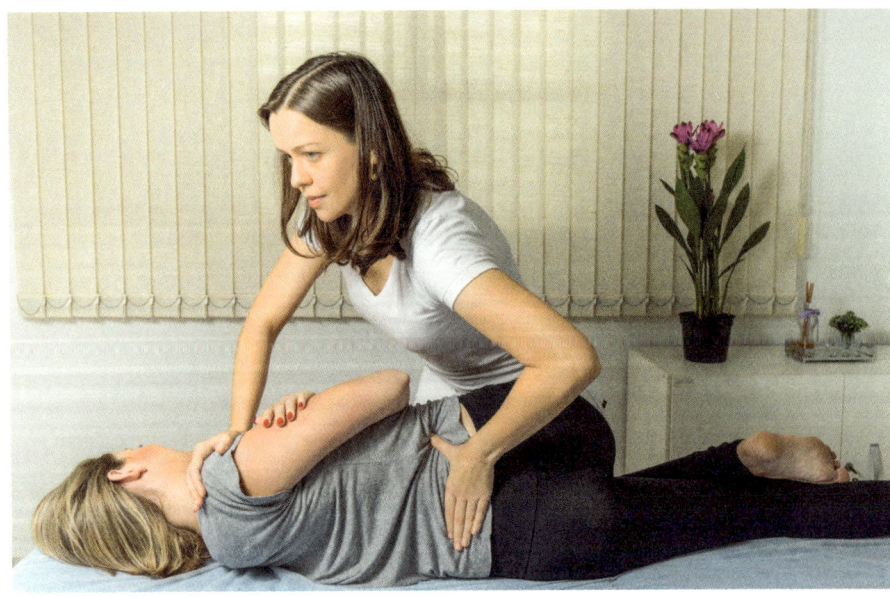

Zerrungen – Bänderriss – Meniskusschaden

Diese Verletzungen sind typisch beim Fußballspielen: Eine abrupte Drehung, ein Tritt und schon tut das Knie weh. Ein paar Handgriffe helfen Ihnen einzuschätzen, was passiert ist und ob Sie zum Arzt gehen müssen.

- **Ein gezerrtes Innenband tut weh,** wenn man Druck auf die Außenseite des Knies gibt und so indirekt daran zieht oder direkt auf das Innenband drückt (Druckschmerz). Für das Außenband gelten die Regeln entsprechend.
- **Die Kreuzbänder befinden sich weiter innen** im Gelenk, ein Druckschmerz lässt sich nicht so leicht auslösen. Dem Kind tut jede Bewegung des Knies weh, vor allem, wenn man den Unterschenkel bei ausgestrecktem Bein nach innen dreht.
- **Meniskusschäden entdeckt man durch einen wandernden Druckschmerz:** Drücken Sie außen oder innen (am Außen- oder Innenmeniskus) auf den Gelenkspalt seitlich am Knie — mal bei abgewinkeltem, dann bei gestrecktem Bein. Wenn der Druckschmerz im Bein wandert, könnte ein Meniskus verletzt worden sein.

Das hilft:
Die PECH-Regel: Pause einlegen, die verletzte Stelle mit Eis kühlen, durch »Compression« das Anschwellen des Knies vermindern und durch Hochlagern eine Einblutung verhindern.

So funktioniert die Kompression:
Gut geeignet ist der sogenannte Schildkrötenverband.

- Nehmen Sie eine elastische Binde. Das Kind hält das Bein gestreckt oder leicht gebeugt.

»Blaue Flecken, Schrammen, Schürfwunden, das sind in diesem Alter fast Sportabzeichen. Ich habe nicht sofort verstanden, was meine Mutter meinte, als sie mir kurze Hosen besorgte, ›weil da die Knie von alleine zuwachsen‹.«

Walter Dorsch

- Setzen Sie den Verband oben auf der Kniescheibe an, führen Sie ihn relativ straff über die Kniekehle wieder nach oben.
- Von jetzt an führen Sie den Verband achtförmig um das Knie herum: Erst eine Lage unterhalb, dann eine Lage oberhalb der ersten Bahn. Die Lagen sollten sich jeweils leicht überlappen.
- Fixieren Sie das Verbandende mit einem Klebestreifen.

Wenn die Schmerzen trotz dieser Behandlungen nicht innerhalb weniger Stunden nachlassen oder sogar zunehmen (Bänderrisse schmerzen fürchterlich!), Blutungen sichtbar werden, sich auffällig viel Flüssigkeit in der Gelenkkapsel ansammelt (Kniegelenkserguss) oder Sie insgesamt unsicher sind, sollten Sie zum Arzt gehen und das Knie untersuchen lassen.

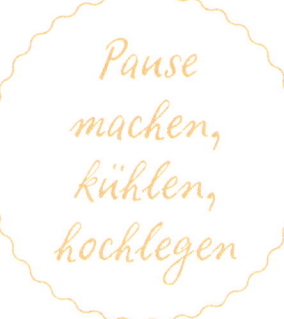

Pause machen, kühlen, hochlegen

Auf dem Weg zum Erwachsenen

»Musst du immer das letzte Wort haben?« Im Jugendalter sind die meisten typischen Infektionskrankheiten überstanden. Der Körper kann sich besser gegen Angriffe wehren. Jetzt stehen die körperlichen und seelischen Veränderungen im Vordergrund. Eltern haben nicht mehr viel zu sagen.

Allgemeine Auffälligkeiten und Probleme

Kopfschmerzen und Migräne

Kopfschmerzen sind bei Kindern und Jugendlichen weit verbreitet. Rund jeder vierte Schüler hat mindestens einmal pro Woche Kopfschmerzen, etwa 50 Prozent leiden gelegentlich an Spannungskopfschmerzen, rund zwölf Prozent unter Migräne.

Spannungskopfschmerzen
- treten beidseitig in der Stirnregion auf,
- sind dumpf, drückend und beengend, so als hätte der Jugendliche einen zu engen Helm auf,
- entwickeln sich meist allmählich, Anfang und Ende lassen sich nicht klar benennen,
- dauern mehrere Stunden bis Tage an,
- sind leicht bis mäßig stark,
- nehmen bei körperlicher Tätigkeit ab,
- verursachen KEINE Übelkeit.

Spannungskopfschmerzen haben oft banale Ursachen, die einfach zu behandeln sind.

Typisch sind:
- zu wenig Flüssigkeit, Essen und Schlaf,
- zu viel Zeit vor Fernseher, Computer, Tablet, Smartphone,
- Angst und Stress, zum Beispiel in der Schule,
- hormonelle Schwankungen,
- Alkohol-, Nikotin- oder Drogenkonsum,
- muskuläre Verspannungen durch Fehlhaltungen oder ungeeigneten Sport.

Der Kinderarzt wird eine gründliche körperliche Untersuchung vornehmen, um Erkrankungen wie Eisenmangel, Darmerkrankungen (Zöliakie, Verstopfung) oder Bluthochdruck auszuschließen.

Das hilft:
Fünf-Punkte-Programm gegen Kopfschmerzen
1. Morgens den Kreislauf in Schwung bringen, zum Beispiel mit Kniebeugen und

Liegestütze, danach drei bis fünf kalte Güsse in der warmen Dusche (s. S. 28f.).

2. In Ruhe frühstücken: am besten lang vorhaltende Nahrungsmittel wie Nüsse, Müsli, Joghurt. Über den Tag verteilt vier weitere Mahlzeiten essen, vor allem abends schwer verdauliche Speisen wie fettes Fleisch oder viel Käse meiden.
3. Tagsüber sehr viel trinken, eventuell Getränke mit Elektrolytzusatz.
4. Regelmäßig Sport treiben.
5. Bei Kopfschmerzen einige Tropfen Pfefferminzöl auf beide Schläfen geben und sanft einreiben. Achtung: Nicht in die Augen bringen!

Werden diese fünf Punkte konsequent umgesetzt, nehmen Häufigkeit und Stärke der Schmerzen ab. Lindernd wirken auch:

• **Den Kreislauf belebende Wechsel-duschen (s. S. 31)**

• **Ansteigend heißes Arm- oder Fußbad, eventuell mit Zusätzen wie Melissen- und Thymianöl (s. S. 31)**

• **Wechselarmbad**
• Waschbecken mit 36 °C bis 38 °C warmem Wasser füllen, ein Gefäß mit 18 °C kaltem Wasser daneben stellen.
• Hände und Arme bis zur Oberarmmitte erst für fünf Minuten ins warme Wasser tauchen, danach für zehn Sekunden ins kalte. Beim Eintauchen ausatmen.
• Anschließend 15 bis 30 Minuten ausruhen.

• **Wechselarmgüsse**
  Dafür wird ein Schlauchsystem oder ein Gießhandstück aus dem Handel benötigt
• Zuerst 38 °C warmes Wasser über die Arme laufen lassen, bis die Arme gut durchwärmt sind.

• Dann mit einem kleinen Eimer (ca. drei Liter) 18 °C kaltes Wasser über die Arme gießen.
• Die Wechselarmgüsse mehrfach wiederholen.

• **Entspannungsmethoden, insbesondere die Progressive Muskelentspannung nach Jacobson (s. S. 40)**

Kopfschmerzen sind häufig Folge einer **Haltungsschwäche** oder von **Fehlhaltungen** (s. S. 155ff.). Verhärtete Muskelpartien im Nacken und im Rücken, ein Rundrücken oder ein Hohlkreuz deuten darauf hin.

Das hilft:
• Massagen: Versuchen Sie, mit kreisenden Bewegungen die harten Stellen in der Muskulatur weich zu massieren.
• Nacken- und Rückenrolle: Erhitzen Sie ein feuchtes Frotteehandtuch und legen Sie es Ihrem Kind auf die Schultern und den Nacken.
• Bewegung in feuchter Hitze. Animieren Sie Ihr Kind, Nacken und Schultern unter dem warmen Wickel intensiv zu bewegen.
• Ein Saunabesuch tut gut, ebenso der heiße Stein in einem türkischen Bad.

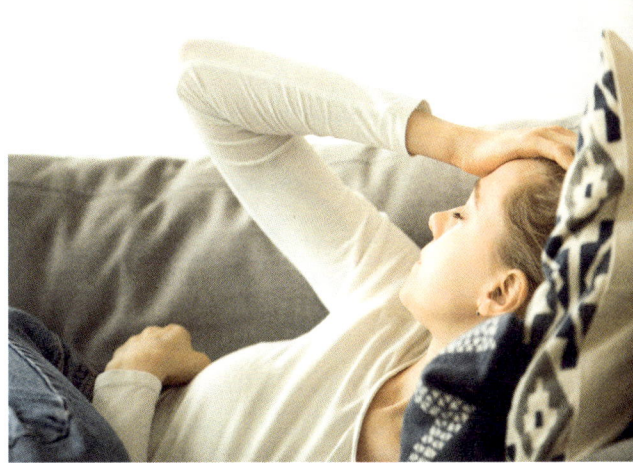

• Passen Sie den Arbeitsplatz Ihres Kindes an seine Körpergröße an. Ein Laptop auf einem zu niedrigen Tisch, vor dem der Jugendliche stundenlang in gebückter Haltung sitzt, ist Gift für Nacken und Rücken, ebenso die leider typische Körperhaltung beim Chatten und Zocken.

Auch **Nahrungsmittel** können Kopfschmerzen auslösen. Allerdings ist es aufwändig und schwierig, die verantwortlichen Stoffe zu identifizieren. Einige Substanzen werden verdächtigt, Kopfschmerzen zu begünstigen. Dazu gehören unter anderem Aspartam, Carrageen, Laktose, Glutamate, Vanillin-Abbauprodukte und Koffein.

• Führen Sie ein Kopfschmerz-Tagebuch. Lässt sich ein Zusammenhang zwischen den Schmerzen und bestimmten Lebensmitteln herstellen? Wenn ja, dann sollte Ihr Kind diese Nahrungsmittel mindestens drei Tage lang weglassen. Treten keine Kopfschmerzen auf, nimmt es nach und nach die weggelassenen Nahrungsmittel wieder zu sich. Ein Zusammenhang ist nur dann wahrscheinlich, wenn der/die Jugendliche während der Auslassdiät beschwerdefrei war und SOFORT danach wieder Kopfschmerzen bekommt.

Migräne

Migränekopfschmerzen sitzen meistens an der Vorderseite des Kopfes. Anders als bei Erwachsenen sind bei Kindern und Jugendlichen in der Regel beide Seiten des Kopfes betroffen. Der Schmerz wird als stark und pulsierend beschrieben, er tritt anfallsartig auf und kommt regelmäßig wieder. Oft ist den Betroffenen übel und sie müssen erbrechen. Sie sind licht- und geräuschempfindlich. Die Beschwerden nehmen bei körperlicher Anstrengung

zu – das unterscheidet die Migräne vom Spannungskopfschmerz. In der Regel muss ein Kinderarzt, manchmal auch ein Kinderneurologe hinzugezogen werden, da die oben beschriebenen Behandlungsmöglichkeiten bei einer Migräne nicht ausreichen.

Schwitzen

Mit der Pubertät verändert sich der Schweiß. Die Jugendlichen fangen an zu »müffeln«, was sehr belastend sein kann. Während jüngere Kinder nur ekkrine Schweißdrüsen haben, die Wasser und Salze absondern, kommen mit der Pubertät apokrine Schweißdrüsen hinzu. Diese Duftdrüsen sondern eine milchig-trübe eiweißhaltige Flüssigkeit ab, die Sexuallockstoffe enthält. Werden die Eiweiße durch Bakterien auf der Haut zersetzt, entsteht der typische Schweißgeruch. Ob jemand viel oder wenig schwitzt, ist zu einem großen Teil Veranlagung. Starkes Schwitzen kann aber auch ein Zeichen psychischer Anspannung sein oder Folge von Übergewicht oder Diabetes.

Waschen, Deos und eine Achselrasur helfen gegen den Schweißgeruch. Allerdings sollten Jugendliche wegen ihrer empfindlichen Haut auf aggressive Deos und stark austrocknende Seifen verzichten. Besser sind pH-neutrale Waschlotionen und milde Deos mit Kräutern und natürlichen Duftstoffen. Deos mit Alkohol und Aluminium sind zwar besonders wirksam gegen Schweiß, führen aber eher zu Hautreizungen, Entzündungen und Abszessen. Salbeiblätter vermindern die Schweißabgabe, vor allem alkoholische Extrakte sollten aber nicht länger als vier Wochen am Stück eingenommen werden, da ein Begleitstoff (Thujon) Krampfanfälle auslösen kann.

So funktioniert es:
2,5 g (1 TL) geschnittene Salbeiblätter mit 150 ml kochendem Wasser überbrühen, 10 Minuten ziehen lassen und danach abseihen. Den Auszug im Laufe eines Tages trinken.

Etwa ein bis zwei von hundert Menschen leiden unter krankhaft vermehrtem Schwitzen, einer sogenannten Hyperhidrose. Die Betroffenen schwitzen unabhängig von der Umgebungstemperatur so stark, dass sich Schweißflecken auf der Kleidung und mitunter sogar Tropfen an den Händen und Füßen bilden. Eine Hyperhidrose ist meistens Veranlagung, es können aber auch Krankheiten dahinterstecken. Deshalb sollte der Arzt nach möglichen Ursachen für das vermehrte Schwitzen suchen. Viele Kliniken bieten Hyperhidrose-Sprechstunden an.

Magersucht

Jugendliche, die unter Magersucht leiden, fühlen sich zu dick und versuchen mit allen Mitteln abzunehmen. Sie täuschen, erbrechen heimlich, verstecken Essensreste, manipulieren Gewichtskontrollen und diskutieren endlos übers Essen. In aller Regel ist ihre Selbstwahrnehmung gestört und sie verfolgen ein Schönheitsideal, das selbstzerstörend ist.

Der innere Konflikt kann tödlich enden.

In leichten Fällen kann eine Magersucht ambulant behandelt werden, dabei hat sich eine Arbeitsteilung bewährt:
• Der Kinderarzt führt regelmäßige Gewichtskontrollen durch, deren Zeitabstand immer enger wird, je näher der Patient einer kritischen Gewichtsgrenze kommt, ab der eine stationäre Behandlung (mit Zwangsernährung) unvermeidbar wird. Er achtet darauf, dass dem Kind kein körperlicher Schaden widerfährt.
• Die zwingend notwendige Psychotherapie liegt in der Hand eines Kinderpsychiaters oder -therapeuten. Der Psychotherapeut versucht, den magersüchtigen Patienten zu verstehen und ihm und seiner Familie zu einer besseren Selbstwahrnehmung und Konfliktlösung zu verhelfen.

Alle Beteiligten – der/die Jugendliche, die behandelnden Ärzte und Therapeuten und die Eltern – setzen eine schriftliche Behandlungsvereinbarung auf, in der alle Einzelheiten festgehalten werden, einschließlich der Gewichtsgrenze, ab der eine stationäre Behandlung erfolgt. Dieser Vertrag manipuliert und bevormundet niemanden, schützt aber den Patienten vor tödlichen Komplikationen. Er gibt den Rahmen vor, innerhalb dessen relativ gefahrlos ambulant behandelt werden kann.

In manchen Fällen liegen der Magersucht schwerwiegende emotionale oder familiäre Konflikte zugrunde, deren Klärung viel Zeit in Anspruch nimmt. Für Eltern ist die Situation sehr belastend. Sie müssen mehr oder weniger hilflos die lebensbedrohliche Selbstzerstörung ihres Kindes mitansehen. Manche werden wütend und aggressiv, andere hilflos und verzweifelt, wieder andere machen sich schwere Selbstvorwürfe oder suchen die Schuld beim Ehepartner. Die meisten Eltern durchleben all diese Gefühle, oft in Windeseile, mit immer neu

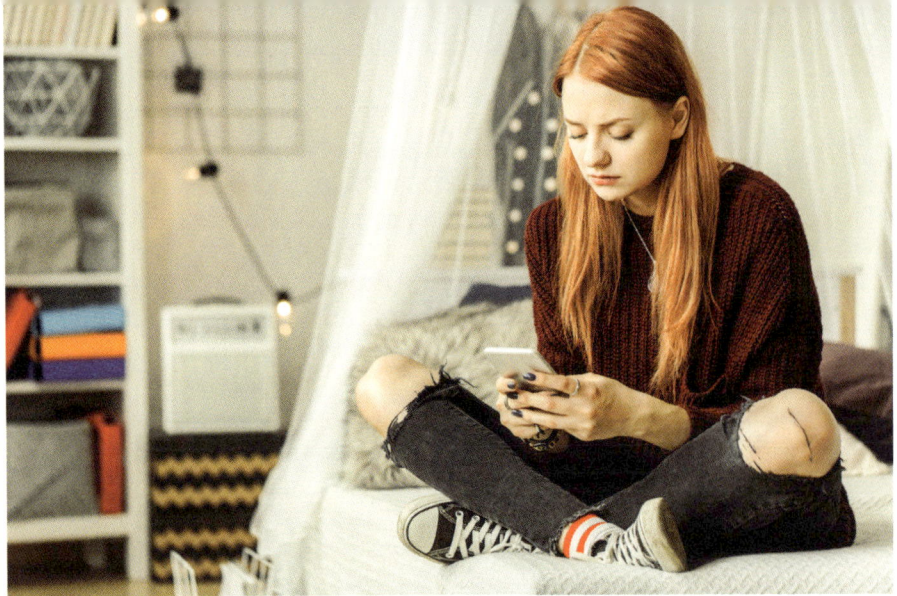

verteilten Rollen. Es ist daher wichtig, dass sie in die Behandlung der Magersucht eingebunden sind.

Computerspielsucht

Computerspielsucht ist eine ernstzunehmende Erkrankung, die behandelt werden muss. Etwa zwei von hundert Jugendlichen sind betroffen. Man stellt diese Diagnose, wenn mindestens fünf der folgenden neun Kriterien erfüllt sind:

- Übermäßige Beschäftigung mit Computer-/Onlinespielen
- Entzugserscheinungen wie schlechte Laune, wenn nicht gespielt wird
- Toleranzentwicklung: Das Kind hat das Bedürfnis, immer mehr Zeit mit dem Spiel zu verbringen.
- Kontrollverlust mit immer neuen Rückfällen
- Kein Interesse mehr an anderen Hobbys
- Fortgeführtes exzessives Computer-/ Onlinespielen trotz der Einsicht in die negativen Folgen
- Täuschung von Familienangehörigen in Bezug auf den Umfang des Spielens

- Nutzung der Spiele, um schlechter Stimmung zu entkommen
- Gefährdung oder Verlust einer wichtigen Beziehung oder der Arbeits- oder Ausbildungsstelle durch das Spielen

Die Behandlung ist schwierig, da die Betroffenen ausgesprochen unmotiviert sind. Zögern Sie nicht, einen Kinder- und Jugendpsychiater aufzusuchen.

»Null Bock« – Schulverweigerung

Abgesehen von schweren Krankheiten ist es wohl das Schwierigste, was Eltern und Lehrern widerfahren kann: Wenn sich ihre Kinder bzw. ihre Schüler zu langweiligen und gelangweilten Jugendlichen entwickeln, die keine Interessen verfolgen und stumpf in den Tag hineinleben. Aus dieser Sackgasse herauszukommen ist oft schwierig. Damit die Kinder wieder Freude an der Schule finden und Langeweile besiegen, empfehlen wir die Ordnungstherapie (s. S. 32ff.). Sie folgt dem Prinzip: »Das Richtige zur richtigen Zeit tun« und hat sich schon vielfach bei Null-Bock-Haltung bewährt.

Pubertät – Eine Zeit des Wandels

Die Pubertät stellt alles auf den Kopf. Der Körper bildet nun verstärkt Sexualhormone, die dafür sorgen, dass die Kinder einen Schuss in die Höhe machen und die Geschlechtsorgane ausreifen. Diese Entwicklungen verunsichern, und zwar nicht nur die Kinder, sondern auch ihre Eltern. Die Klagen über Jugendliche sind uralt und fast immer ähnlich im Tonfall. »Sie widersprechen ihren Eltern, schwadronieren in der Gesellschaft, verschlingen bei Tisch die Süßspeisen, legen die Beine übereinander und tyrannisieren ihre Lehrer«, schrieb schon der griechische Philosoph Sokrates 500 Jahre vor Christus.

Die Welt, in die wir unsere Jugendlichen entlassen, ist unruhig. Wen wundern da unruhige Jugendliche, über die ein Hormonsturm hereinbricht und die sich überall neu zurechtfinden müssen: in der Schule, unter Gleichaltrigen, in den diversen sozialen Netzwerken? Fast überall herrscht Konformitätsdruck. Die Jugendlichen müssen sich behaupten, ihre Rollen finden. Ständig wird verglichen: das Outfit, der Busen, das Smartphone, welche Partys man besucht und wen man dort kennenlernt. Wer mithalten möchte, muss sich anstrengen. Gerade in dieser Umbruchphase ist es wichtig, dass wir Eltern Verständnis zeigen, aber uns auch eindeutig erklären.

Der jugendlichen Selbstüberschätzung und einer erhöhten Selbstwahrnehmung stehen mangelnde Empathie und extreme Empfindlichkeit gegenüber. Stimmungsschwankungen und Schwarz-Weiß-Denken gehören zu dieser Lebensphase dazu. Man weiß heute, dass es in der Pubertät zu deutlichen Umbauprozessen im Gehirn kommt. Zu Beginn werden viele Lerninhalte gelöscht, das Gehirn verliert bis zu zehn Prozent seines Gewichts. Betroffen ist vor allem die weiße Substanz, die beim Lernen neuer Inhalte, aber auch für die Sozialkompetenz eine wichtige Rolle spielt. Über den biologischen Sinn dieses Abbauprozesses können wir nur spekulieren. Wahrscheinlich erleichtert er die Anpassung an neue Lebensbedingungen, sobald Heranwachsende ihr vertrautes Umfeld verlassen. Der Abbau ist im Übrigen reversibel, das ursprüngliche Hirngewicht wird rasch wieder erreicht. Das Besondere aber ist, dass zunächst die belohnenden Hirnzentren wieder aufgebaut werden, die kontrollierenden Zentren des Frontalhirns kommen etwas später dran. Das erklärt, weshalb pubertierende Jugendliche jeden Unsinn machen – und das auch noch gut finden.

»Ich werde die Formulierung nie vergessen, mit der eine meiner Töchter ihre Pubertät beschrieben hat: ›Papa, ich fühl´ mich wie in einem Auto, in dem Bremsen, Gaspedal und Lenkrad nicht funktionieren, das aber mit einer irren Geschwindigkeit dahinrast!‹«

Walter Dorsch

Entwicklungsbiologisch betrachtet ist diese Entwicklung sinnvoll! Stellen Sie sich vor, unsere Vorfahren hätten immer getreu das nachgeahmt, was ihnen ihre Eltern vorgemacht haben. Wir säßen immer noch auf den Bäumen.

Aber was können Eltern tun, wenn sie die eine oder andere Entwicklung für gar nicht gut halten? Der einzig vernünftige Rat lautet: Linie halten und Geduld haben. Die Kinder suchen nach Orientierung. Wir Eltern können sie dabei unterstützen, ihren eigenen Weg zu finden – viel mehr aber nicht, wenn wir wollen, dass aus ihnen selbstständige und verantwortungsvolle Erwachsene werden.

Die **körperlichen Veränderungen** beginnen zu sehr unterschiedlichen Zeitpunkten: Bei Mädchen geht es meist rund um das neunte Lebensjahr los, bei Jungen mit etwa elf Jahren. Zu den größten Sorgen der Jugendlichen gehört, ob sie sich »normal« entwickeln: Sie wollen nicht zu groß und nicht zu klein sein, der Busen darf nicht zu früh und nicht zu spät wachsen, die Regel soll nicht früher als bei den anderen einsetzen. Normal ist aber, dass sich Mädchen und Jungen ganz individuell entwickeln – die einen früher, die anderen später. Sind aber mit 13 oder 14 Jahren noch keine typischen Pubertäts-

merkmale sichtbar, sollten Sie mit Ihrem Arzt sprechen. Falls eine Hormonstörung vorliegt, kann er noch rechtzeitig helfen.

Mit Beginn der Pubertät fällt es Kindern schwerer, Fremden – auch dem Kinderarzt – den eigenen Körper und vor allem die Geschlechtsorgane zu zeigen. Eine Untersuchung kann aber nötig sein, wenn zum Beispiel der Genitalbereich gerötet ist, die kleinen Schamlippen zusammenkleben, vermehrter vaginaler Ausfluss auftritt oder die sexuelle Entwicklung gestört ist.

Menarche – Die erste Regel

Die erste Regelblutung tritt in aller Regel zwischen dem 10. und dem 16. Lebensjahr ein. Die Spanne ist groß, das kann Mädchen sehr verunsichern. Für die einen kommt sie zu früh, für die anderen zu spät. Und immer schwingt die Angst mit, plötzlich überrascht zu werden und in eine peinliche Situation zu geraten. Die erste Blutung kündigt sich meist durch einen weißlichen Ausfluss (»Weißfluss«) an, der durch eine Umstellung der Hormone verursacht wird. Das ist ein natürlicher Vorgang. Die Mädchen bemerken weiße Spuren im Slip und haben vielleicht das Bedürfnis, ihn öfter zu wechseln oder eine Slipeinlage zu verwenden. Setzt die Regelblutung ein, ist sie anfangs noch unregelmäßig. Es kann zwei

---

Mehr Erfahren

Informationen zu Pubertät und Sexualität

Die Bundeszentrale für gesundheitliche Aufklärung hat verschiedene Broschüren zur Pubertät und Sexualaufklärung erstellt – für Eltern und Jugendliche: www.bzga.de – »Infomaterialien« – »Sexualaufklärung«. Auch der Verband pro familia informiert auf seiner Internetseite ausführlich über Sexualität und die Veränderungen in der Pubertät: www.profamilia.de.

bis drei Jahre dauern, bis sie sich einpendelt. Geben Sie Ihrer Tochter ein kleines Täschchen mit Binden oder Tampons in die Schule und zu Verabredungen mit, damit sie etwas zur Hand hat, falls die Regelblutung überraschend einsetzt.

Mädchen müssen unbedingt wissen, dass eine Woche bis zehn Tage vor der Blutung der Eisprung stattfindet und sie in dieser Zeit schwanger werden können. Das gilt auch schon vor der ersten Periode!

Ausbleibende Monatsblutung

Hat die Regelblutung auch im 16. Lebensjahr noch nicht eingesetzt, sollte eine Frauenärztin oder ein Frauenarzt nach den Ursachen suchen. Starkes Untergewicht und genetische Besonderheiten sind mögliche Gründe für diese sogenannte primäre Amenorrhoe. Eine sekundäre Amenorrhoe liegt vor, wenn die Regelblutung schon eingesetzt hat, dann aber länger als sechs Monate ausbleibt. Hormonelle Störungen, Stoffwechselerkrankungen, Schilddrüsenfunktionsstörungen, aber auch psychische Belastung, Gewichtsabnahme und Leistungssport können dafür verantwortlich sein.

Zyklusstörungen

Ein unregelmäßiger Zyklus ist anfangs normal. Spätestens drei Jahre nach der Menarche sollte sich der Zyklus aber einpendeln. Bleibt er unregelmäßig, ist es sinnvoll, einen Arzt aufzusuchen und die Ursachen abzuklären.

Schmerzen während der Regelblutung

Krämpfe im Unterbauch, Kopfschmerzen, aber auch Übelkeit, Müdigkeit oder Durchfall sind typische Regelbeschwerden. Betroffene Mädchen sind in ihrem Alltag stark einschränkt. Sie können nicht zum Sport gehen, manchmal schaffen sie es nicht einmal zur Schule. Leidet ein Mädchen während ihrer Regel unter starken Schmerzen, sollte ein Arzt mögliche organische Ursachen wie eine Endometriose in Betracht ziehen. Bei dieser Erkrankung siedelt Gewebe außerhalb der Gebärmutter an. Zur Behandlung der Beschwerden werden Schmerzmittel eingesetzt. Hormonelle Verhütungsmittel wie die Pille oder ein Hormonring können das Wachstum der Endometriose-Herde bremsen.

Zu starke Regelblutung

Frauen verlieren im Normalfall während der Regelblutung 60 Milliliter Blut, was ungefähr eineinhalb Schnapsgläsern entspricht. Sie müssen etwa alle vier Stunden ihre Binden oder Tampons wechseln. Etwa 10 von 100 Frauen leiden unter einer zu starken Regel, einer sogenannten Hypermenorrhoe. Sie haben manchmal das Gefühl, regelrecht auszulaufen. Wenn ein Mädchen ihre Binden oder Tampons regelmäßig schon nach ein oder zwei Stunden wechseln muss, sich während der Regel schnell schwach und müde fühlt oder das Blut viele dicke Blutklumpen enthält, spricht das für eine starke Regelblutung. Eine häufige Ursache ist, dass sich die Gebärmutter nicht richtig zusammenziehen kann, zum Beispiel weil gutartige Geschwulste wie Myome stören. Auch Hormon- und Blutgerinnungsstörungen und andere medizinische Probleme können zu starken Regelblutungen führen. Betroffene sollten einen Frauenarzt oder eine Frauenärztin aufsuchen.

Immer schwach und müde?

Der erste Besuch beim Frauenarzt oder der Frauenärztin

Meistens ergibt sich im Laufe der Pubertät ein Anlass für eine Untersuchung bei einer Gynäkologin oder einem Gynäkologen. Viele Frauenarztpraxen bieten sogenannte Mädchensprechstunden an, bei denen sie sich vorstellen, und die Mädchen Fragen stellen können. Die Arbeitsgemeinschaft Kinder- und Jugendgynäkologie hat sich auf die Betreuung von kleinen und heranwachsenden Mädchen spezialisiert: www.kindergynaekologie.de/arztsuche/. Der Verband pro familia erklärt im Internet alles Wichtige zum ersten Frauenarztbesuch: www.profamilia.de, »Frauenarzt« in die Suche eingeben.

Das prämenstruelle Syndrom: Wenn die Hormone verrücktspielen

Viele Mädchen und Frauen fühlen sich in den Tagen vor der Regel unwohl. Sie sind schneller gereizt oder weinerlich, antriebslos und müde, die Brüste spannen oder sie fühlen sich aufgeschwemmt. Die Beschwerden werden durch den Wechsel zwischen Östrogenen (vor dem Eisprung) und Gestagenen (nach dem Eisprung) hervorgerufen und als prämenstruelles Syndrom bezeichnet. Das körperliche und seelische Durcheinander endet mit dem Einsetzen der Menstruation und wiederholt sich regelmäßig. Hausmittel können einzelne Beschwerden wie Rückenschmerzen (s. S. 155ff.) und Kopfschmerzen (s. S. 162ff.) lindern. In der Erwachsenen-Medizin werden Mönchspfeffer und Johanniskraut angewandt, in der Kinderheilkunde allerdings nicht. Entspannungstechniken wie die progressive Muskelentspannung, autogenes Training, Yoga und Bäder mit Lavendel, Rosenholz oder Melisse können entspannend sein. Wärme auf dem Unterbauch oder im Rücken hilft gegen die Schmerzen, auch Saunagänge können guttun. Bei sehr schweren Beschwerden sollten sich Mädchen an ihren Frauenarzt wenden.

Veränderungen bei Jungen

Manchmal bekommen auch Jungen zu Beginn der Pubertät einen kleinen Brustansatz. Das mag für sie verstörend wirken, ist aber harmlos und bildet sich von alleine zurück. Trotzdem können Jungen darunter leiden, vor allem,

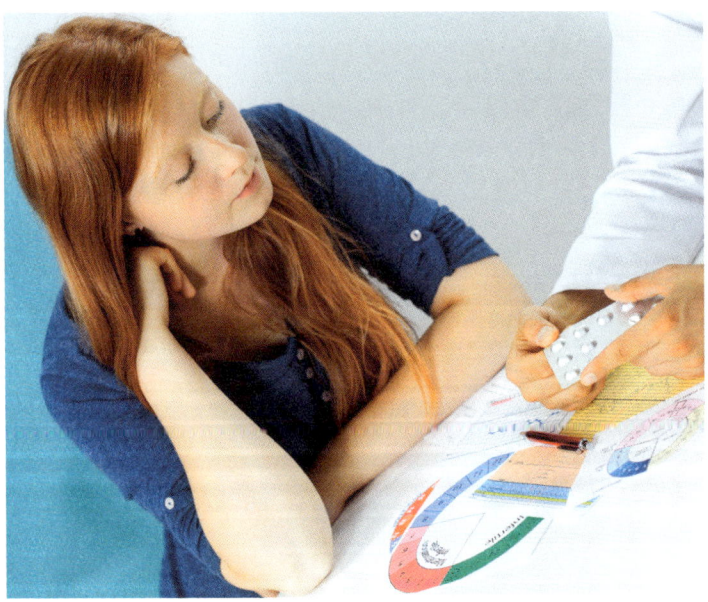

weil solche Besonderheiten oft Anlass für Hänseleien sind. Eine leichte Brustentwicklung ist aber nur ein Zeichen dafür, dass viele Hormone am Arbeiten sind. Besonderheiten an den Geschlechtsorganen wie ein ausbleibendes Wachstum der Hoden oder eine Verengung oder Verklebung der Vorhaut sollten rechtzeitig dem Kinderarzt oder Hausarzt gezeigt werden.

Die HPV-Impfung für Jungen und Mädchen

HPV ist die Abkürzung für Humane Papillomviren. Sie spielen bei der Entstehung von Gebärmutterhalskrebs eine wichtige Rolle. Die Impfung kann das Risiko für diese Krebserkrankung verringern. Bis heute sind etwa 200 verschiedene Typen von HP-Viren bekannt, etwa 40 können Infektionen von Haut- und Schleimhautzellen im Genitalbereich verursachen. Sie werden vor allem beim Geschlechtsverkehr übertragen. Die Impfung schützt vor den HP-Viren, die am häufigsten Gebärmutterhalskrebs auslösen.

HP-Viren sind sehr verbreitet. Schätzungen zufolge infizieren sich bis zu 90 Prozent aller sexuell aktiven Mädchen und Frauen. Deshalb empfiehlt die Ständige Impfkommission die HPV-Impfung für alle Mädchen und Jungen im Alter von 9 bis 14 Jahren vor dem ersten Geschlechtsverkehr. Die Krankenkassen übernehmen die Kosten.

Die Impfungen bieten aber keinen sicheren Schutz. Frauen ab 20 Jahren wird deshalb empfohlen, die regelmäßigen Früherkennungsuntersuchungen wahrzunehmen. Im Rahmen der Vorsorge können Gewebeveränderungen am Muttermund erkannt und anschließend entfernt werden, bevor sie sich möglicherweise zu Gebärmutterhalskrebs entwickeln.

Gesicherte Informationen zur HPV-Impfung stehen auf den Internetseiten www.gesundheitsinformation.de, www.impfen-info.de und www.medizin-transparent.at. Jeweils HPV-Impfung in die Suchmaske eingeben.

Sexueller Kindesmissbrauch

Sexueller Missbrauch ist ein sehr schwieriges Thema. Einerseits rückt es durch die Medien immer mehr ins Bewusstsein der Öffentlichkeit. Andererseits wissen die meisten Eltern nicht, wie sie reagieren sollen, wenn Kinder vom seltsamen Verhalten anderer Erwachsener berichten. »Das kann ich mir bei xy überhaupt nicht vorstellen!« ist eine ganz natürliche Reaktion. Doch sexueller Missbrauch kann in jedem Alter und in allen sozialen Schichten vorkommen. Oft sind die Betroffenen wiederholt Opfer. In Befragungen geben etwa 2,8 Prozent der Männer und 8,6 Prozent der Frauen zwischen 16 und 69 Jahren an, in ihrer Kindheit sexuelle Misshandlungen mit Körperkontakt erlebt zu haben. Das komplexe Thema erfordert Kompetenz und Einfühlungsvermögen. Hauptziel muss immer der Schutz des Opfers sein. Überstürztes Handeln und eine sofortige Anzeige bei der Polizei können für das Opfer katastrophale Folgen haben, was aber nicht heißt, dass Sie Hinweise abtun und einen konkreten Verdacht ignorieren dürfen.

Das »Hilfeportal Sexueller Missbrauch« (www.hilfeportal-missbrauch.de) informiert ausführlich darüber, wie Sie am besten vorgehen, und nennt Beratungsstellen in der Nähe. Über das Hilfetelefon sexueller Missbrauch 0800-22 55 530 bekommen Sie kostenfrei und anonym Hilfe. Das Online-Angebot www.save-me-online.de richtet sich gezielt an Jugendliche.

Atemwege und Herzkreislauf

Funktionelle Thoraxschmerzen

Funktionelle Thoraxschmerzen äußern sich durch plötzlich auftretende stechende Schmerzen überall am Brustkorb. Sie tauchen üblicherweise bei vollkommener körperlicher Ruhe auf und verschwinden, sobald sich der Jugendliche intensiver bewegt. Das unterscheidet sie von ernst zu nehmenden Schmerzen in der Herzgegend oder am Brustkorb. Meistens treten die Schmerzen nach längeren Sitzphasen in gekrümmter Haltung auf, etwa beim Spielen am Handy. Die flache Atmung führt dazu, dass Lungenbläschen miteinander verkleben. Sobald der Jugendliche tief einatmet, kommt es zu minimalen Verletzungen, die stechende Schmerzen auslösen können, aber harmlos sind und rasch abheilen. Die Schmerzen führen dazu, dass sich der Jugendliche schont, den Atem anhält und nicht mehr tief Luft holt. Dadurch wird alles noch schlimmer. Thoraxschmerzen können sehr unangenehm sein und werden deshalb häufig als bedrohlich empfunden. Sie sind aber harmlos.

Das hilft:
Immer wieder tief durchatmen. Die Schmerzen verschwinden sofort.

Hyperventilationstetanie

Hierbei handelt es sich um eine meist psychisch bedingte, übertrieben starke Atmung, die zu Muskelkrämpfen führt (Tetanie). Betroffen sind häufig Mädchen im Alter von zwölf bis vierzehn Jahren, die durch die Pubertät und die damit verbundenen Veränderungen verunsichert oder nach innen gekehrt sind. Aus oft nicht erkennbarem Anlass fangen sie plötzlich an, schneller zu atmen. Dadurch verliert der Körper zu viel Kohlendioxid, was zu einem Säureverlust führt. Der Calciumspiegel sinkt ab und es kommt zu Muskelkrämpfen vor allem in den Händen, die sich in der charakteristischen Pfötchenstellung äußern. Die Hände sind bei gestreckten Fingern nach innen geklappt. Die Krämpfe werden begleitet durch Angst und Unruhe, Schmerzen in der Herzgegend, ein pelziges Gefühl in den Händen, Durchblutungsstörungen mit starkem Kribbeln und Stechen in Händen und Füßen, Sehstörungen, Kopfschmerzen, Schwindel und Benommenheit bis hin zu schwerer Atemnot, die in Todesangst münden kann. Im weiteren Verlauf kann es zu Lähmungen und Bewusstseinsstörungen kommen.

HINTERGRUND
Eine Fehldiagnose als Lebensretter

Während des Ersten Weltkriegs haben funktionelle Thoraxschmerzen vielen Soldaten das Leben gerettet, da sie von der Front in die Heimat zurückgeschickt wurden. Es betraf vor allem Landser, die tage- oder wochenlang geduckt in großer Angst in Schützengräben ausharren mussten. Die beschriebenen stichartigen Schmerzen wurden als Herzkrankheit gedeutet (»Soldatenherz«) – die armen Kerle durften nach Hause.

Das hilft:
Der Säureverlust lässt sich durch die Rückatmung der ausgeatmeten Luft ausgleichen.

So funktioniert es:
Dem betroffenen Jugendlichen eine Plastiktüte vor das Gesicht halten, darin die ausgeatmete Luft sammeln und diese wieder einatmen lassen. So klingen die Beschwerden nach kurzer Zeit ab.

Mit dieser einfachen Behandlung bekommt man den akuten Anfall gut in den Griff, sie beseitigt aber nicht die tiefer liegenden Ursachen. Hier ist mehr Geduld gefragt. Auf keinen Fall sollte man die Hyperventilationstetanie als Spinnerei abtun. Man hilft den Betroffenen wenig, wenn man ihnen sagt, dass die Störung relativ harmlos und leicht zu behandeln ist. Sie fühlen sich dadurch nicht ernst genommen und es wird sicher wieder zu einem Anfall kommen. Andererseits sollte das Problem auch nicht zu sehr vertieft werden, nicht jedes hyperventilierende Mädchen muss zum Psychotherapeuten. Oft reicht es, den Betroffenen ein wenig ihrer inneren Unsicherheit zu nehmen, sie über das normale Auf und Ab von Beziehungen aufzuklären oder ihnen einfach nur Mut zu machen. Eine Atemtherapie kann helfen, das Vertrauen in den eigenen Körper wiederzuerlangen. Mit einfachen Atemübungen (s. S. 95 f.) gelingt es, einen drohenden Hyperventilationsanfall frühzeitig abzubrechen.

Bewegung schützt vor Schwindel.

Orthostatische Regulationstörung

Betroffen sind meist hoch aufgeschossene, eher schmächtige Jugendliche mit niedrigem Blutdruck: Nach längerem Stehen wird ihnen schwarz vor Augen, können sie sich dann nicht sofort hinsetzen oder hinlegen, wird ihnen schwindlig, manche werden ohnmächtig und fallen um.

Das hilft:
Die Schwindelanfälle bekommt man nur durch ein konsequentes Kreislauf-Training in den Griff. Zur Behandlung eignen sich fast ausschließlich Kneipp'sche Techniken (s. S. 28ff.).

So funktioniert es:
• Morgens im Bett auf den Rücken legen, Beine anheben und ganz schnell Radfahren.
• Auf die Bettkante setzen, 20-mal tief ein- und ausatmen und dabei die Arme kräftig bewegen (zum Beispiel kreisen lassen).
• Aufstehen und 10 bis 20 Kniebeugen machen.
• In der Dusche erst warm duschen, dann fünf Liter kaltes Wasser über Brust und Rücken laufen lassen. Kopf und Haare auslassen. Den Vorgang mindestens fünfmal wiederholen. Mit einem kalten Guss aufhören.
• Ein ansteigend heißes Fußbad nehmen (s. S. 31).
• Gesund und ausgiebig frühstücken und immer ein Pausenbrot und reichlich zuckerfreie Getränke mit in die Schule nehmen.

Sport und viel frische Luft verhindern die Schwindelanfälle. Die orthostatische Regulationsstörung ist eine klassische Stubenhocker-Krankheit.

Magen-Darm-Erkrankungen

Unspezifische Oberbauch-beschwerden

Hinter diesem Begriff verbergen sich verschiedene Symptome: wandernde Schmerzen im Oberbauch, Magenkrämpfe, Völlegefühl, Appetitlosigkeit und Übelkeit mit gelegentlichem Erbrechen. Eine spezifische Ursache gibt es nicht.

Das hilft:
Tee aus Pfefferminz- und Melissenblättern, Enzianwurzel, Kümmel- und Fenchelfrüchten.

Bei Oberbauchschmerzen und Appetitlosigkeit

Rezept:

Melissenblätter	30 g
Süßholzwurzel	30 g
Ingwerwurzelstock	20 g
Pfefferminzblätter	20 g

Zubereitung:
1 gehäuften TL bis 1 EL der Mischung mit 200 ml Wasser siedendem Wasser übergießen, 15 Minuten ziehen lassen, abseihen. Je nach Bedarf drei bis fünf Tassen am Tag trinken.

Bei Bauchschmerzen, Blähungen und Appetitlosigkeit

Rezept:

Enzianwurzelstock	40 g
Kümmelfrüchte (angestoßen)	40 g
Melissenblätter	20 g
Fenchelfrüchte	20 g

Zubereitung:
1 TL bis 1 EL der Mischung mit 200 ml Wasser siedendem Wasser übergießen, 15 Minuten ziehen lassen, abseihen, drei Tassen täglich vor dem Essen trinken.

Das hilft:
Fertigarznei Iberogast

Schluckstörungen

Der Transport von Speisen und Getränken kann an vielen Orten des Magen-Darm-Trakts gestört sein. Bei einer sogenannten funktionellen Entleerungsstörung der Speiseröhre wird der Speisebrei nicht richtig in den Magen transportiert. Der Grund ist eine Fehlfunktion der Speiseröhre. Betroffene Jugendliche müssen würgen und oft auch erbrechen. Diese

HINTERGRUND

Iberogast

Das Fertigarzneimittel ist eine Mischung aus neun verschiedenen Kräutern, darunter auch Schöllkraut, das giftige Alkaloide enthält. In der Herstellung des Arzneimittels werden die Alkaloide aber weitgehend beseitigt. Iberogast ist ab drei Jahren zugelassen. Es wird bei Völlegefühl, Blähungen, Magenschmerzen und Reizmagen eingesetzt. Das Fertigarzneimittel enthält Alkohol, allerdings ist die Konzentration gering. Die Einzeldosis für Erwachsene beträgt 20 Tropfen, das entspricht 0,24 g Alkohol. Zum Vergleich: Ein Glas mit 200 ml Apfelsaft oder eine Scheibe Roggenbrot enthalten 0,3 bis 0,4 Gramm Alkohol.

Symptome können auch anatomische oder allergische Ursachen haben. Der Arzt sollte den Jugendlichen gründlich untersuchen.

Das hilft:
Ingwersirup (s. S. 103).

Gefährliche Erkrankungen

Chronisch-entzündliche Darmerkrankungen

Chronisch-entzündliche Darmerkrankungen (CED) haben in den vergangenen 30 Jahren bei Kindern und Jugendlichen dramatisch zugenommen. Das gilt vor allem für den Morbus Crohn und die Colitis ulcerosa. CED äußern sich durch chronisch wiederkehrende Bauchschmerzen und oft massive, manchmal blutige Durchfälle. Die Entzündung der Darmschleimhaut und der Darmwände kann Geschwüre erzeugen. Bricht die Entzündung in den Bauchraum durch, kann es zu einer lebensgefährlichen Bauchfellentzündung kommen. Über die Ursachen dieser schweren und vielschichtigen Erkrankungen mit oft tückischem Verlauf weiß man noch wenig. Entsprechend schwierig ist die Behandlung, die in die Hände von Kinderärzten und Fachspezialisten, vor allem Kinder-Gastroenterologen (s. S. 107) gehört.

Risikofaktoren für die Entstehung der CED sind Rauchen, süße Getränke und Zucker, häufige Antibiotikagaben in der frühen Kindheit, Vitamin-D-Mangel, Fleischkonsum (vor allem wird ein Zusammenhang mit dem Verzehr von rotem Fleisch vermutet), Infektionen mit besonderen (»atypischen«) Erregern und schwierige soziale Verhältnisse. Die westliche Ernährung mit einem hohen Anteil an tierischen Fetten und Kohlenhydraten gilt als Risikofaktor, der Konsum von Früchten und Gemüse scheint schützende Effekte zu haben. Kontaktieren Sie unbedingt den Arzt, wenn Ihr Kind unter wiederkehrenden Bauchschmerzen und Durchfällen leidet.

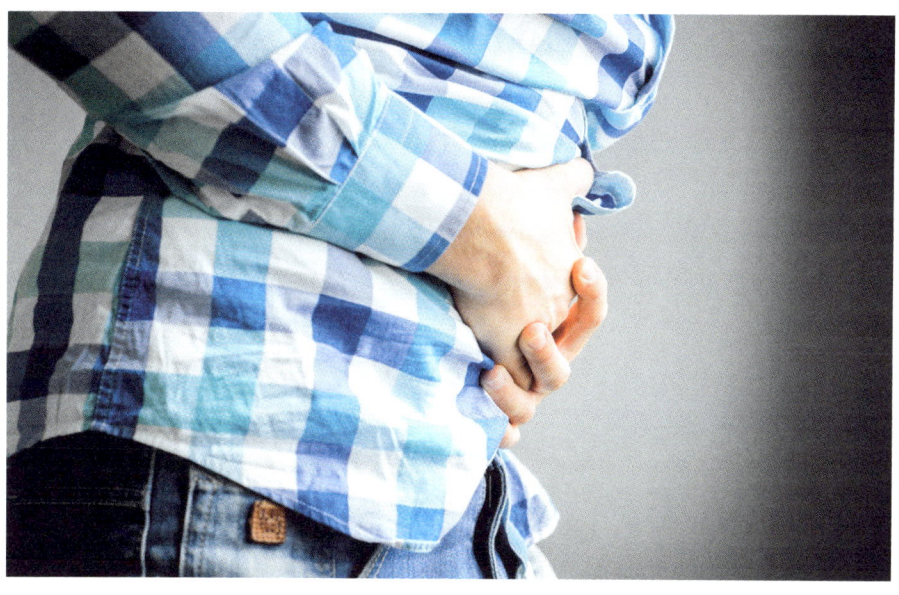

Hauterkrankungen

Akne

Fast alle Jugendlichen im Alter zwischen 13 und 20 Jahren leiden unter Akne. Bei 15 bis 20 Prozent ist sie mittelschwer bis schwer ausgeprägt: Hier treten zusätzlich zu Mitessern (Komedonen) auch Papeln (Knötchen) und Pusteln (Eiterbläschen) oder sogar Fisteln auf. Akne ist Folge der hormonellen Umstellung während der Pubertät. Der Körper bildet in dieser Zeit verstärkt Androgene, die unter anderem die Fettproduktion in der Haut anregen. Wenn sich nun am Ausgang der Talgdrüsen eine Hornschicht bildet, kann der Talg nicht mehr richtig abfließen, er sammelt sich, wird dickflüssig und zum Mitesser. Mitesser sind anfangs weißlich-gelb, verfärben sich aber rasch durch Oxidation und werden schwarz. In dieser Phase können geübte medizinische Kosmetikerinnen den Talgpfropf noch entfernen. Wenn man selbst daran herumdrückt, entzündet er sich leicht. Typisches Zeichen dafür ist eine den Mitesser umgebende Rötung. Deshalb: Hände weg, so schwer es fällt.

Mit Anfang 20 verbessert sich die Haut oft deutlich. Doch bis dahin können quälende Jahre vergehen und Narben entstehen. Viele Jugendliche leiden enorm unter der Akne, dabei lässt sie sich in aller Regel gut behandeln.

Akne hat nichts mit fehlender Reinlichkeit zu tun – im Gegenteil. Wer sein Gesicht ständig mit herkömmlicher Seife wäscht oder vermeintliche Haushaltmittel wie Zahnpasta aufträgt, macht die Sache nur schlimmer.

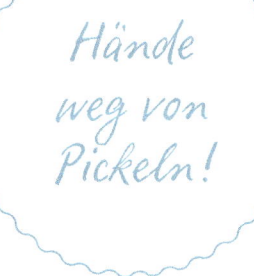

Hände weg von Pickeln!

Das hilft:
Sanfte Gesichtsreinigung und -pflege

So funktioniert es:
- Das Gesicht morgens und abends mit einer Waschlotion (Syndet) wie Dermowas, Hydroderm oder Effaclair und handwarmem Wasser waschen. Sanft abtrocknen.
- Einen Wattebausch mit einer alkoholischen Lösung benetzen und damit die befallenen Areale betupfen.

Alkoholische Lösung zur Hautreinigung der Akne
Rezept:

Chlorhexidin	1 ml
Isopropanol	30–50 ml
Ger. Wasser ad*	100 ml

(* mit gereinigtem Wasser auffüllen bis)

- Gelegentlich sanfte Peelings anwenden, um Schmutz, überschüssige Fette, abgestorbene Hautschuppen und Schweiß zu entfernen. Kein Rubbelpeeling verwenden.
- Zur Pflege eignen sich leichte Öl-in-Wasser-Emulsionen oder Hydrogele, die Feuchtigkeit speichern. Fettende Cremes verstopfen hingegen die Poren.

Die Behandlung
Ärzte setzen bei der Behandlung auf ein Stufenkonzept: Je nach Schwere der Akne behandeln sie zuerst mit

topischen Retinoiden wie Tretinoin oder Adapalen, die als Creme, Gel oder Lösung aufgetragen werden. Diese Mittel verkleinern die Talgdrüsen, reduzieren die Talgproduktion und wirken entzündungshemmend. Oft verbessert sich die Haut schon innerhalb weniger Wochen sichtbar. Bleibt der Erfolg aus, setzen Ärzte Mischpräparate mit Benzoylperoxid (trocknet fettige Haut aus und tötet Entzündungskeime ab) oder Antibiotika ein. Erst in der nächsten Stufe werden Mittel zum Einnehmen verschrieben. Wichtig zu wissen: Retinoide zur oralen Einnahme können ein ungeborenes Kind schädigen und dürfen nur bei sicherer Verhütung angewendet werden.

Zur Therapie gehört auch der regelmäßige Besuch bei einer medizinischen Kosmetikerin. Sie reinigt die Haut professionell und kann Mitesser und Pickel sicher entfernen. Wer selbst an den Pickeln herumdrückt, riskiert Narben. Beim Ausdrücken kann nämlich Eiter in tiefere Hautschichten gelangen und noch stärkere Entzündungen verursachen.

Muttermale

Muttermale sind an sich harmlos. Allerdings kann sich aus ihnen ein bösartiger Hauttumor (Melanom) entwickeln. Deshalb sollten Muttermale regelmäßig kontrolliert werden.

Alarmzeichen sind:
• eine plötzliche Änderung der Farbe,
• das Auftreten von Knötchen,
• Juckreiz,
• Blutungen,
• das Gefühl, einen Fremdkörper auf der Haut zu haben.

Gehen Sie bei einem Verdacht zum (Kinder)-Dermatologen und lassen Sie die Muttermale mithilfe eines Auflichtmikroskops untersuchen.

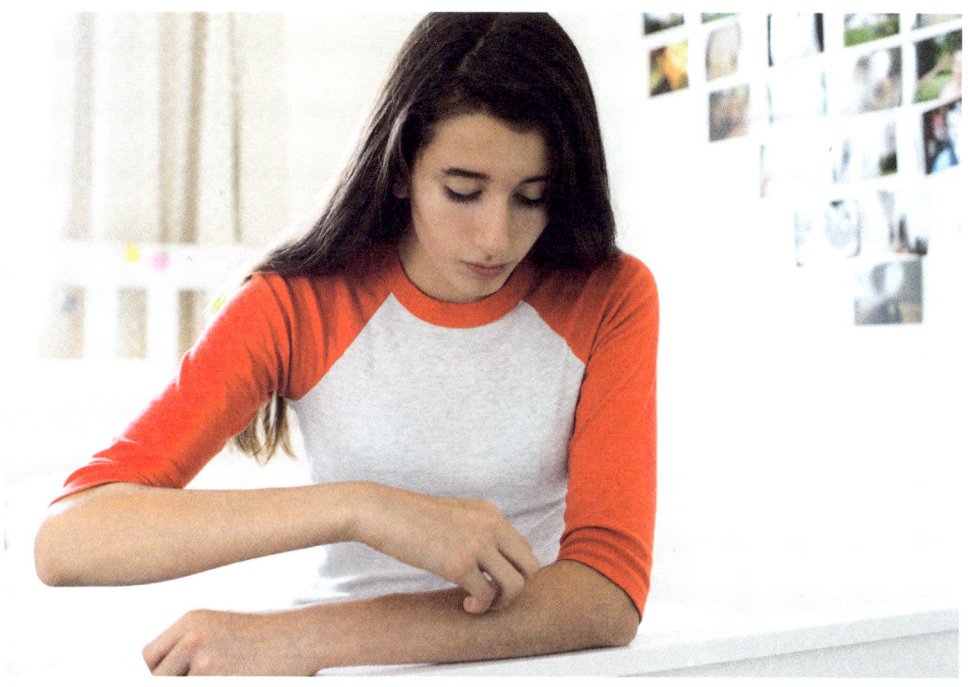

Seborrhoisches Ekzem

Die Erkrankung beginnt nach der Pubertät und erreicht in den frühen Erwachsenen-jahren ihren Höhepunkt. Man sieht fein-schuppende rötliche Hautveränderungen, oft schmetterlingsförmig im Gesicht und in den Vertiefungen des Brustbeins und der Brust- und Lendenwirbelsäule. Die Ursachen sind nicht bekannt. Ein Hefepilz scheint eine bedeutende Rolle zu spielen.

Das hilft:
• Während der akuten Erkrankung auf jede Art fettende Creme oder Pflegecreme verzichten. Wasserhaltige Lotionen oder Cremes können verwendet werden, zum Beispiel Unguentum emulsificans aquo-sum (Hydrophile Salbe DAB).
• Da ein Hefepilz die Erkrankung mit verursacht, kann ein Antimykotikum (Anti-Pilz-Mittel) wie Ketoconazol Creme 2 % Linderung schaffen.
• Am behaarten Kopf werden ketoconazol-haltige Lösungen oder Shampoos einge-setzt.

Bewährt hat sich auch Kristallviolett: Methylrosanilinchlorid-Lösung 0,1 % bis 0,3 % (s. S. 111). Da die Tinktur färbt, wird sie meist nur an versteckten Körperstellen verwendet. Zur Pflege empfiehlt sich eine fettarme Borretschsamenöl-Creme:

Rezept:

Borretschsamenöl	10 g
Hydrophile Basiscreme DAB	90 g

So funktioniert es:
Die betroffenen Hautstellen mit Kristall-violett-Lösung einpinseln. Erst wieder-holen, wenn die Farbe verschwunden ist. Die Pflegecreme mehrfach täglich dünn auftragen.

Röschenflechte – Pityriasis rosea

Die Röschenflechte ist eine gutartige, innerhalb weniger Wochen spontan ab-heilende oberflächliche Hauterkrankung, die meistens am Oberkörper auftritt. Die einzelnen Läsionen oder Krankheitsherde sind oval geformt, zartrosa und können bis zu sechs Zentimeter lang und zwei bis drei Zentimeter breit werden. Sie sind an-geordnet wie die Zweige eines Weihnachts-baums. Es gibt verschiedene Krankheits-bilder, mit denen man die Röschenflechte verwechseln kann. Deshalb sollte der Arzt einen Blick darauf werfen.

Das hilft:
• Schonung der Haut: Der Teenager sollte auf intensive Seife oder Duschgels ver-zichten und weder baden noch lange duschen. Wolle und andere kratzenden Textilien sollte man meiden.

Pityriasis versicolor

Die Kleienpilzflechte ist eine harmlose Pilzerkrankung der Haut, die ausschließ-lich die oberen Hautschichten betrifft. Auslöser sind Hefepilze, die zur natür-lichen Hautflora gehören, sich aber unter bestimmten Voraussetzungen, zum Beispiel bei starkem Schwitzen, intensiv vermeh-ren. Bevorzugt werden die Vertiefungen des Brustbeins und die Brust- und Lenden-wirbelsäule befallen — sie bilden die soge-nannte Schweißrinne des Oberkörpers. Das Pilzgeflecht wirkt wie ein UV-Filter: Die befallene Haut bleibt heller als die gesunde. Manchmal bildet der Pilz auch eigene Pig-mente mit rötlich braunen Flecken. Die Krankheit ist nicht ansteckend.

Das hilft:
Antipilzmittel mit dem Wirkstoff Keto-conazol, lokal angewendet

Erkrankungen des Bewegungsapparats

Haltungsschwäche, Haltungsschäden, Rundrücken

Haltungsschwäche und Rückenschmerzen treten bei Jugendlichen noch häufiger auf als bei Schulkindern. Auf die Ursachen und Behandlungsmöglichkeiten gehen wir dort ein (s. S. 155ff.). Elterliche Ermahnungen wie »Halte dich gerade!« oder »Du stehst herum wie ein Fragezeichen!« prallen oft an Jugendlichen ab. Wir haben zehn Übungen zusammengestellt, die helfen, den Rücken zu stärken.

Rückenfit-Workout für Teenager
Wenn du oft Rückenschmerzen hast, solltest du auf deine Haltung achten und deine Muskulatur trainieren, damit sie deine Wirbelsäule ohne Schmerzen stützen und bewegen kann. Wir zeigen dir ein paar Übungen, die du ohne Weiteres zwischendurch zu Hause machen kannst. Übertreibe nicht! Die Übungen sollen Spaß machen, aber nicht wehtun. Vielleicht schaffst du morgen, was du heute noch nicht kannst. Hab Geduld! Wenn die Schmerzen nicht besser werden, dann gehe zu deinem Arzt. Sprich mit ihm, vielleicht kann er dir ein Rezept für Physiotherapie ausstellen.

1. Achte auf deine Haltung! Stell dich locker vor einen großen Spiegel, sodass du dich von oben bis unten sehen kannst. Schüttle Arme und Beine aus. Suche mit einer Hand die Stelle an deinem Kopf, die am weitesten nach oben ragt. Du fühlst dort einen dreieckigen Stern (wie den Mercedes-Stern), dort stoßen drei Schädelknochen aneinander. Lass beide Arme locker fallen und den Stern ganz allmählich zum Himmel wachsen. Achte dabei auf deine Hände: Wenn du alles richtig machst, deuten die Daumen automatisch nach vorne.
Zeit: Je 10 Sekunden halten.
Wiederholungen: 5–10

2. Entlaste deine Wirbelsäule! Dazu brauchst du eine Isomatte oder eine ähnliche, nicht zu weiche Unterlage. Gehe in den Vierfüßlerstand auf die Knie, wandere mit deinen Händen möglichst weit nach vorne und schiebe den Po nach hinten in Richtung deiner Füße. Bleibe in der maximal erreichten Streckstellung, bewege dabei das Becken leicht auf und ab.
Zeit: 1 Minute
Wiederholungen: 5

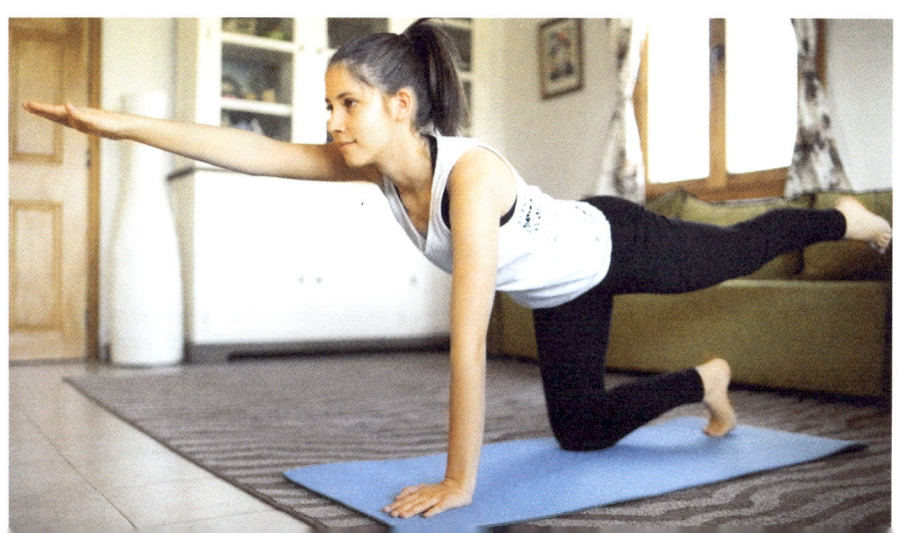

3. Stabilisiere deinen Rücken in Rückenlage! Lege dich auf den Rücken, die Arme liegen locker am Oberkörper mit den Handflächen nach oben, hebe die Beine senkrecht nach oben zur Decke (ohne die Knie durchzustrecken), beuge dein Kinn zur Brust. Achte darauf, dass die Lendenwirbelsäule immer auf der Unterlage bleibt. Das ist der Fall, wenn du die flache Hand nicht unter den unteren Rücken schieben kannst.
Zeit: Spannung 5–10 Sekunden halten.
Wiederholungen: 5

4. Stabilisiere deinen Rücken in Bauchlage! Lege dich auf den Bauch, die Arme liegen wieder am Oberkörper (die Handinnenflächen zeigen diesmal Richtung Boden), hebe den Kopf minimal an (nicht zur Seite drehen, die Nase zeigt nach unten), ziehe die Schulterblätter Richtung Wirbelsäule und die Schultern nach hinten. Stell dir vor, du müsstest ein Blatt zwischen den Schulterblättern einklemmen. Hebe die Arme leicht an. Du ähnelst einem Fallschirmspringer in der Luft, nur bleiben die Beine auf dem Boden liegen.
Zeit: Spannung 5–10 Sekunden halten.
Wiederholungen: 5

5. Strecke deine Wirbelsäule im aufrechten Sitz! Setze dich locker und aufrecht auf einen Hocker, 20 cm mittig vor deiner Zimmertür, strecke beide Arme zu den Seiten aus und wandere mit den Händen seitlich an den Türrahmen nach oben. Wenn du an den höchsten erreichbaren Punkt gelangst, halte dich mit den Händen fest und ziehe im Sitzen deinen Oberkörper hoch.
Zeit: 10 Sekunden halten.
Wiederholungen: 5

6. Stabilisiere deine Wirbelsäule im aufrechten Sitzen! Setze dich locker und aufrecht auf einen Hocker, 20 Zentimeter mittig vor deine Zimmertür, strecke beide Arme zu den Seiten aus und wandere mit den Händen seitlich an den Türrahmen nach oben. Wenn du an den höchsten erreichbaren Punkt gelangst, halte dich mit den Händen fest und ziehe im Sitzen deinen Oberkörper nach oben. Bleibe so gerade sitzen, halte die erreichte Körperspannung aufrecht, löse die Hände vom Türrahmen und bewege deinen Oberkörper zehnmal seitlich wie ein Pendel leicht hin und her.
Wiederholungen: 5

7. Bewege dich wie eine Eidechse!
Lege dich auf dem Bett oder einer Isomatte flach auf den Bauch, den Kopf seitlich, die Arme angewinkelt locker neben den Kopf, Handflächen nach unten, die Beine leicht angewinkelt. Schau nach rechts, zieh dein rechtes Bein an (bleib aber möglichst flach auf dem Bauch liegen!) und versuche, den rechten Ellbogen in die Nähe des rechten Knies zu bringen (nicht mit Gewalt!). Halte die Position mehrere Sekunden lang, dann wechsle die Seite.
Wiederholungen: 10

8. Stärke deine Rückenmuskulatur in Seitenlage! Du brauchst wieder eine feste Unterlage. Lege dich seitlich bequem hin, strecke den unten liegenden Arm nach oben aus, in Verlängerung deiner Wirbelsäule. Setze die Hand des oberen Arms vor der Brust auf die Unterlage und stütze dich damit ab. Beuge die Hüfte und beide Knie.

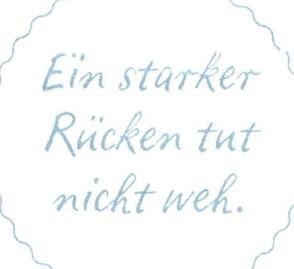

Ein starker Rücken tut nicht weh.

- Hebe das obere Knie an und lass dabei die Ferse locker auf dem unteren Bein liegen. Wiederholungen: 10
- Lass das Knie liegen und hebe nur die Ferse an. Wiederholungen: 10
- Hebe die Ferse und halte dabei das obere Bein gestreckt. Wiederholungen: 10
- Wechsle die Seite.

9. Kräftige deine Wirbelsäule im Fersensitz! Setze dich etwa zehn Zentimeter vor einer glatten Wand oder einer geschlossenen Tür auf deine Fersen. Wenn das zu unbequem ist, kannst du ein Kissen zwischen Ferse und Po legen. Schau mit dem Gesicht zur Wand, strecke dich, lege beide Hände auf die Wandfläche und wandere mit ihnen nach oben, so weit es geht. Hebe sie dann ein wenig von der Wand oder Tür ab, bleibe in der Spannung und der aufrechten Haltung. Achte darauf, dass kein Hohlkreuz entsteht. Zeit: 5–10 Sekunden halten. Wiederholungen: 5

10. Halte die Balance im Vierfüßlerstand. Geh in den Vierfüßlerstand, strecke das rechte Bein und den linken Arm weit aus, halte die Balance. Setze Arm und Bein ab, pausiere kurz, dann wechsle die Seite. Zeit: je Seite 10 Sekunden halten.

Die folgenden sieben Tipps helfen, den Rücken im Alltag zu schonen:

Sieben Regeln zum Schutz des Rückens

1. Halte Dich gerade, hebe den Brustkorb locker an, strecke den Nacken, lass den Kopf nach oben wachsen (s. S. 179, Übung 1), nimm die Schultern locker zurück, vermeide, irgendwo lange herumzustehen, gehe zwischendurch ein paar Schritte, wechsle immer wieder die Beine.

2. Sitze aufrecht, hebe den Brustkorb locker an, strecke den Hals, indem du deinen Kopf zum Himmel wachsen lässt (s. S. 179, Übung 1), stütze den Oberkörper mit dem Stuhl ab, setze beide Füße breitbeinig auf den Boden. Vermeide langes starres Sitzen, stehe immer wieder zwischendurch auf und wechsle die Sitzposition: Stell die Stuhllehne nach vorne, sitze auf einem Gymnastikball etc.

3. Vermeide nach Möglichkeit, dich zu bücken, um etwas aufzuheben. Gehe stattdessen in die Hocke, vor allem beim Heben von (schweren) Gegenständen!

4. Sei kein falscher Held. Schwere Gegenstände alleine zu heben ist keine Heldentat, sondern Dummheit.

5. Wenn Du schwere Gegenstände tragen musst, dann halte sie nah am Körper, um die Last besser zu verteilen.

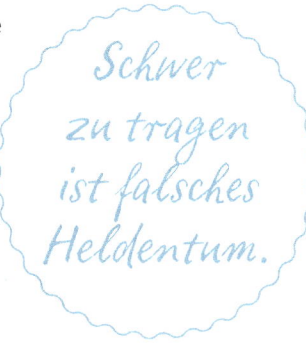

Schwer zu tragen ist falsches Heldentum.

6. Beweg dich, beweg dich, beweg dich! Aber vermeide Sport mit ruckartigen Stoß- und Drehbewegungen, also Bodybuilding, Gewichtheben, Tennis, Trampolinspringen oder freies Reiten! Gut sind Inlineskaten, Rollschuhfahren, Schlittschuh- oder Skilanglauf, Radfahren, Schwimmen (insbesondere Rücken- und Kraulschwimmen), Wassersportübungen, Yoga und Joggen (möglichst auf Waldböden, auf gute Schuhe achten). Auch Klettern ist super.

7. Trainiere täglich die Rückenmuskeln. Es müssen nicht immer alle zehn Übungen auf einmal sein.

Gelenkschmerzen – Juvenile idiopathische Arthritis (JIA)

Eine Gelenkentzündung bei Kindern und Jugendlichen unter 16 Jahren wird als Juvenile Arthritis bezeichnet (s. S. 122). Sie tritt häufig infolge eines Infekts auf, ist relativ harmlos und klingt innerhalb von Tagen oder Wochen ab. Bleibt sie mindestens sechs Wochen bestehen, ohne dass die Ursache klar ist, sprechen Ärzte von einer Juvenilen idiopathischen Arthritis (JIA) oder einer Juvenilen chronischen Arthritis.

Die Diagnose der JIA ist schwierig, weil die Betroffenen oft keine oder kaum Schmerzen haben und noch andere Entzündungen infrage kommen. Manchmal leiden die Kinder und Jugendlichen unter einer (wandernden) Gelenksentzündung, die neben oder nach einer allgemeinen Infektion auftritt und nach Tagen oder Wochen folgenlos abklingt.

Bei starken Schmerzen in oder an einem oder mehreren Gelenken und hohem Fieber sollten Sie sofort den Kinder- und Jugendarzt aufsuchen. Eventuell muss der Jugendliche im Krankenhaus behandelt werden. Spätestens wenn Bewegungseinschränkung, Schwellung und Schmerzen länger als vier Wochen andauern, besteht der dringende Verdacht auf eine juvenile idiopathische Arthritis.

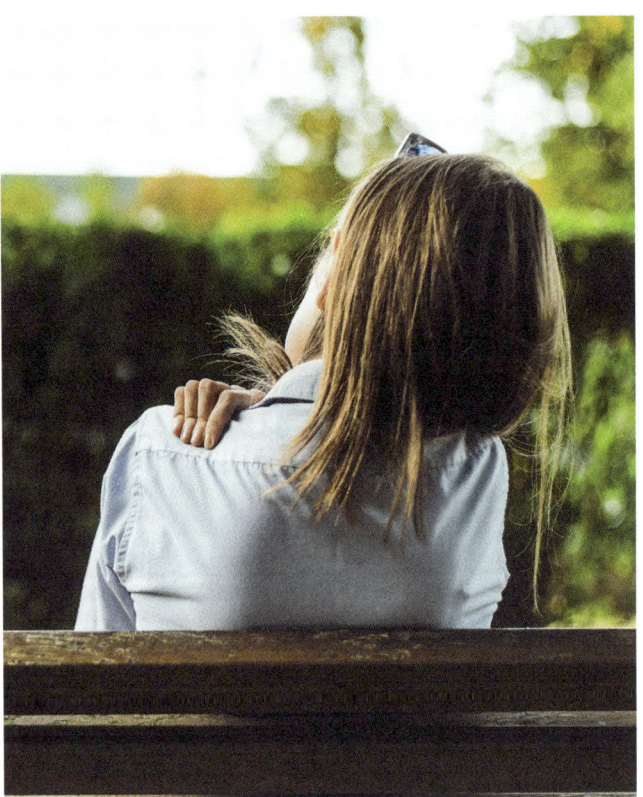

Die JIA betrifft eins von 1000 Kindern und Jugendlichen unter 16 Jahren und ist damit eine der häufigsten chronisch-entzündlichen Erkrankungen in diesem Alter. Typischerweise befällt sie eines oder mehrere Gelenke, etwa das Knie-, Sprung-, Hand- oder Ellbogengelenk. Das betroffene Gelenk schwillt an und ist in seiner Beweglichkeit eingeschränkt. Ohne Behandlung kann es zu massiven Folgeschäden am Bewegungsapparat kommen: Kontrakturen, Knorpelschäden und Wachstumsstörungen sind möglich. In vielen Fällen tritt gleichzeitig eine Regenbogenhautentzündung (»Uveitis anterior«) im Auge auf, die zunächst aber kaum zu spüren ist. Um langfristige Sehstörungen zu verhindern, sollten die Augen regelmäßig von einem Augenarzt mit einer Spaltlampe untersucht werden.

Vereinbaren Sie unbedingt einen Termin beim Arzt, wenn Ihr Kind über Gelenkschmerzen klagt, Ihnen Gang und Körperhaltung merkwürdig vorkommen oder Sie auffällige Schonhaltungen beobachten. Der Arzt wird Sie eventuell an einen Kinder-Rheumatologen verweisen.

Die Erkrankung ist heimtückisch und kann dem Kind bleibende Schäden zufügen. Des-

halb ist es wichtig, möglichst frühzeitig mit der Behandlung anzufangen.

Das hilft:
Die JIA wird mit Medikamenten und Krankengymnastik behandelt. Die Kinder bekommen entzündungs- und schmerzlindernde Medikamente verschrieben. Krankengymnastik und Ergotherapie helfen, die Gelenkfunktion zu erhalten und Fehlstellungen auszugleichen. Ergänzend werden Kälte und Wärme, Massagen, eine manuelle Lymphdrainage, Ultraschall und zum Teil auch die Transkutane Elektrische Nervenstimulation (TEN) eingesetzt.

Schonhaltung ist ein Warnsignal.

TIPP
Kinderrheuma-Sprechstunden und Schulungen

Viele Kliniken bieten sogenannte Kinderrheuma-Sprechstunden an. Ein Team aus spezialisierten Kinderärzten, Krankengymnasten, Ergotherapeuten und Sozialarbeitern betreut das Kind und koordiniert die weitere Versorgung. Daneben gibt es spezialisierte Kinderärzte und Kinderkliniken. In Schulungen können Eltern und Patienten lernen, mit der Krankheit umzugehen. Die Schulungen umfassen sechs Einheiten und werden in der Regel in den Rheuma-Ambulanzen angeboten. Die Gesellschaft für Kinder- und Jugendrheumatologie hat eine Übersicht der Kinderrheumatologischen Einrichtungen zusammengestellt: www.gkjr.de — Stichwort »Für Patienten und Eltern« — »Versorgungslandkarte«.

Verletzungen, Insekten- stiche, Vergiftungen

Von der Schaukel geflogen, mit dem Messer abgerutscht, das Shampoo probiert. Wenn Kinder die Welt entdecken, passieren Unfälle. Eltern müssen dann alles gleichzeitig sein: Ersthelfer, Tröster, Ruhepol. Damit signalisieren Sie Ihrem Kind: »Es ist nicht so schlimm. Ich kümmere mich.« Wir erklären hier, worauf es bei der Erstversorgung ankommt.

~~~~~~~~~~

Wunden

Wunden gehören zum Kinderalltag dazu. Ein aufgeschrammtes Knie oder ein kleiner Schnitt im Finger sind in aller Regel nicht schlimm und können zu Hause versorgt werden. Bei großen und tiefen Wunden sollte ein Arzt die Versorgung übernehmen. Oder, wenn gut sichtbare Stellen wie das Gesicht betroffen sind, um hässliche Narben möglichst zu vermeiden.

Schürfwunden

Schürfwunden sind zwar nicht tief, tun aber sehr weh, weil außer den Blutgefäßen auch Nervenenden verletzt werden. Sie sind fast immer verdreckt. Sand und Steinchen müssen entfernt werden, damit sich die Wunde nicht infiziert.

Das ist zu tun:
• Die Wunde unter fließendem Wasser reinigen. Sitzt Schmutz fest, die Wunde mit einem feuchten Tuch einweichen und dann auswaschen. Lösen sich Sand oder Steinchen trotzdem nicht, sollte ein Arzt ran. Beim Spielen kann es sonst leicht passieren, dass der Schmutz noch tiefer in die Wunde dringt.
• Zur Blutstillung kann man einen Aufguss von Hirtentäschelkraut verwenden (s. S. 187).
• Kleine Schürfwunden an Knie oder Ellbogen danach an der Luft trocknen lassen.
• Schlecht heilende Schürfwunden kann man mit gerbstoffhaltigen Umschlägen versorgen, zum Beispiel mit Tannosynt, nach Empfehlung des Herstellers zubereitet. Ein sauberes Baumwolltuch darin tränken und auf die Wunde legen.
• Größere Schürfwunden mit einem Hydrokolloid-Pflaster oder -Verband aus der Apotheke abdecken. Diese speziellen Verbände halten die Wunde feucht und verringern das Risiko einer Infektion.
• Ist die Schürfwunde so groß wie der Handteller des Kindes, sollte ein Arzt sie versorgen, ebenso, wenn prominente Stellen wie das Gesicht betroffen sind.

Schnittwunden

Schnittwunden an der Fingerkuppe sind oft harmlos, weil keine tieferliegenden Strukturen wie Sehnen oder große Blutgefäße verletzt werden. Ist nur die Haut aufgeritzt, reicht meistens ein Pflaster. Tiefere Wunden sollte ein Arzt begutachten, klaffende Wunden oder Verletzungen direkt an Gelenken muss er eventuell nähen oder mit einem Gewebekleber versorgen. Spritzt Blut aus der Wunde, müssen Sie einen Druckverband anlegen: Dafür ein Verbandspäckchen mit einem Verband fest auf die Wunde binden und mit dem Kind zum Arzt fahren oder den Notruf 112 wählen.

Das ist zu tun:
- Erst mal die Blutung stillen: Ein feuchtes, sauberes, nicht-fusselndes Baumwoll- oder Leinentuch fest auf die Wunde drücken.
- Wunde unter fließendem Wasser oder mit einem Desinfektionsmittel reinigen und dann genau anschauen. Liegen die Wundränder eng aneinander, kann man den Schnitt selbst versorgen.
- Die Haut vorsichtig trockentupfen, Wundränder zusammendrücken und mit Pflasterstrips fixieren. Sind keine Strips zur Hand, tut es auch die Klebefläche eines normalen Pflasters.

WICHTIG: Hat sich das Kind an einem Fleischmesser oder an einer Konservendose, die Fleisch enthält, geschnitten, muss es zum Arzt und wegen des hohen Infektionsrisikos eventuell ein Antibiotikum nehmen.

Platzwunden

Platzwunden bluten erst mal stark. Sie müssen fast immer vom Arzt versorgt werden, damit sich keine Narben bilden.

Das ist zu tun:
- Um die Blutung zu stillen, ein feuchtes, sauberes, fusselfreies Bauwoll- oder Leinentuch auf die Wunde drücken. Ein trockenes Tuch bleibt eher kleben. Das tut beim Abziehen weh und die Wunde kann wieder aufreißen. Dann zum Arzt.
- Sehr kleine Wunden von zwei bis drei Millimeter Größe an einer unproblematischen Stelle kann man oft selbst versorgen. Dafür die Wunde desinfizieren, die umliegende Haut trockentupfen und die Wundränder sauber zusammenlegen. Das gelingt, indem Sie die Platzwunde mit Daumen und Zeigefinger auseinanderziehen. Dann die Wundränder mit Pflasterstrips fixieren.

Verbrühungen und Verbrennungen

Verbrennungen und Verbrühungen sind extrem schmerzhaft und können schnell lebensgefährlich werden. Ist die betroffene Hautpartie größer als der Handteller des Kindes, sollten Sie unbedingt zum Arzt gehen oder den Notruf 112 wählen.

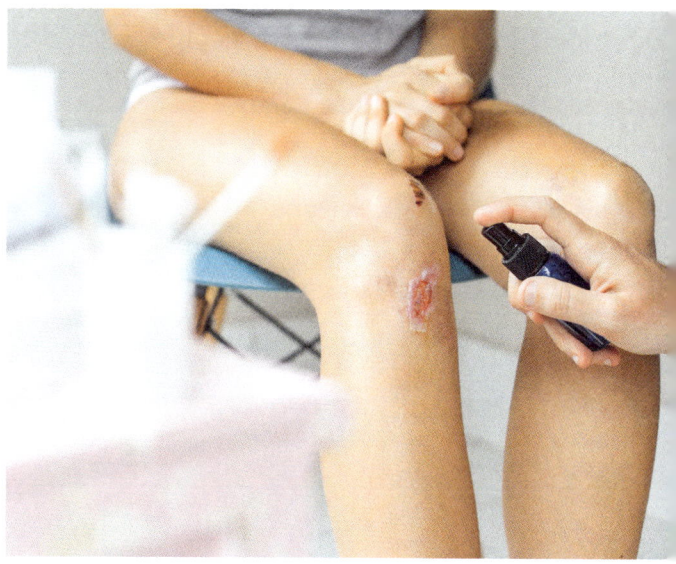

Das ist zu tun:
- Bei Verbrennungen sofort die Haut 10 bis 15 Minuten lang unter fließendem, lauwarmem Wasser kühlen. Den restlichen Körper warmhalten.
- Bei Verbrühungen erst die Kleidung ausziehen und dann wie oben beschrieben kühlen.
- ACHTUNG: Bei Neugeborenen und Säuglingen nicht kühlen, sondern sofort den Notarzt über 112 rufen.
- Die Wunde nach dem Kühlen mit einer sterilen Wundauflage abdecken. Ist keine Auflage zur Hand, ein sauberes Tuch auflegen.
- Umgehend zum Arzt gehen.

Um die Verbrennungsfläche einzuschätzen, wird die modifizierte Neuner-Regel nach Wallace benutzt:
- **Kopf und Hals:** Bei Säuglingen 18 Prozent, bei Schulkindern 14 Prozent, bei Erwachsenen 9 Prozent
- **Arme:** Jedes Alter 2 × 9 = 18 Prozent
- **Vorder- und Rückseite des Oberkörpers:** Jedes Alter je 18 Prozent
- **Beine:** Säuglinge je 7 Prozent, Kleinkinder je 7 bis 8 Prozent, Erwachsene je 9 Prozent.

Die Handfläche mit Fingern entspricht immer 1 Prozent der Körperoberfläche, egal wie alt der Betroffene ist.

Bei Kleinkindern besteht Lebensgefahr, wenn 8 Prozent der Körperfläche oder mehr verbrannt oder verbrüht sind. Bei oberflächlicheren (Grad I-) Verbrennungen von 8 Prozent reicht manchmal eine ambulante Behandlung aus. Aber vier von fünf Kindern müssen ins Krankenhaus. Bei tieferen (Grad II-) Verbrennungen muss in der Regel eine Schocktherapie eingeleitet werden. Das ist deutlich früher als bei Erwachsenen, die erst bei einer Verbrennung von 15 Prozent der Körperoberfläche eine Schocktherapie benötigen.

Sonnenbrand

Kinderhaut ist dünner und empfindlicher als Erwachsenenhaut, deshalb ist UV-Schutz für Kinder besonders wichtig. Jeder Sonnenbrand schädigt ihre Haut auf lange Sicht.

Das ist zu tun:
- Die betroffenen Hautstellen kühlen. Umschläge mit Kamillen- oder Grüntee, gekühltem Joghurt oder Quark lindern den Schmerz. Dafür ein Küchentuch in Tee tauchen oder fingerdick mit dem gekühlten Quark/Joghurt bestreichen.
- Den Wickel mindestens 30 Minuten auf der Haut liegen lassen. Quark oder Joghurt anschließend abwaschen.
- Da das Kind über die Haut viel Flüssigkeit verliert, sollte es reichlich trinken.

Nasenbluten

Nasenbluten sieht schlimm aus, ist aber in aller Regel harmlos. Durch trockene Raumluft, kräftiges Schnäuzen oder körperliche Anstrengung kann ein Äderchen platzen — und schon läuft das Blut.

Das ist zu tun:
- Viel Blut macht Angst, deshalb erst mal das Kind beruhigen und sich hinsetzen lassen.
- Ein Handtuch unter kaltes Wasser halten, auswringen und in den Nacken legen. Zusätzlich kann das Kind die Nasenflügel für ein, zwei Minuten zusammendrücken, das stillt die Blutung.
- Wenn es immer wieder nachblutet, hilft ein Aufguss aus Hirtentäschelkraut, die Blutung zu stillen.

So funktioniert es:

Aufguss aus Hirtentäschelkraut
zur Behandlung oberflächlich blutender
Wunden und zur lokalen Behandlung
von Nasenbluten

Rezept:

Hirtentäschelkraut   50 g

Zubereitung:

1 bis 2 EL Hirtentäschelkraut mit 150 ml
siedendem Wasser übergießen, bedeckt
etwa 10 Minuten ziehen lassen und dann
durch ein Teesieb abseihen und abkühlen
lassen. Mehrmals mit beiden Händen hoch-
schnupfen.

WISSEN
Der Hausapotheken-Check

In den allermeisten Familien gibt es eine Hausapotheke, vor Jahren sorgfältig angelegt. Dann
wird hier ein Pflaster gebraucht, dort ein bisschen Creme, und beim nächsten Unfall fehlt das
entscheidende Utensil. In die Hausapotheke gehört:

- **Pflaster:** Kinderfinger sind klein, deshalb fehlen immer die schmalen Pflaster. Regelmäßig
  nachkaufen oder Pflaster auswählen, die sich zurechtschneiden lassen.
- **(Brandwunden-)Verbandpäckchen, sterile Kompressen, Mullbinden, Dreieckstuch, Heftpflaster, Verbandklammern, Hydrokolloid-Pflaster und -Verband:** Verfallsdatum prüfen.
  Sterile Verbandsmaterialien sind nach Ablauf des Datums nicht mehr steril, zu altes Heftpflaster
  klebt nicht gut.
- **Wunddesinfektionsmittel:** Mittel mit Povidon-Jod oder Phenoxyethanol und Octenidin brennen
  nicht so stark. In der Regel braucht man nur wenig, die Packung hält lange. Deshalb das Verfalls-
  datum prüfen.
- **Wundsalbe:** Besonders wirksam sind Salben und Cremes mit Zinkoxid oder Dexpanthenol.
- **Schmerzmittel, fiebersenkende Medikamente:** Ibuprofen und Paracetamol eignen sich gut für
  Kinder — Zäpfchen für die Kleinen, Saft für die Älteren. Fiebersaft ist nach Anbruch der Flasche
  nur begrenzt haltbar. Deshalb das Öffnungsdatum notieren.
- **Abschwellende Nasentropfen:** Abschwellende Nasentropfen dürfen nach dem Öffnen in der Regel
  nur vier Wochen lang verwendet werden. Öffnungsdatum auf die Packung schreiben.
- **Cremes gegen Insektenstiche, Sonnenbrand, Juckreiz:** Bei Erwachsenen sind Cremes mit
  Hydrocortison besonders wirksam. Bei Kindern sollten Sie eher zu Hausmitteln greifen (s. S. 186).
- **Splitterpinzette, Fieberthermometer, Verbandschere, Zeckenzange, Einmalhandschuhe,
  Rettungsfolie, Kühlpackung** (im Eisfach aufbewahren). Für unterwegs Einmal-Kühlpackungen
  zum Aufschütteln kaufen.
- **Notfall-Rufnummern, Erste-Hilfe-Anleitung**

Vergiftungen

Jeden Tag gehen Hunderte Anrufe bei den Giftinformationszentralen ein, weil Kinder Putzmittel probiert, vom Shampoo getrunken oder ein paar Beeren im Garten geschluckt haben. Glücklicherweise gehen die meisten dieser kindlichen Experimente glimpflich aus.

Erst informieren, dann handeln!

Das ist zu tun:
Grundsätzlich gilt: Erst informieren, dann handeln. Falsches Vorgehen kann gefährlicher sein als die Vergiftung selbst. Beispielsweise kann Milchtrinken die Aufnahme von Giften erleichtern. Milch ist ein gutes Lösungsmittel, auch für Gifte.

- Die Substanz oder Pflanze sicherstellen.
- Bei einer Giftinformationszentrale anrufen (s. S. 196).

Diese Fragen sind wichtig:
> Wer ist betroffen (Alter, Gewicht)?
> Was wurde eingenommen (Produktname, Hersteller)?
> Wie viel wurde eingenommen?
> Wann wurde die Substanz aufgenommen?
> Worüber gelangte die Substanz in den Körper (über die Haut, den Mund, die Nase)?
> Welche Symptome zeigt das Kind?

Die Experten erklären, wie Sie weiter vorgehen sollten.

ACHTUNG
Magnetspielzeug

Aus Magneten lassen sich wunderbare Gebilde gestalten. Verschluckt ein Kleinkind zwei oder mehrere dieser Magnete, können diese sich in Darmschlingen so fest gegenseitig anziehen, dass die dazwischen liegenden Schleimhäute löchrig werden. Eine gefährliche Situation! Wenn Sie befürchten, Ihr Kind könnte Magnete verschluckt haben, sollten Sie sicherheitshalber ins nächste Krankenhaus fahren.

ACHTUNG
Knopfzellen

Knopfzellen sind mittlerweile in zig Spielsachen und Elektroartikeln verbaut. Kinder finden die kleinen runden Dinger interessant und so gelangen Knopfzellen immer wieder in die Nase oder werden verschluckt. Bleibt die Knopfzelle in der Speiseröhre oder der Nase stecken, kommt es zum Kontakt mit der feuchten Schleimhaut und es fließt Strom. Die dabei entstehende Lauge kann zu schwersten Verätzungen führen. Rufen Sie sofort den Rettungswagen und lassen Sie das Kind in einer Klinik untersuchen. Hängt eine Knopfzelle in der Nase oder der Speiseröhre fest, muss sie entfernt werden. Ist sie in den Magen gewandert, kann zunächst abgewartet werden, ob die Knopfzelle innerhalb der nächsten ein bis zwei Tage mit dem Stuhl ausgeschieden wird.

TIPP
Vorbereitet sein

Das Bundesinstitut für Risiko-
bewertung (BfR) beschreibt in der
Broschüre »Risiko Vergiftungs-
anfälle bei Kindern« und in der
App »BfR-Vergiftungsunfälle«,
was bei typischen Vergiftungen
zu tun ist.

Bienen- und Wespenstiche

Die Stiche brennen, sind aber meist harmlos. Wenn das Kind allergisch reagiert oder
in den Mund gestochen wurde, kann es
aber gefährlich werden.

Das ist zu tun:
• Bienenstachel bleiben oft samt dem Gift-
  sack in der Haut stecken. Bitte drücken
  Sie nicht darauf, sonst spritzt noch mehr
  Bienengift in die Haut! Den Stachel seit-
  lich wegkratzen oder vorsichtig mit einer
  Pinzette herausziehen.
• Die rote, brennende Einstichstelle mit
  einem Stift umranden, um beurteilen
  zu können, ob sie größer wird.
• Dann kühlen und eine rohe Zwiebel auf
  der Einstichstelle zerdrücken.
• Bei einem Stich in den Mund sollte das
  Kind Eis lutschen. Legen Sie ihm kalte
  Umschläge um den Hals und wählen
  Sie den Notruf 112. Die Schleimhäute
  können massiv anschwellen, sodass
  Ersticken droht. Falls Sie ein Cortison-
  Zäpfchen (Rectodelt 100 oder Klisma-
  cort) zu Hause haben: Verabreichen Sie

TIPP
Zwiebeleiswürfel

Mehrere Zwiebeln schälen, quetschen und zerkleinern, dann eine
Stunde lang stehen lassen. Anschließend die Zwiebelmasse in einem Eis-
würfelbehälter einfrieren. Wird ein
Familienmitglied gestochen, einen
Zwiebeleiswürfel auf die Stich-
stelle drücken, bis er geschmolzen
ist. Durch den Druck kann sich das
injizierte Gift schlechter ausbreiten,
die Kälte und die Wirkstoffe der
Zwiebel hemmen die Entzündung.

vorsichtshalber eins, auch wenn es nicht
nötig sein sollte. Die Nebenwirkungen
sind gering.
• Dehnt sich die Rötung nach einem Stich
  innerhalb von Minuten aus oder fühlt
  sich das Kind unwohl und matt, spricht
  das für eine allergische Reaktion. Bringen
  Sie Ihr Kind zum Arzt. Bei Atemnot oder
  einem drohenden Kreislaufkollaps sollten
  Sie sofort den Notruf 112 wählen.

Aber bitte keine Panik: Meist kündigt sich
eine Bienen- oder Wespengiftallergie an:
Das Kind muss mehrfach gestochen worden
sein, damit sich eine Allergie entwickeln
kann. Wenn die Reaktionen von Mal zu Mal
stärker werden, sind Sie gewarnt. In diesem
Fall sollten Sie immer Notfallmedikamente
(Cortison-Zäpfchen u. a.) zu Hause oder in
der Tasche haben.

Stürze

Kinder fallen. Meistens passiert nichts Schlimmes. Die wichtigste Frage nach einem Sturz lautet: War das Kind ohnmächtig? Falls ja, hat es eine Gehirnerschütterung und muss ins Krankenhaus.

Das ist zu tun:
- Schreit das Kind direkt nach dem Sturz, spricht das gegen eine Bewusstlosigkeit.
- Das Kind beruhigen, trösten und mit ihm sprechen. Weiß es, wo es gerade ist? Kann es sein Alter sagen und erinnert es sich an sein Spiel, sind das gute Zeichen.
- Die schmerzenden Körperstellen kühlen und das Kind gut beobachten. Reagiert es nach dem Sturz merkwürdig, sollten Sie sicherheitshalber zum Arzt fahren.

Zeckenbisse

Zeckenbisse sind an sich ungefährlich. Die Parasiten können aber Krankheiten übertragen. Am häufigsten sind die Lyme-Borreliose und die Frühsommer-Meningoenzephalitis (FSME). Von hundert Menschen erkrankt etwa einer nach einem Zeckenbiss an einer Borreliose. Da die auslösenden Bakterien vor allem im Darm der Zecke sitzen, dauert es etwa 24 Stunden, bis sie übertragen werden. Wird die Zecke vorher entfernt, sinkt das Borrelioserisiko stark. Deutliches Warnzeichen für eine

Borreliose ist eine Hautrötung um die Bissstelle, die sich immer weiter ausdehnt (s. S. 118).

Zecken können auch ein Virus übertragen, das die Frühsommer-Meningoenzephalitis (FSME) auslöst. Die FSME ist deutlich seltener als eine Borreliose, kann aber zu schweren Komplikationen und dauerhaften Schäden führen. Warnhinweise sind Fieber, Kopfschmerzen, Erbrechen und Schwindel. Bei den meisten Kindern verläuft die Infektion milde. Die Ständige Impfkommission rät Menschen, die in Gebieten mit FSME-infizierten Zecken leben (FSME-Risikogebiete) zur Impfung. Die FSME-Impfung besteht aus drei Impfdosen innerhalb von zwölf Monaten. Auch Kleinkinder ab drei Jahren sollen geimpft werden, haben aber ein geringeres Risiko als Erwachsene, schwer an FSME zu erkranken.

Zecken krabbeln in aller Regel erst mal auf dem Körper herum, um eine gute Saugstelle zu finden. Sie sitzen besonders häufig am Haaransatz, hinter den Ohren, am Hals, unter den Armen, in den Ellenbeugen, am Bauchnabel, in den Kniekehlen und im Genitalbereich. Diese Stellen sollten beim Heimkommen, spätestens aber abends vor dem Schlafengehen abgesucht werden. So steigt die Chance, Zecken frühzeitig zu entdecken und zu entfernen.

Das ist zu tun:
- Die Zecke dicht über der Haut mit der Pinzette fassen oder die Zeckenkarte zwischen Haut und Zecke schieben. Vorsicht: Nicht den Darm quetschen, das erhöht das Risiko einer Infektion.
- Die Zecke langsam mit der Pinzette herausziehen, dabei leicht drehen.

WISSEN
Wo eine FSME droht

Die FSME-Risikogebiete werden jedes Jahr vom Robert-Koch-Institut veröffentlicht: www.rki.de, in die Suchmaske »FSME Risikogebiete« eingeben.

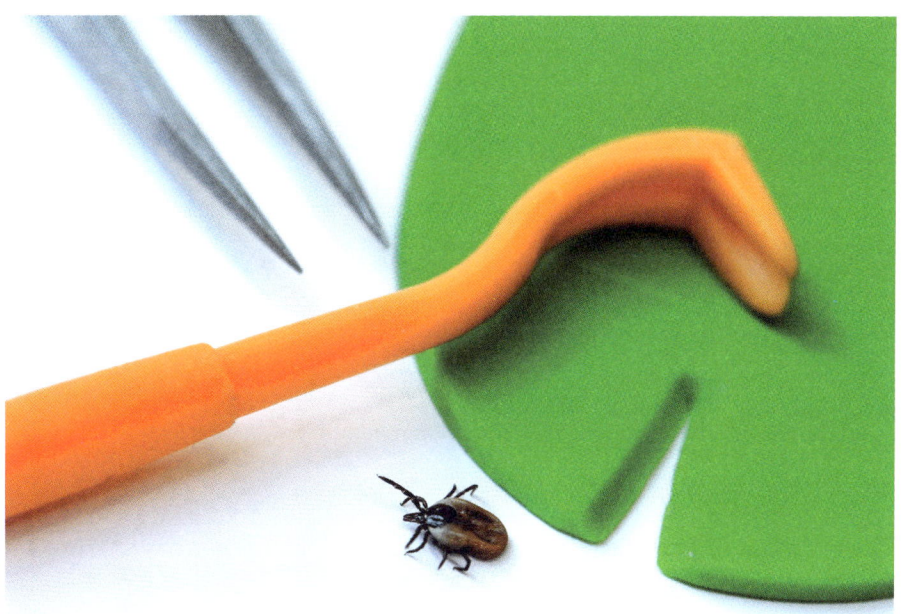

Die Zeckenkarte über die Haut schieben, um die Zecke zu entfernen. Vorsicht: Die Karte nicht anheben, sonst rutscht die Zecke durch den Schlitz.

• Nach dem Entfernen die Einstichstelle desinfizieren und prüfen, ob der Stech-rüssel noch in der Wunde steckt. Falls ja, kann man versuchen, ihn zu entfernen. Gelingt das nicht, muss ein Arzt ran.

Reiseübelkeit

Reiseübelkeit tritt auf, wenn wir bewegt werden, ohne uns selbst zu bewegen, etwa beim Autofahren, im Zug oder auf dem Schiff. Unser Gleich-gewichtsorgan meldet Bewegung, zu der die Körperwahrneh-mung (die »Proprio-rezeption«) nicht passt.

Verwirrung im Kopf

Das verwirrt. Kleinkinder sind besonders betroffen. Im Auto hilft es, während der Fahrt weit nach vorne zu schauen, damit die Augen Halt finden. Setzen Sie Ihr Kind möglichst auf der Rückbank in die Mitte, damit es freie Sicht nach vorne hat. Aus dem Seitenfenster zu gucken bringt nichts. Dort zieht die Landschaft zu schnell vorbei, um etwas fixieren zu können. Auch Lesen oder iPad-Spielen ist keine gute Idee. Vor der Fahrt sollte das Kind etwas Leichtes essen: Brot, Obst, etwas Rohkost.

Das hilft:
Ingwer: als Ingwer-Bonbons, Fertigarznei-mittel oder als Tee. Manche Kinder mögen den scharfen Geschmack. Ist das nicht der Fall, kann man den Tee mit Trauben-zucker süßen.

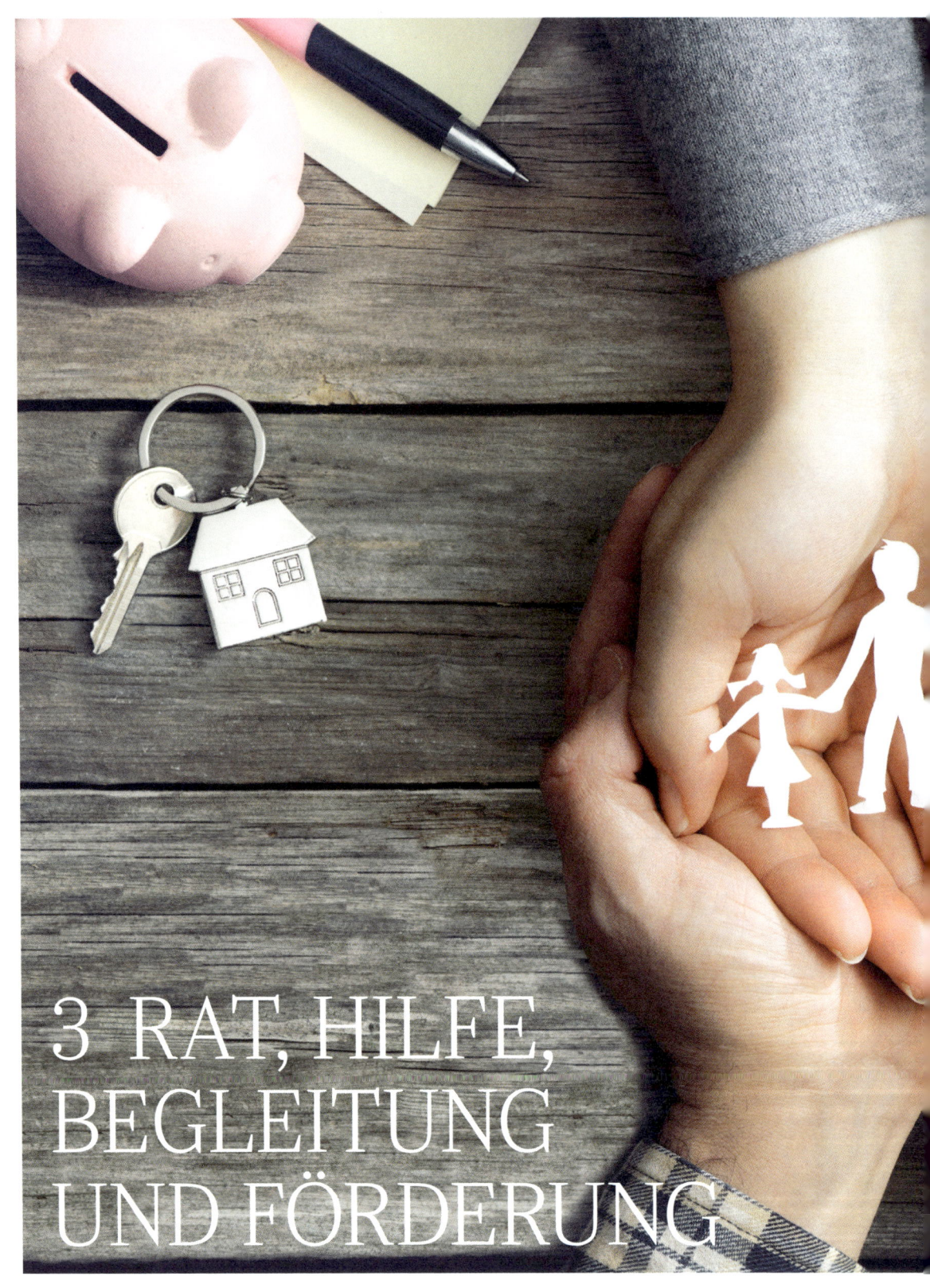

3 RAT, HILFE, BEGLEITUNG UND FÖRDERUNG

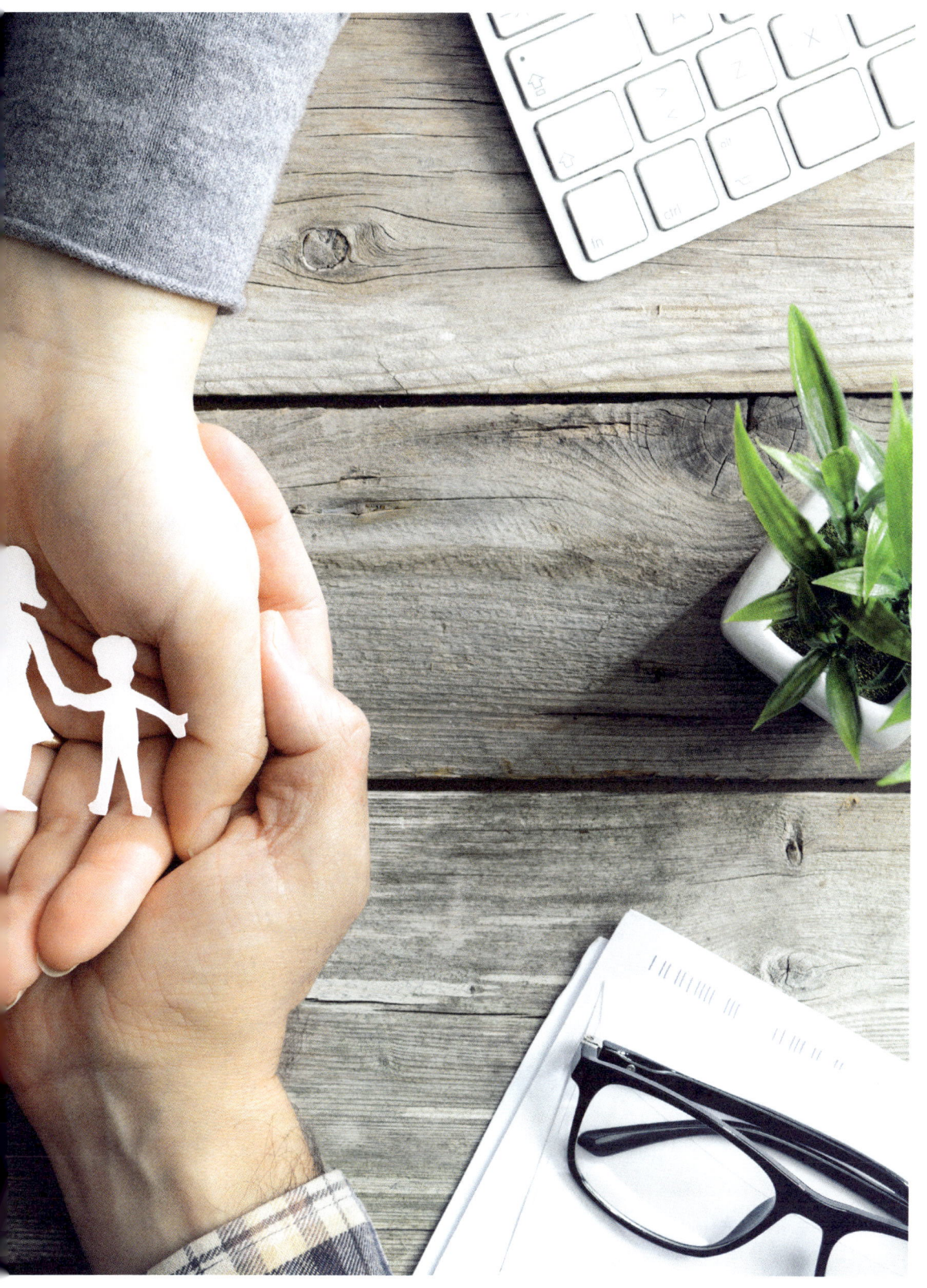

Professionelle Unterstützung

Es ist keine Schwäche, um Hilfe zu bitten, im Gegenteil. In Deutschland gibt es eine Vielzahl an Beratungs- und Fördereinrichtungen. Sie können wertvolle Unterstützung im Alltag bieten. Manchmal eröffnet ein Gespräch neue Perspektiven, manchmal braucht es eine längere Begleitung. Nutzen Sie diese Möglichkeiten.

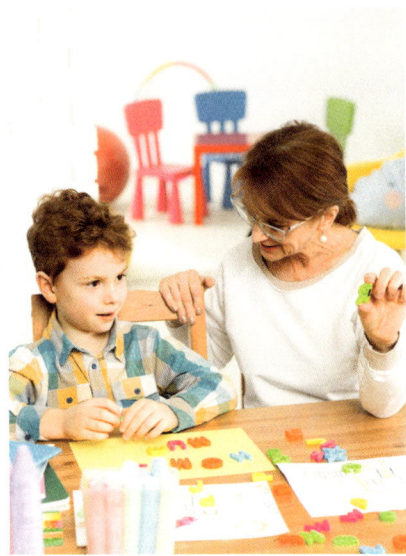

Jeder benötigt einmal guten Rat, und keiner verlangt, dass Sie alles wissen und können. Es gibt eine Vielzahl an Anlaufstellen, an die Sie sich bei Fragen zur Gesundheit und Entwicklung Ihres Kindes wenden können. Erster Ansprechpartner ist meistens der Kinderarzt, denn er kennt Ihr Kind und die verschiedenen Förder-, Beratungs- und Unterstützungsangebote in der Region.

Die Beratung ist vertraulich und kostenfrei. Manche Einrichtungen haben sich auf die Beratung von Familien mit Migrationshintergrund spezialisiert und beraten diese in der jeweiligen Muttersprache. Die Bundeskonferenz für Erziehungsberatung (bke) hat auf ihrer Internetseite www.bke.de eine Beratungsstellen-Suche eingerichtet. Außerdem bietet sie eine Online-Beratung für Eltern und Jugendliche an.

Erziehungsberatungsstellen

Erziehungsberatungsstellen sind staatlich anerkannte Einrichtungen der Jugendhilfe. Sie unterstützen Eltern in Erziehungsfragen und bei Erziehungsproblemen.

Psychologische Beratungsstellen

Im Leben treten immer wieder Krisen auf, die belastend sind. Die Mitarbeitenden in den Beratungsstellen unterstützen Hilfesuchende dabei, geeignete Wege aus solchen

Krisen zu finden, unzureichende oder un-brauchbare Problemlösungsstrategien zu korrigieren und bisher ungenutzte Potenziale zu entdecken. Sie können sich zum Beispiel an eine psychologische Beratungs-stelle wenden, wenn Ihr Kind plötzlich auffälliges Verhalten zeigt, nachts immer wieder aufschreit, zu stottern anfängt, plötzlich wieder einnässt, extrem lustlos oder schüchtern wirkt, unter unerklärlichen Bauchschmerzen leidet, extrem eifersüchtig ist oder plötzlich deutlich schlechter in der Schule wird. Adressen psychologischer Beratungsstellen stehen im Telefonbuch und im Internet. Sie können auch in Ihrer Kinderarztpraxis nachfragen.

Frühförderstellen

Frühförderstellen arbeiten mit Kindern, die in ihrer Entwicklung auffällig sind und daher spezielle Unterstützung benötigen. Ziel ist, mögliche Beeinträchtigungen früh zu erkennen und zu behandeln. Am Anfang steht immer eine umfassende Untersuchung, auf deren Basis ein individueller Förder- und Behandlungsplan erstellt wird. Er kann medizinische, pädagogische, psycho-logische und soziale Hilfen umfassen. Frühförderstellen betreuen Kinder vom Säuglingsalter bis zum Schuleintritt. Die Eltern sind grundsätzlich eng in die Arbeit eingebunden. Frühförderstellen stehen im Telefonbuch. Alternativ können Sie im Internet nach Angeboten in Ihrer Region suchen, auch die Kinderarztpraxis kann Ihnen Anlaufstellen nennen.

Sozialpädiatrische Zentren

Sozialpädiatrische Zentren sind Spezial-ambulanzen. Hier werden Kinder mit erheblichen Entwicklungsauffälligkeiten, chronischen Erkrankungen, Leistungs-störungen und Behinderungen behandelt.

Die Zentren stehen grundsätzlich unter ärztlicher Leitung, arbeiten aber fächer-übergreifend. Das bedeutet: Diagnose und Therapie liegen in der Hand eines inter-disziplinär zusammengesetzten Teams aus Kinderärzten, Psychologen, Ergotherapeuten, Logopäden, Physiotherapeuten, Sozialpäda-gogen und anderen. Behandelt werden Kinder von der Geburt bis zum 18. Lebens-jahr. Die Krankenkassen tragen die Kosten. Voraussetzung ist immer die Überweisung von einem Arzt.

Die Bundeszentrale für gesundheitliche Aufklärung (BZgA) hat Information über die Frühförderung zusammengestellt: www.kindergesundheit-info.de, in die Suchmaske »Frühförderung« eingeben.

Angebote speziell für Familien mit Babys

Hebammen

Hebammen sind Expertinnen rund um Schwangerschaft, Geburt, Wochenbett und die ersten Monate mit dem Kind. Sie können die Schwangerschaftsvorsorge übernehmen, begleiten die Geburt und kümmern sich um die Nachsorge. Das heißt: Sie untersuchen Mutter und Kind und begleiten sie in den ersten Wochen zu Hause. Hebammen helfen bei Stillfragen, zeigen, worauf bei der Ver-sorgung des Säuglings zu achten ist, und kontrollieren die Entwicklung des Kindes. In den ersten Tagen nach der Geburt kommen Hebammen täglich vorbei, später in größeren Abständen. Die gesetzlichen Krankenkassen übernehmen die Hebammen-betreuung. Adressen von Hebammen stehen im Internet, der GKV-Spitzenverband stellt eine Hebammensuche bereit: www.gkv-spitzenverband.de, Stichwort »Services« – »Informationen für Ver-sicherte« – »Hebammenliste«.

Giftinformationszentralen

Deutschlandweit arbeiten acht Giftinformationszentralen. Sie sind rund um die Uhr erreichbar und helfen bei allen Vergiftungsunfällen weiter. Wichtig: Stellen Sie die giftige Substanz, Pflanze oder Packung sicher, bevor sie anrufen, damit Ihnen die Ärzte konkrete Hinweise zum weiteren Vorgehen geben können.

Berlin – Giftnotruf der Charité 030/192 40
Bonn – Informationszentrale gegen Vergiftungen: 0228/192 40
Erfurt – Gemeinsames Giftinformationszentrum: 0361/730 730
Freiburg – Vergiftungs-Informations-Zentrale: 0761/192 40
Göttingen – Giftinformationszentrum-Nord: 0551/192 40
Mainz – Giftinformationszentrum: 06131/192 40
München – Giftnotruf: 089/192 40

Familienhebammen

Familienhebammen sind ein Angebot für Frauen und Familien, die sich in einer besonders belasteten Familiensituation befinden. Sie kommen zusätzlich zur regulären Hebamme und unterstützen in alltagspraktischen Fragen. Familienhebammen helfen zum Beispiel dabei, finanzielle Unterstützung zu organisieren. Oder sie kümmern sich zusammen mit den Eltern um Behördengänge. Da sie sich gut im Sozial- und Gesundheitswesen auskennen, können sie Kontakt zu weiteren Hilfsangeboten herstellen. Eltern können die Unterstützung einer Familienhebamme bei Bedarf von der Schwangerschaft bis zum ersten Geburtstag ihres Kindes in Anspruch nehmen. Das Angebot ist kostenlos. Familienhebammen sind Teil des Netzwerks Frühe Hilfen, das mittlerweile in jeder Stadt und jedem Landkreis etabliert ist.
Internet: www.elternsein.info

Familien-Gesundheits- und Kinderkrankenpflegerinnen und -pfleger (FGKiKP)

Sie werden auch als Familienkrankenschwestern bezeichnet und sind ebenfalls Teil der Frühen Hilfen. Familienkrankenschwestern kommen zu Familien, die Unterstützung und Beratung im Umgang mit ihrem Kind benötigen. Sie beantworten zum Beispiel Fragen zur Pflege und Ernährung des Säuglings, begleiten Familien mit früh geborenen oder chronisch kranken Kindern und helfen, wenn Babys besonders unruhig sind oder viel weinen. Sie haben aber auch ein offenes Ohr für die Bedürfnisse der Eltern und versuchen zu unterstützen, wenn Konflikte in der Partnerschaft auftreten oder finanzielle Sorgen belasten. In manchen Kommunen kommen Familienkrankenschwestern bis zum ersten Lebensjahr des Kindes, in anderen bis zum dritten und wieder anderen bis zum sechsten Lebensjahr. Die Unterstützung ist kostenlos. Internet: www.elternsein.info

Portal www.kinderaerzte-im-netz.de

Hinter dem Portal steht der Berufsverband der Kinder- und Jugendärzte. Über die Arzt-Suche lassen sich Kinderärzte in der Region finden. Unter Stichworten wie »Krankheiten« und »Erste Hilfe« stehen nützliche Basisinformationen. In der Mediathek werden Körpergrößen-, Blutdruck- und Wachstumsrechner bereitgestellt.

Stillberatung

Stillberaterinnen helfen Frauen, die Fragen zum Stillen haben oder bei denen das Stillen noch nicht optimal klappt. Die Beraterinnen geben zum Beispiel Tipps zum richtigen Anlegen, zeigen verschiedene Stillpositionen, erklären, wie Mütter trotz Berufstätigkeit stillen können und wie man kranke Kinder zum Trinken motiviert. Stillberatung wird häufig von Geburtskliniken, Hebammen, Geburtshäusern oder Beratungs- und Familienzentren angeboten. Es gibt auch Stillgruppen, die sich regelmäßig treffen. Neben Hebammen setzen sich auch die La Leche Liga Deutschland und die Arbeitsgemeinschaft Freier Stillgruppen für die Förderung des Stillens ein. Auf den Internetseiten www.lalecheliga.de und www.afs-stillen.de können Sie nach Stillberaterinnen in Ihrer Nähe suchen.

Schlafberatung

Babys haben noch keinen Tag-Nacht-Rhythmus. Es ist völlig normal, wenn sie mehrmals pro Nacht aufwachen, Hunger haben oder weinen. Für Eltern kann es sehr anstrengend sein, wenn das Baby nachts wenig schläft, lange weint oder nur auf dem Bauch von Mama oder Papa zur Ruhe kommt. Schlafberater klären über den Schlafrhythmus von Kindern auf und geben Tipps, wie Eltern das Schlafverhalten ihrer Kinder positiv beeinflussen können. Beratungs- und Familienzentren, aber auch freie Berater bieten Schlafberatung an.

Schreibaby-Ambulanzen

Die meisten Babys schreien, wenn sie Hunger haben, müde sind oder eine nasse Windel haben. Sie lassen sich mit etwas Geduld gut beruhigen. Doch manche Kinder quengeln und schreien fast den ganzen Tag. Das kann Eltern zur Verzweiflung bringen und einen Teufelskreis in Gang setzen: Schreit das Kind ständig, sind die Eltern irgendwann so genervt und erschöpft, dass sie nicht mehr sensibel auf seine Bedürfnisse eingehen können, woraufhin das Kind noch mehr weint. Schreibaby-Ambulanzen bieten in solchen Situationen Hilfe. Die Berater suchen gemeinsam mit den Eltern nach Wegen, wie sich das Kind besser beruhigen lässt. Schreibaby-Ambulanzen oder Schreibaby-Sprechstunden werden unter anderem von Kinderkliniken und Familienzentren angeboten. Das Nationale Zentrum Frühe Hilfen bietet in Internet eine Schreiambulanz-Suche an: www.elternsein.info/suche-schreiambulanzen

Rechtzeitig Hilfe holen!

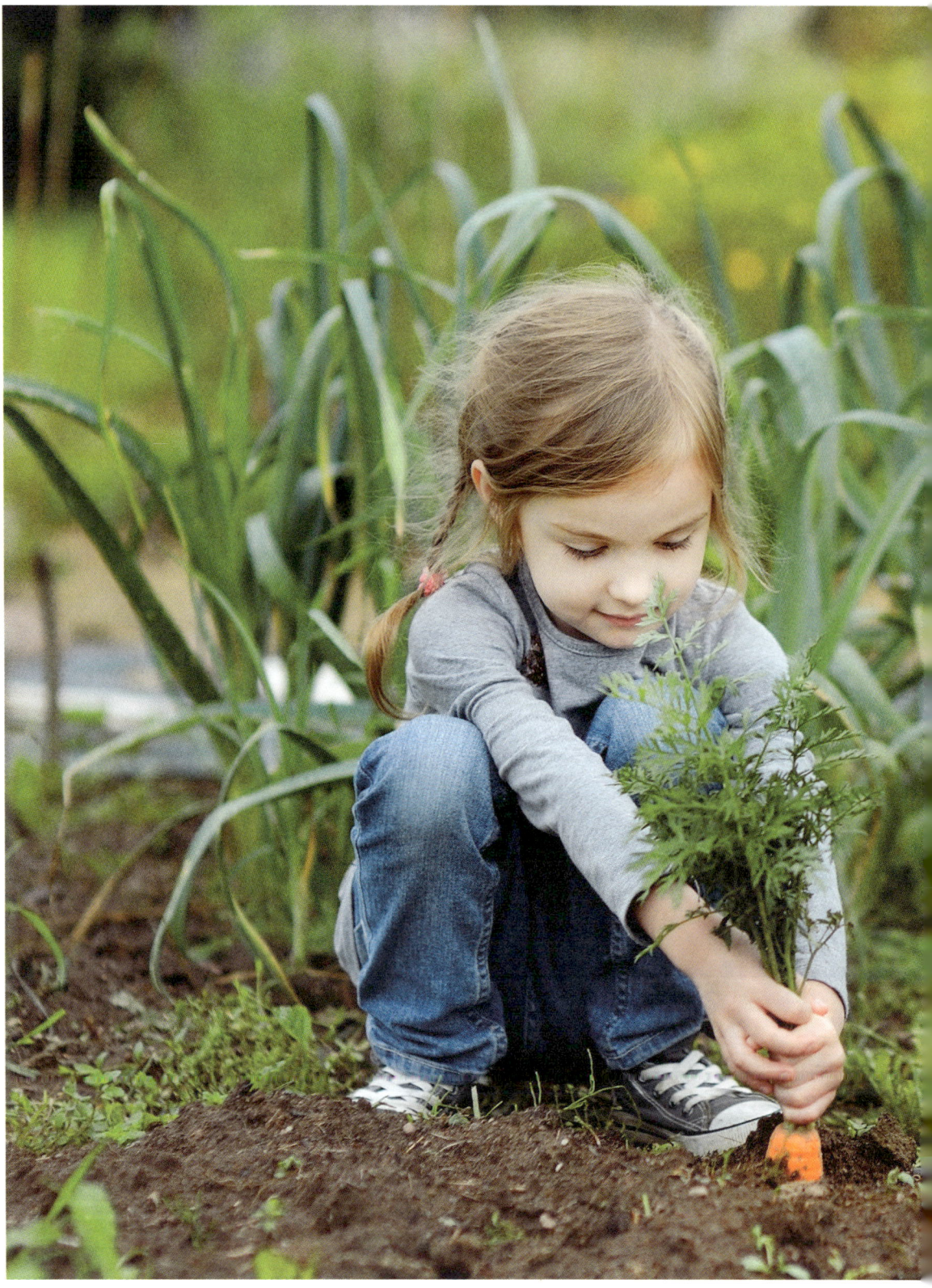

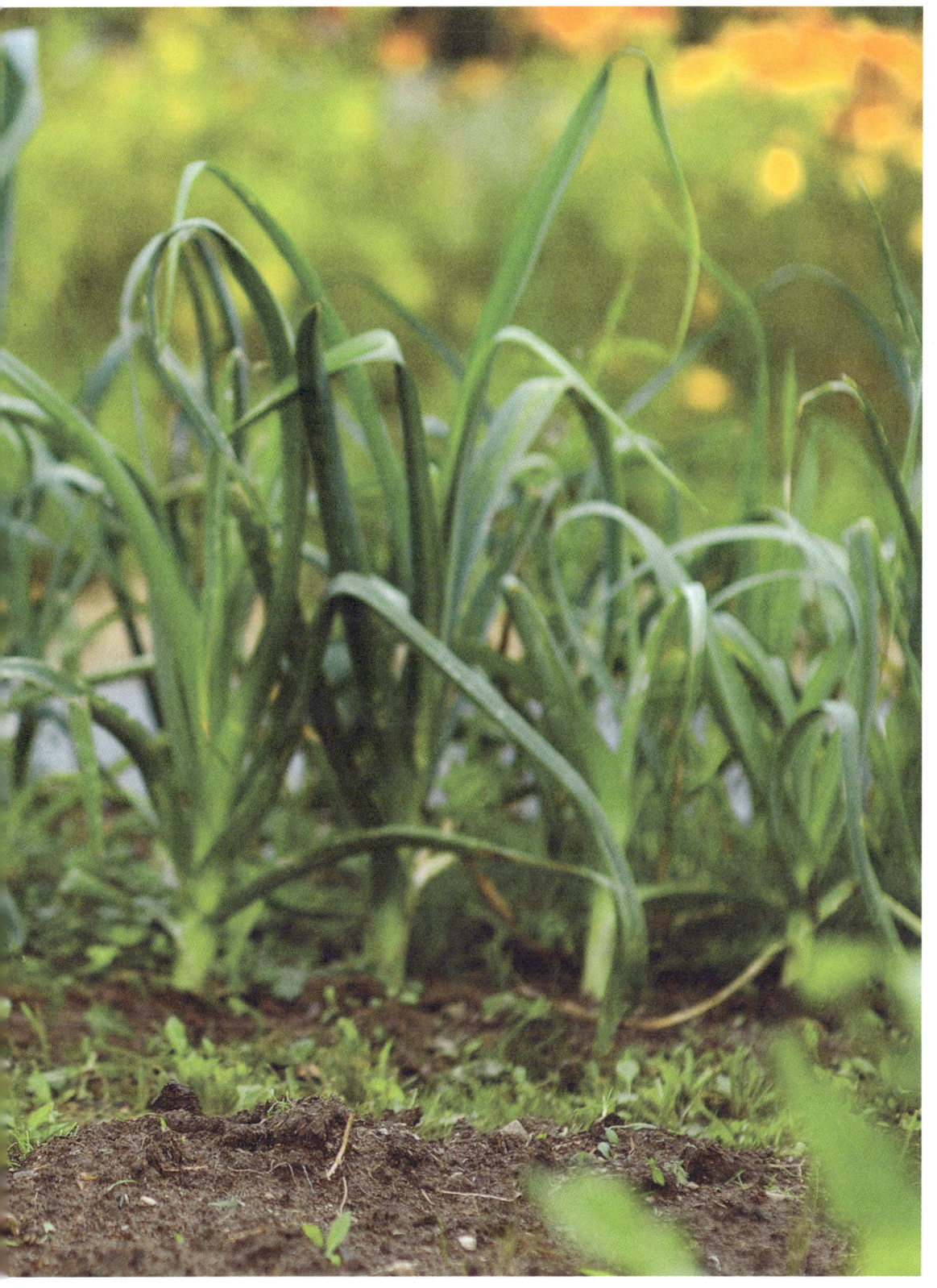

Quellenverzeichnis

Allgemein
- Antibiotic Stewardship Council: https://www.antibiotic-stewardship.de/
- Ärztliches Zentrum für Qualität in der Medizin: www.patienten-Information.de.
- BertelsmannStiftung: www.weisse-liste.de
- Bundesarbeitsgemeinschaft Mehr Sicherheit für Kinder e. V.: www.kindersicherheit.de
- Bündnis Kinder- und Jugendreha: www.kinder-und-jugendreha-im-netz.de
- Cochrane Österreich: Was macht Medizin transparent: www.medizin-transparent.at
- Deutsches Ärzteblatt: https://www.aerzteblatt.de/nachrichten/104537/Homoeopathische-Mittel-werden-in-Frankreich-kuenftig-nicht-mehr-erstattet
- Gesundheitsportal, Nationales; Informationen zu Ihren Gesundheitsfragen: https://gesund.bund.de
- Institut für Qualität und Wirtschaftlichkeit im Gesundheitswesen (IQWiG): www.gesundheitsinformation.de.
- Kinderärzte-Portal: www.kinderaerzte-im-netz.de
- Krebsforschungszentrum, Deutsches: www.krebsinformationsdienst.de
- Max-Planck-Institut für Bildungsforschung: www.risikoatlas.de
- Müttergenesungswerk: www.muettergenesungswerk.de/kuren
- Robert-Koch-Institut: Journal of Health Monitoring, KiGGS Welle 2 – Gesundheitsverhalten von Kindern und Jugendlichen, Juni 2018
- Stiftung Gesundheitswissen: https://www.stiftung-gesundheitswissen.de/

Allergie – Asthma, Neurodermitis
- Allergieinformationsdienst. Helmholtz-Zentrum München: www.allergieinformationsdienst.de
- Arbeitsgemeinschaft Asthmaschulung im Kinders- und Jugendalter e. V.: www.asthmaschulung.de
- Arbeitsgemeinschaft Neurodermitisschulung (AGNES e. V.): www.neurodermitisschulung.de
- Atemtherapie AOK: www.aok.de/pk/magazin/wohlbefinden/entspannung/atemtherapie-wie-sie-mit-einfachen-uebungen-das-atmen-entspannen/
- Deutscher Allergie- und Asthmabund www.daab.de
- Lungeninformationsdienst, Helmholtz-Zentrum München: www.lungeninformationsdienst.de

Adipositas
- Arbeitsgemeinschaft Adipositas im Kindes- und Jugendalter: Evidenzbasierte Leitlinie zur Therapie der Adipositas im Kindes- und Jugendalter: https://link.springer.com/article/10.1007%2Fs00103-011-1269-2
- Deutschen Gesellschaft für Ernährung: www.dge.de; www.dge-ernaehrungskreis.de
- Fachklinik Gaißach Klinik für chronische Erkrankungen im Kindes- und Jugendalter https://fachklinik-gaissach.com/
- KinderLeicht e. V. gemeinnütziger Verein München: www.kinderleichtmuenchen.de
- Klinik Schönsicht www.klinikschoensicht.de/de/klinik

Bauchschmerzen – Durchfall
- Akute infektiöse Gastroenteritis im Säuglings-, Kindes- und Jugendalter, Leitlinie, Portal der wissenschaftlichen Medizin AWMF online: www.awmf.org/uploads/tx_szleitlinien/068-003l_S2k_AGE-Akute-infektioese-Gastroenteritis-Saeuglinge-Kinder-Jugendliche-2019-05.pdf
- Bauchschmerzen, Mitteilung der Deutschen Gesellschaft für Kinder und Jugendmedizin: www.dgkj.de/eltern/dgkj-elterninformationen/elterninfo-bauchschmerzen

Bewegungsapparat
- Bewegungsübungen für Säuglinge, Robby Sacher, Zeitschrift Pädiatrie 2019; 31,24—27 https://Vimeo.com363238595 und https://Vimeo.com325375018
- Entwicklung des Bewegungsapparates vom Kleinkind bis zum Jugendlichen, Auffälligkeiten der unteren Extremität: https://doi.org/10.4414/phc-d.2019.10037, Rumpfasymmetrien und Skoliose https://doi.org/10.4414/phc-d.2019.10039.
- Huber G., Köppel M.: »Analyse der Sitzzeiten von Kindern und Jugendlichen zwischen 4 und 20 Jahren«, Dtsch Z Sportmed. 2017; 68: 101—106.
- Gesellschaft für Kinder- und Jugendrheumatologie: www.gkjr.de, kinderrheumatologische Einrichtungen unter dem Stichwort »Für Patienten und Eltern«
- KiSS, Manualmedizinische Behandlung des KiSS-Syndroms und Atlastherapie nach Arlen — Stellungnahme der Gesellschaft für Neuropädiatrie https://gesellschaft-fuer-neuropaediatrie.org/wp-content/uploads/2018/12/Kiss_und_Arlen_neu..pdf
- Rückentraining: www.fitforfun.de/gesundheit/rueckentraining/starker-ruecken-rueckentraining-fuer-zu-hause-277528.html

Haut
- Ochsendorf, Meister: Kopfläuse, Deutsches Ärzteblatt, Heft 45, November 2016
- Stiftung Warentest: Medikamente im Test: Kopflausbefall, Stand 15.03.2021

Kneippsche Verfahren
- Dorsch, Walter: Kneippsche Verfahren. Ein komplexes Gesundheitsprogramm: https://docplayer.org
- Kneipp-Bund e. V. Bad Wörishofen: www.kneippbund.de

Kopfschmerzen — Migräne
- Kopfschmerzen bei Kindern, u. a.: www.minimed.at/medizinische-themen/gesundes-kind/kopfschmerzen-kinder
- Deutsche Migräne- und Kopfschmerzgesellschaft e. V.: www.dmkg.de

Schlafstörungen
- Deutsche Gesellschaft für Schlafforschung und Schlafmedizin e. V.: www.dgsm.de.

Psychosoziale Entwicklung
- Erik H. Erikson (1902—1994): Stufenmodell der psychosozialen Entwicklung, ein Klassiker, z. B.: https://flexikon.doccheck.com/de/Stufenmodell_der_psychosozialen_Entwicklung

Schulangst — Schulvermeidung
- Dorsch, Walter; Zierer, Klaus: *Schulkinder gleich Sorgenkinder?,* Kösel Verlag, München, 2020
- Neurologen und Psychiater im Netz: www.neurologen-und-psychiater-im-netz.org

Unfälle
- Verbrennungen im Kindesalter, Leitlinie, Portal der wissenschaftlichen Medizin, AWMF online: https://www.dgpraec.de/wp-content/uploads/2018/03/S2k_Leitlinie_Verbrennung_Kind.pdf

Wickel
- Ursula Uhlemayr: *Wickel & CO*, Gräfe & Unzer, München, 1998

Register

~~~~~~~~~~~~~~~~~~~~~~~~~~~~~~~~

Register

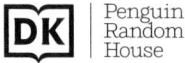

Programmleitung Monika Schlitzer
Redaktionsleitung Dr. Kerstin Schlieker
Herstellungsleitung Dorothee Whittaker
Herstellungskoordination Claudia Rode
Herstellung Jenny Kolbe

© Dorling Kindersley Verlag GmbH, München, 2021
Ein Unternehmen der Penguin Random House Group
Alle Rechte vorbehalten

Text Prof. Dr. med. Walter Dorsch
Carina Frey
Lektorat Anke Wellner-Kempf
Satz Silke Klemt, Fürth

ISBN 978-3-8310-4288-3

Druck und Bindung TBB, a.s., Slowakei

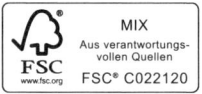

www.dk-verlag.de

Dank und Bildnachweis

Der Verlag dankt folgenden Personen und Organisationen für die freundliche Genehmigung zum Abdruck von Fotos:

(Abkürzungen: o = oben, u = unten, m = Mitte, l = links, r = rechts)

8–9 **Getty Images/iStock:** SerrNovik. 10 **Getty Images/iStock:** CokaPoka. 13 **Getty Images/iStock:** ChristinLola. 15 **Getty Images/iStock:** dragana991. 17 **Getty Images/iStock:** Milan_Jovic. 20 **Getty Images/iStock:** SeventyFour. 24 **Getty Images/iStock:** Rawpixel. 27 **Getty Images/iStock:** tatyana_tomsickova. 28 **Getty Images/iStock:** Aksakalko. 32 **Getty Images/iStock:** Zolga_F. 34 **Getty Images/iStock:** shironosov. 37 **Getty Images/iStock:** Mirjana Ristic. 40 **123RF.com:** Irina Timokhina. 43 **Getty Images/iStock:** Choreograph. 44–45 **123RF.com:** Tatyana Tomsickova. 49 **Getty Images/iStock:** MangoStar_Studio. 50 **Getty Images/iStock:** UserGI15613517. 52 **Getty Images/iStock:** ChamilleWhite. 58 **Getty Images/iStock:** Natalia Bodrova. 62 **Getty Images/iStock:** ThitareeSarmkasat. 69 **Getty Images/iStock:** letty17/E+. 73 **Getty Images/iStock:** StockerThings. 76 **Getty Images/iStock:** oksun70. 79 **Getty Images/iStock:** Daria Kolosova. 81 **Getty Images/iStock:** Halfpoint. 88 **Getty Images/iStock:** skynesher/E+. 95 **Getty Images/iStock:** perfectlab. 102 **Getty Images/iStock:** zeleno. 106 **Getty Images/iStock:** LightFieldStudios. 110 **Getty Images/iStock:** Tetiana Soares. 114 **Getty Images/iStock:** grinvalds. 122 **Getty Images/iStock:** SbytovaMN. 125 **Getty Images/iStock:** Ridofranz. 129 **Getty Images/iStock:** HannesEichinger. 133 **Getty Images/iStock:** feyyazalacam. 136 **Getty Images/iStock:** Eva-Foreman. 143 **Getty Images/iStock:** Ran Kyu Park. 146 **Getty Images/iStock:** Katarzyna-Bialasiewicz. 153 **Getty Images/iStock:** LeventKonuk. 156 **Getty Images/iStock:** KatarzynaBialasiewicz. 160 **Getty Images/iStock:** Julio Ricco. 163 **Getty Images/iStock:** fizkes. 166 **Getty Images/iStock:** Katarzyna-Bialasiewicz. 170 **Getty Images/iStock:** KatarzynaBialasiewicz. 175 **Getty Images/iStock:** Sebastian Gorczowski. 177 **Getty Images/iStock:** Daisy-Daisy. 179 **Getty Images/iStock:** Vladimir Vladimirov/E+. 182 **Getty Images/iStock:** Madrolly. 185 **Getty Images/iStock:** LiudmylaSupynska. 191 **Getty Images/iStock:** Astrid860. 192–193 **Getty Images/iStock:** RomoloTavani. 194 **Getty Images/iStock:** KatarzynaBialasiewicz. 198–199 **Getty Images/iStock:** MNStudio.

Umschlag: *Vorderseite:* **Getty Images/iStock:** Halfpoint. *Rückseite/Buchrücken:* **Getty Images/iStock:** LueratSatichob. *Klappe vorn:* **iStockphoto.com:** FatCamera (ol). **iStockphoto.com:** LeManna (or). **Getty Images:** Senserini Lucrezia/Cultura.(ul). **Getty Images/iStock:** damircudic/E+ (ur). *Klappe hinten:* Jens Schierenbeck (o).

Alle anderen Abbildungen © Dorling Kindersley Weitere Informationen unter: www.dkimages.com

Noch mehr zum Thema Familie:

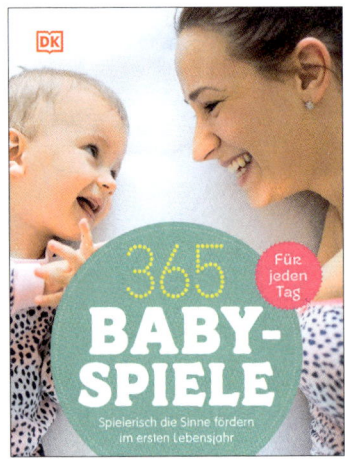

978-3-8310-3909-8
14,95 € [D] / 15,40 € [A]

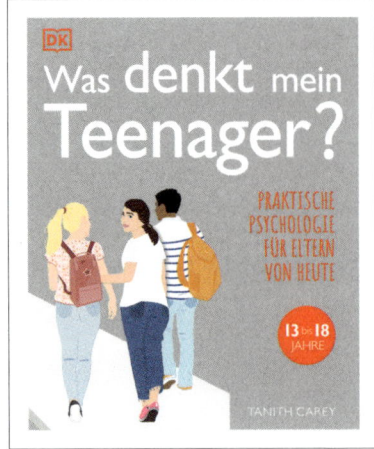

ISBN 978-3-8310-4161-9
16,95 € [D] / 17,50 € [A]

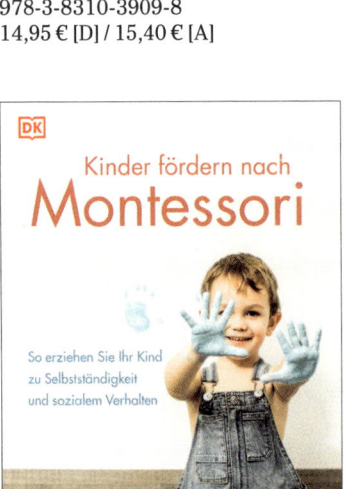

ISBN 978-3-8310-3716-2
16,95 € [D] / 17,50 € [A]

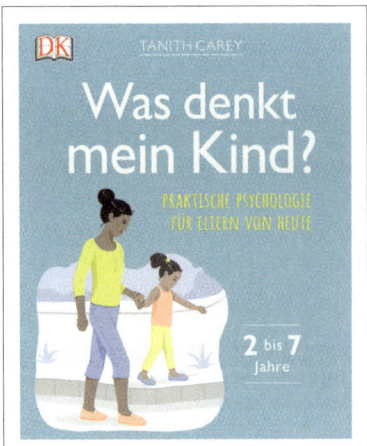

ISBN 978-3-8310-3795-7
16,95 € [D] / 17,50 € [A]

www.dk-verlag.de